子宫颈癌、乳腺癌筛查理论与实践

主 编 丁 辉 韩历丽

编 者（按姓氏笔画排序）

丁 辉（北京妇幼保健院） 马祥君（海淀妇幼保健院）

王 朝（北京妇幼保健院） 王 瑛（北京中日友好医院）

王建东（首都医科大学附属北京妇产 医院） 冯泽臣（北京疾病预防控制中心）

刘克军（卫生部卫生发展研究中心） 刘朝晖（北京大学第一医院）

毕 蕙（北京大学第一医院） 宋学红（首都医科大学附属北京 朝阳医院）

张 月（北京妇幼保健院） 张 洵（中国医学科学院肿瘤医院）

李 静（中国医学科学院肿瘤医院） 李俊来（解放军总医院）

杜国生（北京疾病预防控制中心） 沈 洁（北京妇幼保健院）

金木兰（首都医科大学附属北京朝阳 医院） 赵 昀（北京大学人民医院）

赵 健（北京大学第一医院） 赵建新（北京大学第一医院）

郝玉芝（中国医学科学院肿瘤医院） 秦乃姗（北京大学第一医院）

高 文（北京肿瘤医院） 高丽丽（北京妇幼保健院）

崔淑慧（北京大学人民医院） 曹 箭（中国医学科学院肿瘤医院）

蒋宏传（首都医科大学附属北京朝阳 医院） 韩历丽（北京妇幼保健院）

潘秦镜（中国医学科学院肿瘤医院） 魏丽惠（北京大学人民医院）

 中国协和医科大学出版社

图书在版编目（CIP）数据

子宫颈癌、乳腺癌筛查理论与实践／丁辉，韩历丽主编. —北京：中国协和医科大学出版社，2014.2

ISBN 978-7-5679-0005-9

Ⅰ. ①子… Ⅱ. ①丁… ②韩… Ⅲ. ①子宫颈疾病-癌-诊断 ②乳腺癌-诊断 Ⅳ. ①R737.33 ②R737.9

中国版本图书馆 CIP 数据核字（2014）第 003597 号

子宫颈癌、乳腺癌筛查理论与实践

编　　者：丁　辉　韩历丽
责任编辑：郭广亮

出版发行　**中国协和医科大学出版社**
　　　　　（北京东单三条九号　邮编 100730　电话 65260378）
网　　址：www.pumcp.com
经　　销：新华书店总店北京发行所
印　　刷：北京佳艺恒彩印刷有限公司

开　　本：710×1000　1/16 开
印　　张：21
字　　数：350 千字
版　　次：2014 年 5 月第 1 版　　2014 年 5 月第 1 次印刷
印　　数：1—5000
定　　价：56.00 元

ISBN 978-7-5679-0005-9

前　　言

　　子宫颈癌、乳腺癌（简称两癌）是威胁女性健康的主要恶性肿瘤。乳腺癌目前已位居北京市女性恶性肿瘤发病率的首位，宫颈癌排在第十位。但如果早期发现，早期治疗，这两种癌症是完全可以治愈的，而且可以大大提高患者的生存率和生活质量。2008年北京市在全国率先启动免费乳腺癌、宫颈癌筛查试点工作，并于2009年在全市推开。2011年起，两癌筛查已被纳入每两年一个周期的长效机制。同时，北京市科委将"乳腺癌和宫颈癌预防控制和规范性诊疗研究"纳入重大项目研究。

　　为更好地规范和提升筛查管理与技术服务能力，保护和促进女性生殖健康，结合北京市两癌筛查工作实际情况及课题研究成果，特编写本书。本书适用于从事两癌筛查的技术人员及管理人员。

　　本书在编写过程中，得到中国医学科学院肿瘤医院潘秦镜、曹箭、张泃、郝玉芝、李静；北京大学第一医院赵建新、刘朝晖、毕蕙、秦乃姗；解放军总医院李俊来；首都医科大学附属北京朝阳医院蒋宏传、宋学红、金木兰；北京肿瘤医院高文；北京大学人民医院魏丽惠、崔淑慧、赵昀；北京疾病预防控制中心杜国生；海淀妇幼保健院马祥君以及北京市卫生局、各区县卫生局、妇幼保健院、北京妇幼保健院领导和工作人员的大力支持与帮助。在此表示衷心的感谢！同时感谢北京市科委对课题的支持。

　　由于时间仓促，编写内容中难免存在不足，望广大同仁不吝赐教与指正。

编　者

2013年11月3日

目　录

第一章　子宫颈癌、乳腺癌流行趋势与筛查现况

子宫颈癌、乳腺癌是威胁广大女性最主要的恶性肿瘤。国际癌症协会调查显示，每 8 位西方女性就有 1 位遭受乳腺癌的威胁。我国女性乳腺癌发病率以每年 3%~4% 的速度递增。北京市肿瘤研究所调查数据显示，2011 年北京市乳腺癌发病率为 66.08/10 万，高居北京市女性恶性肿瘤发病率之首。全世界每年宫颈癌新发病例约 50 万，我国有近 13 万，每年有 2 万~3 万女性死于宫颈癌，我市宫颈癌的发病率为 8.52/10 万，且发病有年轻化趋势。几十年来，世界各国在防治子宫颈癌及乳腺癌方面，已经取得并积累了大量经验和证据。通过以各国政府为主导的、有组织、有规律对适龄女性进行筛查，发现癌前病变或早期浸润癌，对其进行规范化的早诊早治，是防治子宫颈癌和乳腺癌的有效手段。

一、子宫颈癌流行趋势

宫颈癌的发病率和死亡率在不同地区、不同经济状况的国家有着显著差异。国际癌症研究机构（IARC）对五大洲宫颈癌发病率的统计（2002年），高发区分布在发展中国家，尤其是亚洲、非洲、南美洲的部分地区，如智利、委内瑞拉、哥伦比亚、巴西、哥斯达黎加、印度、波多黎各等国家。据世界卫生组织（WHO）报道，宫颈癌发病率最高的国家是智利（15.4/10 万），其次是中国（14.6/10 万），第 3 位是委内瑞拉（11.2/10万），日本最低（2.4/10 万）。我国宫颈癌分布主要在中西部地区，不论省、区、市或县的分布都有聚集现象，且农村高于城市，山区高于平原。29 个省、市（区）宫颈癌死亡率居前 3 位的是山西（20.74/10 万）、内蒙古（17.23/10 万）、陕西（16.64/10 万）。低发区是北京（1989 年）2.54/10万，上海（1990 年）3.80/10 万。据调查死亡率超过 15/10 万的省（区）有山西、内蒙古、陕西、湖北、湖南、新疆，地理分布反映了宫颈癌的发病率与经济发展有关，且从地理分布上看从内蒙古到湖南形成一个自北至南的宫颈癌高死亡条形地带。

我国普查资料表明，小于 30 岁的已婚女性，宫颈癌少见，30 岁以后随着年龄增加，宫颈癌发病率明显升高，55~65 岁是高发年龄组，65 岁以后呈下降趋势。但近年发现小于 30 岁的宫颈癌患者并非罕见，宫颈癌有逐步

年轻化的趋势。这与欧美等西方国家报道一致。在欧洲，35~54 岁年龄组女性宫颈癌死亡比明显上升。在种族调查方面发现，黑人、墨西哥人、哥伦比亚人等人种发病率较高，其中黑人为白人的 1.5~2.28 倍，在以色列聚居的犹太人发病率较低。在我国各民族间宫颈癌发病率亦存在差异，居前 3 位的有维吾尔族、蒙古族和回族。宫颈癌职业病发病率在经济、文化、卫生水平较低的农业人员和从事装卸、建筑、制革、皮毛业的女性及城市流动人口中明显高于其他人群。文化程度越低，经济状况越差者，宫颈癌检出率越高。

二、乳腺癌流行趋势

目前，乳腺癌已成为全球范围内女性最常见的恶性肿瘤之一，也是引起女性死亡的重要病因。根据目前乳腺癌的发病趋势，预计到 2030 年，乳腺癌的发病人数和死亡人数将分别达到 264 万和 170 万。

2011 年的全球癌症统计报告显示，2008 年的全球乳腺癌新发病例是 1 383 500 例，占恶性肿瘤新发病总数的 23.0%。有数据显示，全球乳腺癌的发病呈现较快增长趋势，发病率在近 30 年内增长了 57.8%。据估计，全球乳腺癌发病率正以每年 0.5% 速度增长。2008 年的全球乳腺癌死亡总数为 458 400，占恶性肿瘤死亡总数的 14.0%。

乳腺癌的高发地区为北美、西欧、澳大利亚、新西兰、南部欧洲等，南美、东欧以及密克罗尼西亚、波利尼西亚等地区的发病率也较高，非洲和亚洲的大部分地区发病率较低；从 2000 年至 2008 年，除了少数几个地区外，全球各地区乳腺癌的发病基本呈现上升趋势，低发地区的增长比较明显。此外，全球各地区 2000 年至 2008 年乳腺癌高发地区的死亡率总体呈现下降趋势，而低发地区的死亡率则呈现上升趋势；并且，全球各地区乳腺癌死亡率的差异并没有像发病率的差异那样明显。

改革开放初期，我国乳腺癌的发病率仅有 6.4/10 万，属于低发国家；但是随着我国经济的快速增长，乳腺癌的发病率也呈快速增长趋势，年平均增长速度在 3%~4% 之间，远高于世界平均增长速度。1980 年、1990 年及 2002 年的乳腺癌发病率分别为 6.4/10 万、11.0/10 万和 18.7/10 万。同时，我国乳腺癌的死亡率也呈缓慢的上升趋势，从 20 世纪 90 年代初的 3.0/10 万上升至 2004 年的 6.3/10 万。2011 年，由中国癌症基金会发起的我国首个大规模乳腺癌流行病调研项目显示，我国乳腺癌发病年龄趋于年轻化，女性乳腺癌患者发病的中位年龄是 48 岁，比西方国家提早了 10 年。

三、筛查策略

（一）全球宫颈癌筛查策略

成功的宫颈癌筛查计划需要大量人力、财力及医疗技术等的支持，只有持续的开展，不断完善筛查计划，扩大筛查覆盖率，才能取得明显的防癌效果。

欧洲的一些国家自20世纪中期就开始开展宫颈癌筛查，截止到1995年，欧盟15个老成员国陆续实施了宫颈癌筛查计划。2003年，欧盟所有成员国的卫生部长建议并赞同开展宫颈癌筛查；但仅有少数成员国实施全国性大规模筛查；挪威仅有5%的人口筛查覆盖率，致使其在筛查的30年间，宫颈癌死亡率下降仅为10%，而实施全国性筛查的芬兰和冰岛筛查覆盖率分别为80%和90%，同时，宫颈癌死亡率分别下降了50%和80%。

亚洲的韩国、中国香港和中国台湾等经济条件较好的国家及地区在20世纪60年代就开展了大规模的宫颈癌筛查，覆盖率在63%左右，同时，日本也开展了筛查计划，但由于财政资金缺乏，2004年覆盖率下滑为14%，致使死亡率回升至12.2/10万；在泰国、越南、菲律宾等国家开展的筛查规模小、覆盖率低，防癌效果甚微；而印度、孟加拉国根本没有开展宫颈癌筛查。

非洲国家由于缺少筛查基础设施、人员及资金，筛查覆盖率较低，致使南非等地区每年的宫颈癌发病率在30/10万左右；1999年，南非的公营医疗服务部门对20 603人进行宫颈癌筛查，发现80%的人从未参加过细胞学检查；2000年，南非政府推出一个国家性的宫颈癌筛查计划，希望在10年间，70%的30岁以上的女性能够享有3年免费宫颈涂片检查机会，由于资金不足及女性自我保健意识的缺乏，截止到2008年，仅有20%的女性接受了宫颈癌普查。表1-1为各个国家及地区宫颈癌筛查策略及其发病率、死亡率状况。

我国台湾自1985年开展宫颈癌筛查计划，截止到2001年，其发病率、死亡率分别下降了29%和50%。香港于2004年实施政府主导的大规模宫颈癌普查计划，效果显著，在1997年到2007年间，其发病率死亡率分别减低了4.2%和6.0%。大陆自20世纪50年代末积极开展宫颈癌普查工作，并取得了显著成效，宫颈癌的死亡率由70年代的10.7/10万降至90年代的3.89/10万。

表 1-1　不同国家和地区宫颈癌筛查状况及发病死亡情况

国家/地区	筛查年龄（岁）	筛查间隔（年）	覆盖率（%）	发病率（/10万）	死亡率（/10万）
香港	25~65	1	63	9.6	-
台湾	≥30	1	61	18.6	-
北京	35~59	2	17.9	7.72	1.97
新加坡	25~65	1	70	10.6	8.4
韩国	≥30	2	40	17.9	4.7
日本	≥30	1	23.7	6.8	2.8
美国	初次性生活后3年，不超过21岁；无最高年龄	1（常规细胞学），2（液基细胞学），3（连续三次检查阴性）	53（每年），17（两年），11（三年），18（超过三年）	6.5	-
英国	25~64	3（25~49岁），5（50~64岁）	84（过去5年20~64岁），71（过去3年）	8.7	-
荷兰	30~60	5	80	6.2	2.0
法国	25~65	3	70.6	7.1	1.9
芬兰	30~60	5	70	4	1
澳大利亚	18~69	2	61.8	6.9	1.7

（二）全球乳腺癌筛查策略

早在 20 世纪 60 年代，美国就已经开始进行大规模的乳腺癌普查，随后，欧美国家相继开展此项工作。目前，美国、澳大利亚等国家已将乳腺癌筛查作为一项国民政策并持续开展。多项研究证实，作为二级预防的一个重要措施，乳腺癌普查能够降低乳腺癌死亡率和提高生存率。

基于钼靶的筛查模式是获得普遍认可的乳腺癌筛查方法，已有很多实践证明了其成效。由瑞典国家卫生部支持的乳腺癌筛查试验将 133 065 名 40~74 岁的女性随机分入钼靶筛查组和常规组。筛查组中 40~49 岁女性每 24 个月接受 1 次钼靶筛查，50~74 岁女性每 33 个月接受 1 次钼靶筛查。经过 7 年的筛查试验和最长达 29 年的随访，证实通过筛查可以降低 30% 的乳腺癌死亡率，且乳腺癌死亡率降低与晚期病例发病率降低一致。每 300 名女性参加 1 次为期 10 年的钼靶筛查，就可以减少 1 例乳腺癌死亡。英国的一项试验将 160 921 名 39~41 岁的女性按 2：1 分组，分别接受每年 1 次的钼靶筛查。随访 10 年后，筛查组观察到了 17% 的相对危险降低（$P=0.11$）。

影响筛查效果的两个主要因素是初筛年龄和筛查频率。初筛年龄是筛检滞后期的最主要影响因素。滞后期是指筛查发现病变与临床诊断病变之间的时间差。被筛检女性的年龄越小，滞后期越短。生长缓慢的肿瘤更容易在早期被筛查发现，且在高龄女性中更常见，因此年轻女性中的乳腺癌病例更难以筛查出，且浸润性更强，从而影响筛查效果。另一个可能的原因是年轻女性的乳腺密度普遍更大。与40~49岁的女性相比，50岁以上的女性从筛查实验中获益更大。基于对初筛年龄、筛查频率和不同人群年龄别发病率的考虑，不同的组织机构推荐的筛查实施指南略有差异。美国妇产科医学会推荐40~49岁的女性每1~2年、50岁以上的女性每年接受1次钼靶筛查。美国预防服务工作组建议50~75岁的女性每两年接受1次钼靶筛查。

针对乳腺密度普遍较高的年轻女性，超声辅助钼靶的筛查模式是最有效的筛查策略。BERG等对2725名乳腺癌高危人群的研究证实了钼靶和超声联合筛查的效果。研究对象首先随机接受钼靶或超声中的一种检查，若初查结果为可疑阳性，则接受另一种检查。若初查结果为阴性，则认为该研究对象的钼靶和超声联合检查结果为阴性。根据综合检查结果对病人实施管理和随访。研究结果认为，在乳腺密度高的人群中，应用超声辅助钼靶筛查可以提高55%的检出率。与单纯应用钼靶相比，超声和钼靶相结合的筛查模式在每1000例高危女性中可多检出4.2例乳腺癌。但超声检查产生的假阳性例数多也是需考虑的问题，本研究中超声的阳性预测值仅为8.9%，对复杂囊肿的诊断不确定性是产生假阳性的主要原因。至于超声和钼靶相结合的筛查模式是否符合成本效益好的标准，还需要更多的研究来确定。

乳腺临床触诊检查主要针对可触及的乳腺病变。在没有条件应用钼靶筛查的地区，乳腺临床触诊检查可以发现一部分早期乳腺癌病例。在常规应用钼靶进行乳腺癌筛查的国家，乳腺临床触诊检查的作用主要在于与钼靶相结合，进一步降低死亡率。单纯评估乳腺临床触诊检查对降低乳腺癌死亡率的效果的文献较少。对于20~39岁的一般人群，乳腺临床触诊检查是唯一推荐的乳腺癌筛查方法。对于40岁以上的人群，乳腺临床触诊检查通常作为钼靶的辅助检查措施。辅助应用乳腺临床触诊检查可以提高钼靶的灵敏度。CHIARELLI等的队列研究，随访跟踪29万名分别接受单纯钼靶筛查和临床触诊辅助钼靶筛查的女性12个月后认为，单纯应用钼靶的灵敏度为88.6%，而乳腺临床触诊检查和钼靶相结合可以使筛查的灵敏度提高至94.6%。但另一方面，联合应用乳腺临床触诊检查和钼靶提高了假阳性率，临床触诊辅助钼靶筛查的假阳性率（12.5%）高于单纯应用钼靶筛查

（7.4%）。因此，在实际应用时，必须权衡联合筛查提高的灵敏度带来的收益和假阳性率增加以及随之而来的负面影响。

四、筛查效果评价

发达国家通过有组织的宫颈癌筛查，宫颈癌发病率减少了30%~60%。英国和澳大利亚从1991年到2000年宫颈癌发病率减少33%，而宫颈癌死亡率减少36%。美国实行全民宫颈癌筛查，每年就有53%以上的女性进行最少1次以上宫颈癌筛查，而其宫颈癌发病率从1998年的10.2/10万降至2002年的8.5/10万。印度农村一项长达8年的前瞻性研究发现，与对照组相比，HPV DNA（hc2）筛查可以显著降低晚期子宫颈癌的发生率和死亡率。2005年WHO发表声明称，有充足的证据表明，HPV DNA检测可作为子宫颈癌的初筛手段，并可降低子宫颈癌的发病率和死亡率。伤残调整寿命年（DALYs）是反映筛查效果的常用指标，对香港女性的研究显示，子宫颈癌、乳腺癌和结直肠癌按1：4：3的比例每年共减少13 556个DALYs，按照目前的筛查政策，每年可减少471个DALYs。

20世纪美国开展的纽约健康保障计划是第一个评估临床乳腺查体联合乳腺X线摄影筛查效果的多中心随机对照试验。研究组采用每年1次CBE联合MAM，并持续4年。经过18年的随访，研究组的乳腺癌死亡率较对照组下降23%。之后，全球多个国家开展了以MAM为主的RCT，其中设计合理、组织严密、数量较大的共有8项。参加女性总数超过50万，年龄39~74岁，历时均超过10余年。规模最大的是瑞典双郡试验，仅采用斜位MAM筛查，经过20年的随访，研究组比对照组死亡率下降约30%。除了加拿大2项研究（NBSS-1和NBSS-2）的乳腺癌死亡率没有下降以外，其余6项研究结果均显示乳腺癌死亡率有不同程度的下降。Hendrick等对以往多个RCT进行meta分析，经过10.5~18.0年的随访，与不筛查组相比，40~49岁年龄的筛查组，其乳腺癌死亡率下降约18%；50~74岁年龄的筛查组，死亡率下降约24%，差异均有统计学意义。最近，Schopper等对澳大利亚、加拿大、丹麦和瑞士等10个国家的乳腺癌筛查数据进行meta分析，结果发现采用MAM进行乳腺癌筛查可使乳腺癌死亡率下降24%~48%。

五、我国子宫颈癌、乳腺筛查现况

为提高广大女性健康水平，降低女性两癌死亡率，2009年至2011年期间，财政拨付资金5.62亿元，对全国221个县的1169万农村女性进行宫颈癌检查，对200个县的146万农村女性进行乳腺癌检查。宫颈癌筛查主要采用宫颈细胞学传统巴氏方法，乳腺癌筛查采用乳腺手诊初筛，可疑病例转诊乳腺超声或钼靶检查。三年来，项目地区共检出宫颈癌及癌前病变等阳性病例1.6万余例，确诊乳腺癌631例。2012年第二周期项目已启动，并在原有基础上扩大人群覆盖范围。

2008年北京市在全国率先启动免费两癌筛查试点工作，并于2009年在全市推开，全市两百余家医疗保健机构参与了筛查工作，市、区县两级卫生、妇联、财政等部门同心协力，采取有力措施，保质量、按时限完成项目预定目标，取得良好的社会反响。2008年至2011年，共完成宫颈癌筛查986 277人，乳腺癌筛查816 031人，参加筛查女性的平均年龄48岁。本次筛查中，60%的女性为初中及以下文化程度，70%的女性为农民及无职业人群。通过筛查，共检出乳腺癌前病变及乳腺癌患者409人，检出乳腺良性疾病208 665例。检出宫颈癌及癌前病变905例，其他妇科恶性肿瘤15例，检出妇科炎症、子宫肌瘤、卵巢肿物等其他妇科良性疾病265 585例。通过两癌筛查，不仅早期发现和治疗了少数癌症患者，更重要的是发现大量癌前病变患者，由于癌前病变没有明显症状和体征，患者很难主动发现。市政府推行的这项免费筛查工作，为患者节约了治疗成本，同时延长患者的生存时间并改善了生存质量。

自2011年开始，北京市将户籍适龄女性自愿免费两癌筛查工作纳入长效机制。凡北京市户籍35~64岁女性，每两年进行1次宫颈癌、乳腺癌筛查。宫颈癌筛查项目内容包括：盆腔检查及阴道分泌物检查；宫颈细胞学检查；妇科及宫颈细胞学检查结果阳性者进行阴道镜检查；阴道镜检查结果异常者进行组织病理学检查。乳腺癌筛查项目内容包括：乳腺临床检查；乳腺彩超筛查；乳腺癌高危人群及乳腺临床、乳腺超声筛查出可疑病例进行乳腺X线摄影检查。

第二章　子宫颈病变的发生与转化

一、概况

（一）宫颈上皮内瘤变的概述

宫颈上皮内瘤变（cervical intraepithelial neoplasia，CIN）是一组与宫颈癌密切相关的癌前病变，它反映了宫颈癌发生发展的连续病理过程，包括宫颈非典型增生和宫颈原位癌，根据非典型增生的程度，CIN 分为三个级别，即 CIN Ⅰ 级，CIN Ⅱ 级和 CIN Ⅲ 级。CIN Ⅰ 级相当于轻度非典型增生，CIN Ⅱ 级相当于中度非典型增生，CIN Ⅲ 级相当于重度非典型增生和原位癌。

（二）宫颈上皮内瘤变的流行病学

CIN 的好发年龄为 25~35 岁，要早于宫颈癌的高峰发病年龄。因各个国家或地区缺乏大样本人群调查资料，无法得到 CIN 的确切发病率，美国肿瘤学会（American Cancer Society）推测美国 CIN 的发生率为 2%~5%；我国于 2001 年对宫颈癌高发地区山西襄垣县进行了研究调查，发现 CIN 的发生率约为 9%。流行病学调查发现，CIN 的发生与下列因素相关：性活跃；人乳头瘤病毒（HPV）感染；吸烟；性生活过早（<16 岁）；性传播疾病；经济状况低下；口服避孕药和免疫抑制剂等。

（三）宫颈上皮内瘤变的转归

CIN 发生后会有三个转归：①自然消退（或逆转）；②持续不变（或病变稳定）；③进展（或癌变）。在 CIN Ⅰ 级的患者中，65% 的病变可以自行消退，20% 病变持续存在，只有 15% 的病变继续发展。CIN Ⅱ 级和 CIN Ⅲ 级进展的风险分别为 30% 和 45%。CIN Ⅰ 级、Ⅱ 级和 Ⅲ 级进展为浸润癌的风险分别是正常的 4 倍、14.5 倍和 46.5 倍。CIN 的转归与下列因素有关：① CIN 的级别：CIN 的级别越高，发展到浸润癌的概率就越高；②感染 HPV 的类型：持续感染高危型 HPV 者进展的可能性大，HPV-16 阳性的 CIN 有 29% 病变进展，而阴性者多无进展；③观察时间：CIN 的进展需要一定的时间，CIN Ⅲ 级（原位癌）随访 10 年和 20 年的癌变率分别是 18% 和 36%；④年龄：随着年龄的增长，CIN 的逆转率逐渐下降；⑤全身情况：免疫功能下降，CIN 容易进展。

从 CIN 到宫颈癌的自然演变过程一般需要 10 年左右，这是一个重要的时段，这个时期的及时诊断和正确处理，可以预防和减少宫颈癌的发生。

二、宫颈上皮内瘤变的诊断

宫颈癌前病变患者一般没有临床症状，大多通过筛查或体检发现。年轻女性宫颈糜烂久治不愈，或是更年期后仍有宫颈糜烂，应该引起重视；阴道接触出血，如性生活后出血，或是妇科内诊检查后出血，要警惕宫颈癌前病变的存在；白带中有血或白带有异味，应及时检查。宫颈癌前病变的诊断遵循三阶梯的原则，即宫颈细胞学检查、阴道镜检查和宫颈活检。

（一）宫颈上皮内瘤变的诊断方法

1. 宫颈细胞学检查

宫颈巴氏涂片法：1941 年开始应用，它的广泛应用，已成功地将宫颈癌的发病率和死亡率降低了约 70%。但由于巴氏涂片假阴性、漏诊率较高，已不再适应当今医疗服务的需要，逐渐被更先进的检查方法所替代。

宫颈薄层液基细胞学检查（thin-prep cytologic test，TCT）：是 1996 年美国食品药品监督局（FDA）通过的一项细胞学检查新技术，它可以明显提高宫颈癌及癌前病变的检出率，是全世界应用最为广泛的宫颈细胞学检查方法。

2. 电子阴道镜检查　是一种可以将宫颈图像放大的技术，结合醋酸、络合碘的使用，可以发现宫颈的病变部位，从而为宫颈的病理检查提供合适的组织标本。

3. 宫颈活组织病理检查　病理检查是诊断宫颈癌前病变的"金标准"。

4. HPV 检测　研究发现，几乎所有宫颈癌患者的病理样本中均能找到 HPV 病毒，在 CIN Ⅰ、CIN Ⅱ和 CIN Ⅲ级中 HPV 检出率分别是 30%，55% 和 65%，而正常人群中 HPV 检出率不到 4%。使用杂交捕获或 PCR 方法检测 HPV DNA 通常具有 97%~100% 的阴性预测值。较高的阴性预测值意味着，如果 HPV DNA 为阴性，几乎没有患宫颈病变的可能。HPV 检测已成为宫颈的另一种重要防癌筛查手段，无论单独进行，还是与细胞学配伍，在宫颈病变的防治工作中均占有主导地位。

（二）宫颈上皮内瘤变的诊断流程

美国妇产科学会建议所有有性活动或年龄超过 18 岁的女性，每年都要进行 1 次宫颈细胞学抹片检查。当连续 3 次或 3 次以上检查均获满意且正常的结果，则可由医生决定对低度危险者逐渐减少检查次数。我国由于幅员辽阔、人口众多、经济文化和医疗卫生均出于发展阶段，难以在全国范围内做到上述普查规划，但医生和女性均应树立筛查意识，在条件允许的情况下，完善和实施筛查工作。细胞学检查的结果不是宫颈病变的最后诊断：如果细胞学结果正常，可以定期随诊，并重复细胞学检查。对细胞学检查结果为未明确诊断意义的不典型鳞状细胞（ASCUS）的女性，可以在 3~6 个月后复查宫颈细胞学检查，如仍有问题，则应行阴道镜检查及活检或宫颈管刮取术；也可以进行高危型 HPV 检测，如高危型 HPV 检测阳性，则应进行阴道镜检查，若高危型 HPV 检测阴性，则可以定期随诊；也可以对 ASCUS 的女性直接进行阴道镜检查。而对低度鳞状上皮内瘤变（LSIL）和高度鳞状上皮内瘤变（HSIL）的女性，必须进行阴道镜检查。阴道镜检查的目的从视觉和组织学上确定宫颈的状况，全面观察鳞状细胞交界处和移行带，评定其病变，确定并取活体组织，做出组织学诊断，为进一步处理提供依据。对阴道镜检查不满意者，或者细胞学检查结果多次有问题而阴道镜检查结果正常者可以进行宫颈诊断性锥切，以明确诊断。

三、宫颈癌前病变的治疗

（一）宫颈癌前病变的治疗原则

宫颈癌前病变的程度不同，患者的情况有别，所以治疗手段有多种。尽管国外权威机构已制定了 CIN 的处理指南，但由于我国幅员辽阔，经济发展不平衡，部分地区缺乏阴道镜检查设备和（或）技术，因此 CIN 具体的治疗方法应根据 CIN 的级别和范围并参考患者的年龄、生育要求、随访条件和是否存在妇科其他疾病，以及医院设备和医生掌握某种技术的熟练程度等综合考虑，做到个性化治疗和规范化治疗，避免治疗过度或治疗不足。

CIN 过度治疗主要表现在以下方面：宫颈细胞学检查异常（无论巴氏涂液或液基细胞学）即行宫颈环形电切术（loop electrosurgical excision procedure cone，LEEP）；阴道镜发现异常，未取活检，进行 LEEP 或宫颈冷刀锥切术（cold knife conization，CKC）；宫颈锥切术后切缘阳性立即给予再次治疗；CIN 患者或家属因恐癌心理，要求根治性子宫切除；单纯 HPV DNA 检测阳性即给予治疗等。

CIN 治疗不足表现在术前未仔细评估，或未按规范程序诊断即进行治疗。如子宫肌瘤、卵巢囊肿等良性病变，行子宫切除术前未做宫颈细胞学检查，或未重视患者主诉、未详细检查宫颈情况等，于子宫切除术后标本发现 CIN 或宫颈癌。治疗不足为再治疗或选择治疗方式造成困难，因此，CIN 治疗前应准确评价，采用合适的诊治方法，以降低治疗不足发生的概率。

（二）宫颈癌前病变的治疗

1. CIN Ⅰ级的处理　目前对于 CIN Ⅰ级是否应该接受治疗争议较大。Ostor 等综合未经治疗的 CIN Ⅰ级的随访结果发现有 57%患者自然缓解，只有 11%患者进展到 CIN Ⅱ、Ⅲ级和癌，其中浸润癌只有 0.3%。因此推荐对 CIN Ⅰ级的临床处理可采用观察随访。但 Massad 等综合了阴道镜活检诊断为 CIN Ⅰ级的患者行 LEEP 术后的病理结果，发现 23%~55%的患者其实为 CIN Ⅱ级或 CIN Ⅲ级；吕卫国等发现阴道镜下活检诊断为 CIN Ⅰ级的 20 例患者行 LEEP 术后病理检查为 CIN Ⅱ~Ⅲ级者 7 例（占 35%），因而认为 CIN Ⅰ级患者应积极治疗。CIN Ⅰ级一般有以下 3 种处理方法。

（1）观察随诊：CIN Ⅰ级的特点是大部分自然消退，有研究观察 4505 例 CIN Ⅰ级的患者的自然病程，结果 57%自然消退，仅 11%进展为 CIN Ⅱ级或 CIN Ⅲ级，0.3%进展为浸润癌，接近 32%维持不变。目前认为，对于满意阴道镜诊断的病变清晰、局限在宫颈管外的 CIN Ⅰ级，高危型 HPV 检测阴性患者可定期随诊，随访不利者可再治疗。随访方法有：①第 6 个月及第 12 个月细胞学随访，两次阴性按常规随访，如阳性行阴道镜检查及治疗；②第 12 个月检测高危 HPV，如阴性继续随诊，如阳性行阴道镜检查及治疗。

（2）药物和物理治疗：对于上述满意阴道镜诊断的病变清晰、局限在宫颈管外的 CIN Ⅰ级，如无随访条件或患者要求治疗，或不利随访者或 HPV（+），可选择药物或物理治疗。药物治疗多选用聚甲酚磺醛栓、保妇康栓和干扰素栓等，物理治疗方法多选择激光或冷冻等消除手段。

（3）手术治疗：对于病变延伸到宫颈管内、不满意阴道镜诊断的、边缘不清晰的 CIN Ⅰ级和复发性 CIN Ⅰ级，在随访过程中病变发展和 CIN Ⅰ级持续存在 2 年的患者可考虑选择 LEEP 或 CKC。

2. CIN Ⅱ级的治疗　约有 20% CIN Ⅱ级会发展为原位癌，5%发展为浸润癌，故与 CIN Ⅰ级不同，CIN Ⅱ级一般不建议观察，所有的 CIN Ⅱ级均需及时治疗。

（1）阴道镜诊断满意的 CIN Ⅱ级的处理：一般选择激光、冷冻等物理治疗方法，它们的有效性比较，差异无显著性。物理治疗的优点是创伤小，对生育无影响，它们的共同缺点就是不能保留其标本。CIN Ⅱ级也可选择 LEEP 或 CKC 等手术治疗的方法。治疗效果与物理治疗相同，但能保留组织标本行病理检查。不会漏掉一小部分未发现的宫颈原位癌或微小浸润癌。要注意切除宫颈的深度和宽度要符合要求。Michell 等对 390 例满意阴道镜 CIN 随机治疗，结果冷冻组（139 例）、激光汽化组（121 例）、LEEP 术组

（130 例）的病变持续率分别为 5%、4%、3%，差异无统计学意义；病变复发率分别为 19%、13%、13%，差异无统计学意义。但消除性治疗创伤更小，对生育无影响，但术前均应行宫颈管搔刮（endocervical curettage，ECC），阳性及病变体积大则不适合。Tidbury 等发现 CIN 的高危因素是大病灶，故对这类患者最好采用切除性手术，以防遗漏早期浸润癌。

（2）对不满意阴道镜诊断的 CIN Ⅱ级的处理：对不满意阴道镜诊断的 CIN Ⅱ级约 7%患者切除术后标本中显示有浸润癌，因而对此类患者应首选 LEEP 或 CKC 手术治疗。有学者建议术前先用纤维宫腔镜观察评估宫颈管内情况后再锥切。Guerra 等用该方法观察 171 例 CIN Ⅱ级或 CIN Ⅲ级患者，结果显示，与术前未行宫腔镜检查的锥切患者，行宫腔镜检查的锥切患者切缘阳性率低，复发率低。

3. CIN Ⅲ级的治疗　CIN Ⅲ级本身包括重度非典型增生和原位癌，故应行宫颈锥切术，年龄较大无生育要求的，尤其近绝经患者也可行子宫切除术。LEEP 只适于重度非典型增生，而不适于原位癌。LEEP 治疗原位癌后复发率是 29%，而 CKC 后的复发率是 6%。

LEEP 和 CKC 是治疗 CIN 的主要治疗手段。两者比较，LEEP 创伤小、出血少、手术快，可门诊治疗，疗效与 CKC 相同，一般首选。但如有以下情况则首选 CKC：①宫颈细胞学检查多次阳性，阴道镜检查阴性或不满意，或镜下活检阴性，颈管刮除术阴性；②宫颈细胞学诊断较阴道镜下活检较重，或提示可疑浸润癌；③CIN Ⅱ～Ⅲ级病变或 ECC 阳性；④宫颈细胞学提示腺上皮异常，无论 ECC 结果如何；⑤阴道镜检查或镜下活检提示可疑早期浸润癌或可疑宫颈原位腺癌。对复发性 CIN Ⅱ级或 CIN Ⅲ级最好亦采用 CKC。

4. 宫颈锥切术后切缘阳性的处理　目前普遍认为宫颈切除组织切缘阳性是 CIN 复发和持续性存在的高危因素，尤其是宫颈管组织切缘的阳性。Vedel 等随访了接受冷刀锥切术的 381 例 CIN 患者，发现切缘阳性者复发或病灶持续存在率为 16%，而切缘阴性者仅为 4%。但也有少数研究经多因素分析后发现切缘状况并不是独立的预后因素。宫颈锥切术后切缘阳性的相关因素有 CIN 级别和范围、患者年龄、是否有高危 HPV 感染以及宫颈锥切的方法等。不管采用何种切除方法，CIN Ⅲ级切缘阳性患者的病变残余率为 6%～27%，且大部分切缘阳性的 CIN Ⅲ在日后的随访中并未发现病灶持续存在或复发，其原因可能为：①切除过程中产生的热效应；②伤口愈合过程中的炎症反应。因此有作者认为只要能严密的随访，CIN Ⅲ保守性治疗的适应证可扩大到切缘阳性患者。Milojkovic 也认为手术切缘阳性不是再次手术的指征，CIN 切除后再次手术的指征是：①手术切缘阳性，且随访不能保证；②随访过程中宫颈细胞学、阴道镜和组织学检查发现异常。Flannelly 等研究发现初次治疗时年龄≥40 岁、且手术切缘为高级别 CIN 的患者病变复发和持续性存在的风险最大。因此对于切缘阳性患者，在充分知情的前提下，可根据患者的年龄、生育要求、随访条件、个人意愿和其他因素进行个体化治疗。进一步治疗的方式有宫颈重复切除术和子宫切除术，选择重复宫颈切除术方法时应考虑手术并发症的危险和根治残余病变的要求，时间一般在初次宫颈切除治疗后 3~6 个月进行。

5. CIN 治疗后的随诊　CIN 治疗后复发或持续性病变的概率为 1%~21%，所以随访很重要。随访一般采用 TCT 检查，每 3~6 个月 1 次，连续 2 次阴性，以后每年 1 次。随访期间凡 ASC 及以上病变均行阴道镜活检。随访亦可采用 HPV 检测，应在治疗结束 6 个月后开始。如高危 HPV 阳性应行阴道镜活检，阴性可每年做细胞学检查。某些情况下如病变复发或高危如 HPV 阳性则需要进一步检查治疗。

（三）宫颈癌前病变的治疗方法

1. 冷冻治疗（cryotherapy）　自从 1967 年 Cirsp 等介绍该方法治疗 CIN 以来，在 20 世纪 80 年代，曾和激光治疗一起作为 CIN 治疗的常用方法。冷冻法治疗 CIN 的总体估计治愈率约为 84%。冷冻治疗效果除与 CIN 级别有关外，还与宫颈病变的部位（颈管内或宫颈外口）、范围及深度等相关。一般认为冷冻治疗适于经过阴道镜下活检证实为 CIN Ⅰ~Ⅲ级，病变局限于宫颈外口的患者，对宫颈管搔刮（ECC）阳性的患者，即使属 CIN Ⅱ级，也不宜进行冷冻治疗。

冷冻治疗的优点有：若患者选用适当，疗效肯定；操作简单；费用较低；与激光治疗相比，患者没有明显的疼痛感和出血，不需要额外的设备吸除治疗过程中产生的难闻气味和可能对健康不利的激光烟柱等。冷冻治疗的主要缺点包括：不能保留组织标本；治疗的精确性不高；在治疗过程中需破坏组织的确切量难以把握；对凹凸不平的病灶面探头难以完全接触的病灶，很难采用冷冻治疗。

2. 激光治疗（lasertherapy）　包括激光汽化（laser vaporization）和激光锥切（laserconization）两种方法。采用的触媒常为 CO_2，但也有采用 Nd-YAG。激光汽化不但适用于宫颈糜烂等患者，也可用于 CIN Ⅰ、Ⅱ级的治疗，但需排除妊娠和 ECC 阳性，患者治疗前必须经过满意的阴道镜检查和宫颈活检证实诊断。对于 ECC 阳性、阴道镜检不满意、CIN 面积大不宜做激光汽化和 CIN Ⅲ的患者，可考虑采用激光锥切治疗。激光治疗优点是可以在门诊进行，操作简便、疗效肯定、组织愈合快。但汽化治疗同冷冻治疗一样不能保留组织标本，治疗时可能对操作者有不利影响（如难闻的烟味及眼睛损伤等），患者常有明显疼痛，术中及术后出血发生相对较多；因为激光治疗烧灼组织较深，会对组织病理诊断造成不利的影响，尤其干扰对切缘是否干净的判断。因此，近年来 CIN Ⅲ 级患者已很少采用激光锥切治疗，而改用 CKC 或 LEEP。

3. 电凝治疗　也是一种对局部组织细胞进行破坏的治疗，主要适用于 CIN Ⅰ~Ⅱ 级的患者。该方法操作简便迅速，对医护人员无伤害，治疗并发症少，且各种形状的电极可适用于不同轮廓与形状的宫颈，治疗可达宫颈管内。该法最大的缺点同样是不能保留组织，进行病理学检查，因此在不能完全除外浸润癌之前，不宜行宫颈电凝治疗。宫颈电凝治疗在欧洲及澳大利亚等地区采用较多，国内应用较少。

4. LEEP　就是用 LEEP 进行宫颈病灶的切除，用 LEEP 进行宫颈移行带环形电切除，称为 LETZ（ loop excision of the transformation zone），LEEP 既可作为宫颈病变的诊断方法也可用作治疗的手段。

LEEP 作为诊断方法的指征包括：细胞学结果与阴道镜检查结果不符合；细胞学异常者，阴道镜检查不满意。LEEP 作为治疗的指征有：阴道镜和活检证实的 CIN Ⅰ 级呈持续状态，无随诊条件；CIN Ⅰ 级伴高危型 HPV 感染者；CIN Ⅱ 级患者，部分 CIN Ⅲ 级中的重度不典型增生者，但不包括原位癌；对于 CIN 合并妊娠、免疫缺陷性疾病、宫颈解剖结构异常、阴道炎症等均不适合 LEEP 治疗。LEEP 治疗 CIN 的治愈率为 89.4%~93.3%，1 次 LEEP 术后 CIN 复发率为 3.4%~9.0%，LEEP 治疗原位癌的复发率 29%。LEEP 治疗的优点有：不需住院，门诊手术，价廉方便；同时能达到诊断和治疗两个目的；切除组织可以送病理检查，通过检查标本边缘状况以确定是否已将病变部位完全切除，从而减少宫颈微小浸润癌的漏诊率。LEEP 治疗也存在一些问题，如切除标本进行组织学检查时不易进行定位；热损伤可能会影响标本边缘组织的病理检查；治疗并发症的发生率为 1.9%~14.1%，主要是治疗后出血，也可发生感染、宫颈管粘连等。

5. 宫颈冷刀锥切术（CKC）　是宫颈癌前病变的传统诊断和治疗方法，是指用手术刀进行的宫颈锥切手术。CKC 的适应证包括 CIN Ⅲ 级；宫颈原位鳞癌；宫颈原位腺癌和 Ⅰa 期宫颈癌。CKC 治疗宫颈病变的有效率达 90%~99.6%。CKC 术后 CIN 复发率与随诊时间长短、锥切标本边缘是否阴性等有关，CKC 术后边缘阴性者复发率仅 0.3%，而边缘阳性者复发率可达 22%。CKC 并发症主要包括：手术后出血；子宫穿孔或子宫颈穿孔；手术后盆腔感染以及子宫颈狭窄以及子宫颈功能不全等。

6. 光动力学治疗（photodynamic therapy，PDT）　原理是光敏性物质进入人体后，能够优先被肿瘤组织吸收，并且高浓度聚集，受到相应波长的光照射时，吸收光子能量，有基态变成激发态，此过程中可以产生大量活性氧，活性氧与多种生物大分子相互作用，产生细胞毒作用，进而导致细胞死亡，产生治疗作用。由于光动力治疗的有效深度是10mm，因而光动力治疗只适用于病变局限于宫颈表面或虽有颈管受累，但能够明确受累部位的上限。Yamaguchi 等报道，105 例 CIN 患者在静脉注射光卟啉 48~60 小时后，接受波长为 630nm、强度为 100 J/cm^2 的光疗。3 个月后 90%（94/105）治愈，剩余的 11 例在光疗后 6 个月又有 9 例治愈，仅 3 例复发需手术治疗。PDT 对于 CIN 可能是一种有效而侵犯性小的治疗方法，同时可消除 HPV 感染。PDT 使人们认识到对于宫颈疾病的治疗有了一个更新更好的选择。同宫颈锥切术相比，它的优势不仅仅在于对器官结构的完全保留，它组织选择性好、无需麻醉、失血少、痛苦小、术后不留瘢痕，还可以进行多次重复治疗，铲除残余病变，尤其对于病变直径大于3cm，累及宫颈腺腔深度超 2.5cm 的病变，更加突显其优势。PDT 的主要不良反应有注射光敏剂血卟啉衍生物后的药物过敏反应以及在注射血卟啉衍生物后避光不当所致的皮肤光毒反应。

第三章　子宫颈癌筛查的组织管理要求

一、妇科检查

（一）人员要求

1. 要有两年以上妇科临床经验，其中至少有 1 名妇产科主治医师。

2. 接受北京妇幼保健院组织的两癌筛查技术培训并考核合格。

3. 人员配备　每 1~2 名妇科医师配备 1 名专职护士。

（二）房屋及设施要求

1. 房屋要求　应设立相对独立的工作区域，尽量避免与疾病诊疗区混淆。妇科检查室面积应不少于 15m²，具备通风、消毒、洗手、照明等条件，有屏风遮挡以保护被检查者的隐私。工作环境清洁，服务流程合理，符合医院感染管理要求。应设置候诊区，提供健康教育资料等。

2. 基本设施与设备　参见《北京市宫颈癌筛查技术手册》。

（三）流程要求

包括外生殖器检查、阴道和宫颈检查、阴道分泌物取材、宫颈细胞学检查取材、检测 pH 值并行胺试验、盆腔检查。

1. 观察外生殖器，如有异常需告知受检者并提出下一步建议，或者进行宣教。

2. 阴道和宫颈检查，注意动作要轻柔缓慢，使用生理盐水作为润滑剂。

3. 标本取材，先做阴道分泌物取材，再行宫颈脱落细胞取材。

4. 检测 pH 值（精密 pH 试纸）并行胺试验。

5. 内生殖器检查，检查前后要认真洗手；戴一次性灭菌手套做内诊检查，如果有阴道出血必须消毒外阴后使用消毒乳胶手套。

6. 检查结果详细准确记录，可疑病例登记，妇科医生向受检者告知检查初步结果，如需转诊详细说明，并负责结合其他检查结果，完成最终妇科筛查结果的诊断。

（四）质控内容

1. 按照流程操作，不能省略步骤，并注意细节：

（1）取材器对宫颈必须有一定压力，不能擦洗、清洁宫颈，窥器除生理盐水外不能用其他润滑剂。

（2）宫颈细胞涂片：手工涂片要快、薄、充分，顺同一个方向轻轻均匀推平，切忌来回涂抹，不宜过厚或过薄。

（3）注意与患者的交流沟通，可疑病例交代清楚转诊原因及路径，强调后续相关诊断免费并嘱其接受随访。

2. 由专家现场实际复核 5%~10% 的筛查女性，诊断结果（包括个案卡上登记的所有妇科检查的内容）符合率不低于90%。

3. 现场检查宫颈癌筛查个案卡及相关记录，应填写完整，错、漏项发生率控制在 5% 以下。

4. 工作量要求　筛查机构应按规定配足人员，按受检人数制定计划，合理安排检查时间（天数）。妇科检查原则上每位妇科医师每天检查≤80人次。

5. 各种登记要求规范、齐全，特别是可疑病例的登记、随访应按全市统一的要求进行，使用统一的表格与记录标准。

6. 宫颈细胞学阅片人员或机构，对每个筛查机构的不满意细胞学涂片进行统计，随时向涂片人员及管理人员进行反馈。

7. 填写、报送各种统计数据要及时、准确，数据保存要完整。

8. 对筛查中发现的可疑病例进行随访，随访率≥90%。

二、阴道分泌物检查

（一）人员要求

1. 从事阴道分泌物常规检查的人员须具备医学中专（以上）学历。

2. 经过常规检验技术培训，具有一年以上相关工作经验。

3. 经过北京妇幼保健院组织的两癌筛查技术培训。

4. 尽量设置 2 人，1 名护士负责染色、接收片子及排序等，1 名检验人员专门负责镜检和登记。

（二）房屋要求

尽量与妇检室同室或隔壁（与妇检室相通），如果设置在别处，距离要求要近。房屋内要有流动上下水设施。

（三）质控内容

1. 检查诊室的环境及相关设施、消毒隔离状况、检查用品是否符合要求。

2. 观察现场所有检查人员的操作流程，不得省略，流程安排合理。

3. 现场查看表卡册填写情况，现场实际复核 10 张，诊断结果符合率不低于90%。

三、宫颈细胞学检查

（一）人员要求

1. 宫颈细胞学初筛人员应掌握宫颈细胞学筛查技术，具有两年以上宫颈细胞学阅片工作经验。

2. 需经北京妇幼保健院培训，考核合格，持证上岗。

（二）流程要求

1. 取材　参见第四章。

2. 制片和染色

（1）认真核对标本，避免贴错标签或记录错号。

（2）涂片制好后立即用95%酒精固定至少15分钟（酒精浓度不能低于90%）。液基制片过程中要严格遵守操作规则，并注意保留剩余标本液，以备标本重处理。

（3）染液要新鲜，苏木素液要每天过滤，染液和洗液要经常更换，染色要清晰，采用巴氏染色。

（4）染色后，应立即用树胶和盖玻片封闭（盖玻片要清洗干净），以防污染或磨损。

3. 阅片结果要求1~2周内进行反馈，阅片公司除提供细胞学报告外，还需要按照要求提供每位筛查女性阅片结果的电子表格。

（三）质控内容

1. 工作量　原则上每日阅片限量每人≤80张。

2. 阳性涂片保留15年，按20%的比例抽查；阴性涂片保留一年，按5%~10%比例抽查。质控结果对各阅片单位涂片符合率进行比较，并在全市公布结果。

3. 按照每个筛查机构的计划任务，每完成1000张片子需要进行市级或区县级质控，阅片单位每周要进行内部质控并留有质控文字记录。

四、阴道镜检查

（一）人员要求

1. 从事妇产科临床工作五年及以上。

2. 从事阴道镜专业岗位应相对固定：①从事阴道镜专业技术工作一年及以上；②每年阴道镜检查宫颈细胞学结果异常的新病例不少于150例。

3. 在执业前应接受过1~3个月正规的阴道镜专业技术培训，通过北京妇幼保健院组织的考核，持证上岗。

4. 人员配备　每名阴道镜专业医师配备一名专职护士。

（二）仪器设备要求

参见第四章。

（三）流程要求

1. 阴道镜检查应依次使用 3 种化学试剂，即生理盐水、5% 醋酸溶液和复方碘溶液，按照前后顺序进行阴道镜检查。

2. 如有需要，阴道镜下取活检，包括点活检、宫颈搔刮和 LEEP。

3. 编辑、打印阴道镜报告，尽量使用统一的阴道镜检查报告。

4. 向患者交代病情和随访建议，并有随访登记。

5. 数据整理和随访　专人负责数据管理，对阴道镜检查数据进行核对、整理及上机录入。应保存原始档案，以备数据出现偏差时随时核查。各种登记表册要规范，齐全。

（四）质控内容

阴道镜专业的质量在宫颈病变"三阶梯"诊断中至关重要。开展阴道镜专业技术工作的各级医疗保健机构，应严格按照规范要求，保证工作质量。

1. 医师岗位相对固定，并具备第一条"人员要求"中的资质。

2. 医师考核方法　由市级阴道镜专家现场考核阴道镜医师，检查评估一例宫颈细胞学异常的新病例。

3. 考核内容

（1）阴道镜检查的适应证，查看一年内阴道镜登记册。

（2）阴道镜检查技术操作流程，参见第四章。

（3）阴道镜图像的判断；转化区的识别；复方碘染色阳性反应和阴性反应的定义和临床意义；不同级别病变对碘试验和醋酸试验的反应。

（4）取宫颈活检的位置判断与活检操作过程。

（5）阴道镜诊断与活检病理诊断的符合率。

（6）调阅近一年在计算机数据库内存储数码图像及文字或电子档案。抽查 5%~10% 阴道镜检查结果为正常的报告、抽查 5%~10% 阴道镜检查结果为异常的报告、市级专家审核阴道镜检查报告的正确与规范的合格率应达 90%。

4. 房屋设施与阴道镜工作站是否符合要求（按照仪器设备要求）。

5. 筛查医疗机构定期自查、区级质控和市级质控记录。

五、组织病理检查

（一）人员要求

1. 出具病理诊断报告的医师应当具有主治医师及以上病理学专业诊断执业医师任职资格。

2. 接受过北京妇幼保健院组织的相关培训，考核合格。

（二）设施设备要求

承担北京市两癌筛查组织病理诊断的医疗机构，应具备二级医院病理科相应的房屋、仪器设备等条件。

（三）质控

按中华医学会"病理技术规范"要求完成，各项质控达到要求，由北京妇幼保健院组织市级专家定期检查。

1. 承担北京市两癌筛查病理诊断的医疗机构单位，每季度向北京妇幼保健院及北京市两癌专家组病理专业组提交两癌筛查患者基本信息表（姓名、年龄、卡号、筛查单位、诊断单位、病理诊断结果、诊断人、日期），市级专家根据随机抽样的原则，对部分患者的组织病理进行复阅，出具专家意见并反馈提交医疗机构，医疗机构应对照专家意见进行认真整改。对于有争议的切片，由北京妇幼保健院组织专家会诊确定最终诊断。

2. 诊断符合率　宫颈、乳腺癌前病变及以上病变的符合率最低应达到95%以上。

第四章 子宫颈癌筛查与确诊的技术流程

一、确定检查对象

（一）确定的原则

本项工作是以人群为基础开展子宫颈癌筛查，因此必须明确检查对象：21岁以上有性生活的女性均可参加宫颈癌筛查，北京市筛查人群为户籍女性35~64岁有性生活的女性，各地区可根据当地情况确定检查对象。建议管理者从辖区派出所获得检查地区的总人口、适龄女性数，并登记接受子宫颈癌筛查女性的详细信息。合理计划和分配应接受筛查的女性人群，使适龄女性每1~2年接受一次子宫颈癌筛查。对不愿接受子宫颈癌筛查的女性，应记录其拒绝的原因。

（二）检查人群的编号

对所有接受子宫颈癌筛查的个人资料进行统一编码，从编码中可以识别区县、街乡、社区和年份。

二、健康教育与知识问卷调查

1. 应在辖区内对子宫颈癌防治的重要意义进行广泛宣传，应逐步提高广大适龄女性对子宫颈癌防治知识的知晓率和自我保健意识，促进健康素养形成，提高主动接受宫颈癌筛查的积极性。

2. 对接受宫颈癌筛查的部分女性，进行宫颈癌防治知识的问卷调查。

3. 按照统一制定的宫颈癌防治知识问卷及评价标准，对接受宫颈癌筛查的女性，进行子宫颈癌知晓率的调查评价。

4. 回答正确率达70%以上为知晓。

三、检查内容与方法

检查内容与方法包括：采集相关病史；妇科盆腔检查；阴道分泌物检查；宫颈细胞学检查；宫颈筛查结果阳性或可疑者转诊阴道镜检查；宫颈活检及病理检查。

（一）采集相关病史

年龄、受教育程度、妊娠次数、分娩及活产数、月经史、避孕史、既往疾病史、家族肿瘤史。应特别注意记录：过去子宫颈癌筛查史、筛查时间和结果，以及任何提示子宫颈癌或其他疾病的症状与体征。

（二）妇科盆腔检查

包括：盆腔检查、记录检查结果，并将结果告诉受检者。

1. 外生殖器检查　主要观察外阴部有无红斑、包块、肿胀、异常分泌物、触痛以及外阴肛周皮肤有无湿疣、裂伤或瘢痕等。这些异常所见可能是性传播疾病的体征。

2. 阴道镜检查

（1）暴露宫颈阴道：将阴道镜两叶合拢，可蘸取少许生理盐水，轻轻斜向滑入阴道，尽量勿碰尿道口和阴蒂，因为这些区域非常敏感。当阴道镜放入一半时，旋转阴道镜使手柄向下，轻轻撑开阴道镜以暴露宫颈，轻柔地、缓慢地移动阴道镜将宫颈全部暴露，固定阴道镜并使其保持在适当的位置上。

（2）检查宫颈阴道：正常阴道通畅、阴道壁为粉红色、柔软，阴道内有少许分泌物；正常宫颈应为粉红色，圆形，光滑，可有小的黄色囊肿，宫颈外口周围发红，或有透明黏液样分泌物。

应注意观察有无以下异常情况：①阴道分泌物多及阴道壁红肿：为阴道炎常见的体征。如果分泌物为豆渣状，多为念珠菌感染。②溃疡、疼痛或水疱：生殖器溃疡可由梅毒、软下疳、疱疹病毒引起，在某些情况下，癌症也可以导致溃疡。疼痛或水疱一般由疱疹病毒感染所致。③宫颈接触性出血或黏稠脓性分泌物为宫颈感染的体征。④宫颈或阴道壁肿块，特别是菜花状有出血的肿块，可能是宫颈癌。

宫颈/阴道检查结束后，轻轻退出阴道镜，当阴道镜离开宫颈后，闭合双叶，将阴道镜从阴道内取出。

3. 双合诊检查触诊腹腔内的生殖器官

（1）检查宫颈有无举痛：戴手套后将示指和中指放入受检者阴道内，手心向上，可感觉到宫颈为圆柱形，然后将两手指分别放在子宫颈的两侧，轻轻移动宫颈同时注意受检者的面部表情，如果该操作导致受检者疼痛，提示宫颈有举痛，表明受检者有子宫、输卵管或卵巢部位的感染（即盆腔炎症）。如果感觉宫颈变软，提示有妊娠的可能。

（2）另一只手轻压下腹部，使子宫、输卵管及卵巢移向阴道内的手指，可确定子宫为前位或后位、子宫的大小及形状。

（3）正常情况下，子宫为实性，表面光滑，比一个柠檬略小些。

（4）如果子宫增大变软，提示可能妊娠。

（5）如果子宫凹凸不平并变硬，提示可能为子宫肌瘤或其他肿瘤。

（6）如果触诊子宫时被检者感觉疼痛，提示可能有感染。

（7）触诊输卵管与卵巢：正常情况下，一般不能触及。如感觉有大于杏仁的包块或受检者明显感觉疼痛，提示可能有感染或其他需立即处理的疾病。如果在附件区有痛性包块，应转诊上级医院处理。

（8）移动阴道内的手指，确定有无异常包块、裂伤或疼痛。

4. 记录检查结果并将结果告诉受检者

（1）将所有的检查结果记录在个案记录卡内。

（2）告知受检者检查结果是否正常。

（3）如有异常，应及时向受检者解释异常发现可能的临床意义。

（4）应根据本手册的相关内容给予适宜的医疗建议。

（三）阴道分泌物检查

1. 目的　对阴道分泌物提供实验室检查，明确有无以下感染：假丝酵母菌、滴虫、线索细胞、阴道清洁度。

2. 方法和意义

（1）阴道分泌物涂片显微镜检查

标本采集：用棉棒蘸取两侧阴道壁上 1/3 段分泌物，在载玻片上加 1 滴或 2 滴生理盐水，将阴道分泌物与生理盐水混合成悬液，直接用显微镜进行检查。

结果判断：①将阴道分泌物加生理盐水作涂片，用高倍镜检查，主要依靠上皮细胞、杆菌与球菌的比例、白细胞的数量划分清洁度（表 4-1）；②在低倍镜（10×10）下检查，寻找呈典型运动的毛滴虫；③在高倍镜（10×40）下检查，观察假丝酵母菌（芽生孢子或假菌丝）和活的毛滴虫，以及线索细胞。线索细胞为阴道上皮细胞表面吸附或聚集着许多球杆菌，使细胞呈颗粒状外观，细胞边缘模糊不清呈锯齿状。（注：另用 10%KOH 溶液，更容易识别假丝酵母菌，因为 KOH 能将其他细胞溶解。）

临床意义：①阴道分泌物清洁度分级的临床意义（表 4-1）。②湿片检查见到活动滴虫，可诊断滴虫性阴道炎，尤其是对无症状的滴虫感染者诊断率较低。镜下滴虫呈梨形，比白细胞稍大，顶端有鞭毛，在温盐水中不停摇摆转动，以此可与白细胞鉴别。温度过低或放置时间过长，滴虫不活动时鉴别即有困难。因此，天气寒冷时，玻片及盐水均应保持温暖，同时强调取得标本后，立即做镜检。③湿片中观察到假菌丝或芽生孢子支持假丝酵母菌病的诊断，10%KOH 湿片检查的敏感性 85%。④一般认为当线索细胞占全部上皮细胞的 20% 以上时为线索细胞阳性。根据线索细胞能准确诊断 85%~95% 的细菌性阴道病。⑤卵巢功能不足、雌激素减低、阴道上皮增生较差时可见到阴道杆菌减少，易感染。当清洁度为Ⅲ~Ⅳ度时常可同时发现病原微生物，提示存在感染引起的阴道炎和（或）宫颈炎、盆腔炎。

表 4-1　阴道分泌物清洁度分级

清洁度	所见成分	临床意义
Ⅰ度	大量阴道杆菌和上皮细胞，白细胞 0~5/HPF，杂菌无或极少	正常
Ⅱ度	中等量阴道杆菌和上皮细胞，白细胞 5~15/HPF，杂菌少量	亦属正常
Ⅲ度	少量阴道杆菌和上皮细胞，白细胞 15~30/HPF，杂菌较多	提示有炎症
Ⅳ度	无阴道杆菌有少量上皮细胞，白细胞>30/HPF，大量杂菌	多见于严重的阴道炎或宫颈炎

注：《全国临床检验操作规程》第三版

（2）阴道分泌物涂片革兰染色显微镜检查

标本采集：插入阴道镜，暴露阴道和宫颈后，观察分泌物的外观，用棉拭子从阴道侧壁上 1/3 处取分泌物。阴道分泌物标本采集前 24 小时（最好 72 小时）内禁止性交、盆浴、阴道灌洗及局部用药等，以免影响检验结果。分泌物经固定与革兰染色后，置于显微镜下观察。

结果判断：在油镜（10×100）下检查涂片，观察阴道菌群的情况及有无线索细胞。正常阴道菌群以乳酸杆菌占优势，可能有少量的球菌和棒状杆菌。乳酸杆菌为大的革兰阳性杆菌，末端钝圆或平齐，呈单根、链状或栅状排列。细菌性阴道病时乳酸杆菌减少或消失，而其他细菌增多，呈混合菌群。阴道加德纳菌为革兰染色不定性球杆菌，厌氧菌包括动弯杆菌、普氏杆菌或阳性球菌。

临床意义：革兰染色镜检观察细菌的染色性、形态和排列，观察假丝酵母菌孢子和假菌丝。革兰染色镜检观察阴道分泌物中线索细胞的敏感性和特异性高于湿片法。

（3）胺试验

标本采集：插入阴道镜，暴露阴道和宫颈后，观察分泌物的色泽，用拭子从阴道侧壁上中 1/3 处取分泌物。

结果判断：① pH 值测定：使用 pH 范围在 3.8~5.4 的精密 pH 试纸。用拭子取出阴道分泌物后，直接与 pH 试纸接触读 pH 值。也可在阴道镜从阴道取出后，将 pH 试纸直接接触其下叶凹窝处分泌物读 pH 值。② 胺试验：取少量阴道分泌物置于载玻片上，加一滴 10% KOH，闻到氨味或鱼腥样气味即为胺试验阳性。临床意义：正常成人阴道分泌物呈酸性，pH 值为 4.0 左右。在细菌性阴道病时 pH 值通常 >4.5。pH 值测定的敏感性较高（92%~97%），但特异性低。阴道分泌物污染了月经血、宫颈黏液及患者有滴虫感染时，pH 值亦可增高。

3. 阴道分泌物检查流程

（1）制作涂片及 pH 值测定

第一种方法：妇检人员按要求取分泌物涂片 2 张。干片一张，盐水湿片一张（载玻片要画有圆圈，防止盐水流出），玻片上做好标记（可根据情况自行排号）。

第二种方法：妇检人员按要求取分泌物涂片 1 张。将一张玻片进行分区，即半张涂干片，半张涂盐水湿片（湿片部分要画有圆圈，防止盐水流出）。

pH 值测定：使用 pH 范围在 3.8~5.4 试纸。妇检人员用试子取出阴道分泌物后，直接与 pH 试纸接触读 pH 值。也可在阴道镜从阴道取出后，将 pH 值直接接触其下叶凹窝处读 pH 值。

（2）由受检者本人或由护士将涂片立即送到检验室。

（3）分泌物检验

人员要求：尽量设置 2 人（也可设置 1 名检验人员），1 人负责染色、接收片子及排序等，1 人专门负责镜检和登记。

染色方法：①标准方法：涂片干燥、固定后，滴加结晶紫染液 1 分钟，用流动水冲洗干净；戈氏碘液 1 分钟，流动水冲洗干净；5% 酒精脱色 10~30 秒，流动水冲洗干净；黄或稀释复红（建议使用）30 秒，流动水冲干净，让其自然干燥或用吸水纸吸干水分后，即可阅片；②简易法：涂片干燥、固定后，滴加结晶紫染液 1 分钟，用流动水冲洗干净，让其自然干燥或用吸水纸吸干水分后，即可阅片。

阅片流程：先按照规范进行湿片检查。再将干片行革兰染色后，让其自然干燥或用吸水纸吸干水分后，按照规范进行干片检查。如果取 2 张涂片，阅湿片和做干片染色同时进行，提高阅片速度。如果取一张涂片，应先阅湿片后，再行干片染色进行镜检。

pH 检测及胺试验建议在妇科检查进行阴道分泌物取材时进行。

（4）将结果记录在《北京市两癌筛查个案登记表》上，同时进行登记。

（四）宫颈细胞学检查

宫颈细胞学检查是子宫颈癌筛查工作中的核心部分。可以采取常规巴氏涂片或液基细胞学检查等方法。通过取材、制片、染色、封片、阅片，发现异常细胞。

宫颈细胞学筛查的准确性：取决于技术操作质量，包括：标本采集与固定、实验室制片与读片质量。

1. 宫颈细胞学取材

（1）用特制的宫颈细胞刷（或刮板）取材：在宫颈管下段和宫颈移行带（区）两处，用特制的宫颈细胞刷（或刮板）刷取宫颈脱落细胞。

（2）取材时应注意：①宫颈移行带的所有区域都应取样，因为这里是宫颈浸润癌及 CIN 的好发部位；②满意的巴氏涂片要求宫颈细胞数量充足且保存固定良好，应能提供鳞、柱（或化生上皮细胞）两种上皮细胞成分；③将收集的细胞标本顺序涂抹在载玻片的右 2/3 上，涂抹要均匀，不宜太厚，切忌反复涂抹；④将涂片立即放入 95% 的酒精固定液内，固定时间不能少于 15 分钟；⑤经常测定固定液浓度，应保持浓度在 90% 以上；⑥如需将巴氏涂片外送检查，可将固定的涂片取出后晾干、装盒；⑦所有涂片均应清晰标记并应准确无误，检查申请单应完整填写；⑧建议女性月经期、急性感染期推迟宫颈细胞学检查。

2. 宫颈细胞学制片要求

（1）认真核对标本，避免贴错标签或记录错号。

（2）涂片制好后立即用 95% 酒精固定至少 15 分钟（酒精浓度不能低于90%）。收到外送来的标本后，应重新固定。液基制片过程中要严格遵守操作规则，并注意保留剩余标本液，以备标本重处理。

（3）染液要新鲜，苏木素液要每天过滤，染液和洗液要经常更换（一般染 1000 例/500ml 染液），染色要清晰，按照巴氏染色（见附件 3）要求的步骤进行染色。妇科和非妇科分开染。

（4）染色后，涂片要立即用树胶和盖玻片封闭（盖玻片要清洗干净），以防污染或磨损。

（5）要有质量控制体系，阴性标本要抽查（尤其是对有临床症状或体征者），阳性病例要复查。

（6）阴性涂片应至少保存一年，阳性涂片保存 15 年。

3. 标本满意度评估

（1）首先应确定标本类型，是常规巴氏涂片、液基薄片还是其他类型。满意标本（列出有无化生细胞和颈管细胞，有无血细胞或炎细胞影响等质量问题），一般具备以下三点：①有明确的标记；②有相关的临床资料；③有足量保存好的鳞状上皮细胞。要求常规涂片至少有 8000~12 000 个、液基涂片至少有 5000 个可以明确辨认的、保存好的鳞状上皮细胞。此外，只要有异常细胞（非典型鳞状细胞、非典型腺细胞或更严重病变的细胞）的涂片都属于满意的范围。

（2）不满意标本（注明原因）分为两类：①拒绝接收的标本：申请单及标本缺乏明确标记；玻片破碎，不能修复；②经评价不满意的标本：保存好的鳞状上皮细胞在常规涂片不足 8000 个，在液基涂片不足 5000 个；或由于血液、炎细胞、细胞过度重叠、固定差、过度干燥，污染等因素影响对 75% 以上的鳞状上皮细胞的观察。

4. 宫颈细胞学的读片与报告　准确的宫颈细胞学读片与报告是子宫颈癌筛查计划成功的关键。读片应在细胞病理学医师的指导下进行，由实验室中经过培训的细胞学工作人员初筛，细胞病理学医师对最终的细胞学报告负责。

（1）建议细胞学工作人员每日读片数量≤80 张。

（2）为监督、保证宫颈细胞学的读片质量，定期随机抽取 5%～10% 的阴性及 20% 阳性涂片，由上级主管部门委托有关专家复读、审核、评估。

（3）TBS 判读标准。

（五）阴道镜检查

1. 下列情况需转诊阴道镜检查

（1）TBS 分类诊断中：①未明确意义的非典型鳞状上皮细胞（ASC-US）；②非典型鳞状上皮细胞，不除外鳞状上皮内高度病变（ASC-H）；③鳞状上皮内低度病变（LSIL）；④鳞状上皮内高度病变（HSIL）；⑤鳞状细胞癌（SCC）；⑥非典型腺上皮细胞（AGC）；⑦原位腺癌（AIS）；⑧腺癌。

（2）肉眼观察见宫颈肿块、溃疡、怀疑宫颈浸润癌者。

2. 阴道镜检查的基本内容

（1）定义：阴道镜检查是用阴道镜对宫颈、阴道和外阴部位进行放大检查以确定有无病变；定位可疑病变部位；取活检。

（2）用阴道镜检查可以看到：阴道镜具有良好的照明与放大的功效，因此，可以将宫颈阴道被覆上皮放大至 5～40 倍进行观察。通过观察宫颈转化区经醋酸和复方碘染色后所呈现的染色变化、表面轮廓、边界特征、血管特征等，对宫颈/阴道被覆上皮有无病变进行评估，对病变级别应能给予初步判断（拟诊）。

（3）阴道镜检查应由受过正规训练的、有经验的医生进行操作，才能获得较高的敏感性与特异性。

3. 阴道镜检查技术操作规范

（1）阴道镜检查时间：①阴道镜检查的最佳时间是月经干净后的 7～10

天内；②如果必要，阴道镜检查也可以在月经期的任何时间进行，但不应在月经最大出血期进行；③阴道镜检查前，受检者至少24小时禁止阴道性交、冲洗和上药。

（2）阴道镜检查的禁忌证：没有阴道镜检查的绝对禁忌证。急性下生殖道感染，影响阴道镜检查的准确性，因此，应在治疗炎症后再行阴道镜检查。

（3）阴道镜检查的操作流程：阴道镜检查应依次使用3种化学试剂，即生理盐水、5%醋酸溶液和复方碘溶液，按照前后顺序进行阴道镜检查。

1）生理盐水的使用：用蘸取生理盐水的大棉球轻轻擦净宫颈/阴道表面的分泌物，然后用干棉球将水分吸走。目的是清洁作用、检查宫颈/阴道有无黏膜白斑或异型血管。应注意以下情况：①黏膜白斑：不同于醋酸白上皮，可在施加醋酸前见到，呈扁平、隆起、反光增强的白色斑块。黏膜白斑必须取活检：其组织学类型多为湿疣，也可能是CINⅡ、Ⅲ级。②血管经生理盐水作用后易于显现：增强血管结构的绿色滤光片能吸收红光，使血管呈黑色，在绿色背景上，血管可显现得更清楚。异型血管的外观常常是粗大、僵硬、杂乱分叉或者形态极不规则。异型血管的出现常常提示为宫颈浸润癌。

2）5%醋酸溶液（蒸馏水95ml+纯冰醋酸5ml）的使用：用蘸取5%醋酸溶液的大棉球湿敷宫颈1分钟，然后用干棉球将多余的液体吸走。目的是显现宫颈转化区与病变部位。应注意以下情况：①等待醋酸反应的时间要达1分钟，如果等待时间不够，可使有意义的病变逃过检查。②施加醋酸时，应避免旋转式的擦拭动作，以免宫颈黏膜出血。③观察醋酸反应的重点是宫颈转化区。④可引起短暂的上皮肿胀与变白，即醋酸白试验阳性，周围正常的正常宫颈柱状上皮与未成熟鳞状化生上皮，经醋酸作用后，可引起短暂的上皮肿胀与变白，即醋酸白试验阳性，而周围正常成熟分化的鳞状上皮则保持原来的粉红色（醋酸反应阴性）。正常转化区对醋酸试验的阳性反应，大约会在一分钟后逐渐消退。⑤多数高级别病变对醋酸反应的速度快，持续的时间长，消退缓慢。⑥低级别病变对醋酸反应的速度慢，持续的时间短，消退得快。⑦施加醋酸后动态观察宫颈转化区对醋酸反应的变化过程，对于判断病变的级别有临床意义。⑧对阴道穹隆也要进行阴道镜下的细致观察，以识别阴道被覆上皮有无癌或癌前病变，即阴道上皮内瘤变（vaginal intraepithelial neoplasia，VaIN）。高级别VaIN的特征是：厚厚的醋酸白上皮与复方碘染色阴性。⑨如有必要，对外阴/肛周的皮肤也应在醋酸作用后3分钟进行观察：高级别外阴上皮内瘤变（vulva intraepithelial neoplasia，VIN）的形态学特征：界限清晰的醋酸白上皮环绕着苔藓化的、扁平隆起的色素性斑块。

3）复方碘溶液（蒸馏水 100ml+碘 5g+碘化钾 10g）的使用：用蘸取复方碘溶液的棉棒或小棉球轻轻地、触压式地、依次涂抹在宫颈/阴道的观察区域。目的是识别复方碘染色阳性与阴性的上皮。应注意以下情况：复方碘染色阳性反应：分化成熟的鳞状上皮中、表层细胞质内富含糖原，可被复方碘溶液染成褐色或黑色，为复方碘染色阳性反应，这是正常鳞状上皮成熟与分化的表现。

复方碘染色阴性反应：碘不着色为阴性反应。糖原缺乏（碘染色阴性）是鳞状上皮分化异常或分化不成熟的特征：①宫颈癌与 CIN 均位于上皮不成熟分化的区域内，复方碘染色为阴性反应；②柱状上皮或未成熟鳞状化生上皮，其上皮内缺乏糖原，复方碘染色亦为阴性反应；③绝经期后或雌激素缺乏的女性，因糖原生成不足，碘试验也呈阴性反应。

不同级别 CIN 对碘试验的反应呈现出有规律的染色变化：①典型的HSIL 可被复方碘溶液染成灰暗/肮脏的芥末黄色（mustart yellow）；②LSIL则为明亮的橘黄色（bright orange-yellow），或呈龟背样、斑点状的碘染色特征；③有时宫颈或阴道的醋酸白染色并不明显，经复方碘染色后，才出现了鲜明的黄/褐色对比。

应注意：宫颈/阴道的急性炎症也可以影响碘染色反应，如滴虫性阴道炎，可在富含糖原的鳞状上皮区出现密集小而弥散的斑点，这些斑点对碘试验呈阴性反应，形成"草莓状宫颈"染色特征。

4. 对阴道镜检查的技术要求　规范的阴道镜检查由 4 部分内容组成：宫颈影像化、评估转化区、组织学活检、三阶梯诊断结果的综合判断与下一步处理的建议。

（1）宫颈影像化

1）定义：通过宫颈摄片或计算机数码成像技术，将宫颈的视觉图像存储于计算机内或打印成彩色图文报告。

2）程序：①使用阴道镜暴露宫颈和阴道；②通过监视器调节图像的放大倍数，观察记录宫颈转化区在依次使用生理盐水、5%醋酸与复方碘溶液的前、后变化；③用计算机数码成像技术记录这些变化，图像数据是诊断宫颈管外口处有无病变的重要依据。

3）观察记录宫颈转化区：用低~中倍（5~10 倍）放大图像观察宫颈外口，应旋转 360°，以看清楚宫颈外口的全部区域为标准。

用低倍图像记录病变的解剖学位置：病变位于宫颈的哪一象限，宫颈外口的近端或远端。阴道镜检查一般不需要高于 15 倍的放大，除非是为了描述 HSIL 的细节特征，如病变的边界，特别是位于宫颈管外口处的病变内缘、病变累及腺体的位置、镶嵌、点状血管、异型血管及隐蔽的微小病灶等，这些都需用高放大倍数（20~40倍）来描述。

用高倍图像记录病变的细节信息：醋白上皮的特征，是否伴有镶嵌、点状血管，是否伴有异型血管，是否伴有粗大的腺体开口，碘染色特征，被覆上皮脱失，有无溃疡，高倍图像精细对焦可通过轻柔地推、拉阴道镜来获得一个清晰的图像。

4）存储阴道镜数码图像的技术要求

施加生理盐水后：观察记录宫颈/阴道被覆上皮有无黏膜白斑和异型血管，应采集低倍图像1~2幅、高倍图像1~2幅。

施加5%醋酸溶液后：观察记录宫颈/阴道被覆上皮有无醋酸白上皮及其相关特征，应采集低倍图像2~4幅、高倍图像2~4幅。

复方碘染色后：观察记录宫颈/阴道被覆上皮碘染色阴性或阳性的反应，应采集低倍图像2~4幅、高倍图像2~4幅。

（2）评估转化区

阴道镜检查的核心部分，包括：①辨认宫颈原始鳞状与柱状上皮；②原始鳞-柱交界与新的鳞-柱交界；③宫颈移行区（转化区）；④识别有无CIN或宫颈浸润癌，以及病变的位置、范围、大小和严重程度等。

1）对阴道镜检查报告的规定：阴道镜检查必需在其检查报告中明确标明：①宫颈转化区的类型；②阴道镜检查结果"满意"或"不满意"；③使用统一术语LSIL与HSIL作为阴道镜检查报告的诊断术语。该术语及其分类标准迄今仍在使用，未作修改，见表4-2。

表4-2　国际宫颈病理与阴道镜大联盟2002年版新阴道镜术语及其分类

I	正常阴道镜所见
	原始鳞状上皮
	柱状上皮
	移行带
II	异常阴道镜所见
	浅淡的醋酸白上皮
	致密浓染的醋酸白上皮
	细镶嵌
	粗镶嵌
	细点状血管
	粗点状血管
	部分碘染阳性及部分碘染阴性
	异型血管

续 表

Ⅲ	提示浸润癌的阴道镜所见
Ⅳ	不满意的阴道镜检查
	鳞-柱交界部不可见
	重度炎症，重度萎缩。损伤
	宫颈不可见
Ⅴ	其他所见
	湿疣
	黏膜白斑
	溃疡（erosion）*
	炎症
	萎缩
	蜕膜样变（deciduosis）**
	息肉

＊：过去译为糜烂，与宫颈柱状上皮外翻混为一谈。erosion 译作溃疡更准确，因其组织学特征为被覆上皮脱失，基质裸露。

＊＊：为妊娠期的良性改变，外观多呈宫颈息肉状，源于间质层的蜕膜反应。

2）三种转化区的类型

Ⅰ型转化区（满意）：转化区与病变的全部边界位于宫颈管外口的外侧。

Ⅱ型转化区：转化区与病变的部分边界位于宫颈管外口的外侧，部分进入宫颈管内。

Ⅲ型转化区（不满意）：转化区与病变的全部边界进入宫颈管内不可见。

3）客观记录三种转化区的临床意义：当用阴道镜检查评估宫颈细胞学结果为 HSIL、ASC-H、AGC 时，对Ⅱ型、Ⅲ型转化区的处理，一定以不能漏掉宫颈管内高级别病变为原则。

4）阴道镜检查的诊断标准：转化区是由柱状上皮、未成熟鳞状化生上皮与成熟鳞状化生上皮构成。依次使用生理盐水、5%醋酸与复方碘溶液，反复验证转化区的正确位置，识别原始鳞状上皮与柱状上皮、原始鳞-柱交界与新的鳞-柱交界。

原始鳞状上皮：多数位于宫颈外口的远端，呈光滑的淡粉色，其表面无柱状上皮、无腺体开口、无纳氏囊肿；醋酸试验呈阴性反应；碘试验呈阳性反应。

原始柱状上皮：位于宫颈管内或外，单层高柱状，有腺体分泌黏液，醋酸试验后可见到典型的"葡萄串"状结构，复方碘染色试验阴性或呈浅淡的褐色。

原始鳞-柱交界（original squamocolumnar junction，OSCJ）：位于转化区的最远端。应用醋酸后，在原始鳞状上皮与鳞状化生上皮之间，形成一条或清晰或不清晰的白线；紧靠这条白线的内侧，如果见到宫颈的腺体开口，则为 OSCJ 的显著标志。某些先天性大转化区女性，其 OSCJ 可位于宫颈外口远端达阴道穹隆处。

新鳞-柱交界（new squamocolumnar junction，NSCJ）：位于转化区的最近端。应用醋酸后，在鳞状化生上皮与柱状上皮之间，形成一条清晰或不清晰的白线。

转化区（transformation zone，TZ）：又称移行带，位于原始鳞-柱交界（OSCJ）与新的鳞-柱交界（NSCJ）所环绕的区域内。

5）正常宫颈转化区的诊断标准：①柱状上皮：在生理盐水的作用下呈现肉红色，在 5%醋酸作用下呈现短暂的苍白水肿，即"葡萄串"状结构，对复方碘溶液不起反应；②未成熟化生的鳞状上皮：在生理盐水的作用下呈现深红色，在 5%醋酸作用下，呈现短暂的一过性醋酸白反应，碘试验可使该上皮部分呈阳性、部分呈阴性反应；③成熟化生的鳞状上皮：在生理盐水的作用下呈现淡粉色，对 5%醋酸溶液不起反应，可被复方碘溶液染成深褐色。

6）鳞状上皮内低度病变（LSIL）诊断标准：①病变的边界模糊、不规则，但表面光滑；②醋酸白上皮出现得慢，消失得快（动态观察）；③醋白区域内碘染大部分呈阳性反应，小部分呈阴性反应，呈斑点状；④可有（或）无细点状血管和细而规则的镶嵌。

7）鳞状上皮内高度病变（HSIL）诊断标准：①病变的边界轮廓分明，但表面多光滑；②醋酸白上皮呈致密厚实的牡蛎灰色，出现得快，消失得慢（动态观察）；③醋白区域内碘染为阴性，呈"芥末黄"，可见粗点状血管和（或）粗镶嵌；④柱状上皮开口处被覆致密厚实的醋酸白环，提示病变累及腺体。

8）宫颈浸润癌：①宫颈管外口小而粗糙的隆起或红色肉芽；②宫颈外观呈结节、菜花状，或有赘生物，质地硬、脆、易接触性出血；③宫颈上皮因剥脱、坏死呈紫红色或黄赭色；溃疡呈空洞型或火山口状；④宫颈呈筒状增粗，增生的癌组织可从宫颈管内延伸至宫颈管外。

（3）经阴道镜指引下的宫颈活检术

1）宫颈活检术是指在阴道镜指引下：①用活检钳，钳取宫颈转化区病变组织一块或多块；②也可用高频电切环，切除宫颈转化区与部分宫颈管组织（LEEP）；③用特制的宫颈管刮勺，刮取宫颈管内膜组织。

2）宫颈活检标本包括：①宫颈点活检标本；②宫颈锥形切除标本；③ECC标本。

3）取宫颈活检应把握的原则：①对阴道镜检查满意的患者无需常规行ECC检查。对阴道镜检查不满意的患者，必须用ECC评估宫颈管内有无病变。如果选择宫颈锥切术则可省略ECC。②对于阴道镜检查经验有限的医生而言：常规行ECC可以帮助你安全行医，并减少阴道镜检查中可能被你漏掉的病变。③宫颈活检首选最异常的区域：活检钳应该放在欲取活检的位置上，通常先取宫颈后唇，后取前唇，以免前唇活检创面流出的血液遮蔽后唇。在靠近鳞-柱交界的区域取活检较少失误，因为这常是病变最严重的区域。取活检的数量取决于病变的大小、严重程度和数量，所谓多点活检，通常需要取2~4个活检标本。CIN的活检没有必要获取毗邻的正常上皮。但如果欲取溃疡的活检，则必须包括毗邻溃疡周边的异常上皮，因为坏死的、非诊断性的材料往往占据溃疡的中心。多数情况下宫颈活检仅需2~3mm深，约绿豆大小，当怀疑浸润癌时，活检应略深些。活检后创面的止血可采取止血材料+纱布压迫法、热凝法、硝酸银溶液或Monsel凝胶法等。活检标本应逐一放入标识准确的分装瓶中，然后送交病理科检查。

4）阴道镜检查后必须取宫颈活检的适应证：①Ⅰ型转化区、怀疑病变为HSIL或宫颈浸润癌者：宜在病变最严重的部位多点取材。如果检查者经验不足，宜选择新鳞柱交界3、6、9、12四点处取材。②Ⅱ型或Ⅲ型转化区、怀疑为病变为HSIL或宫颈浸润癌者：除需在病变最严重处取活检外，还需行ECC检查。必要时，无宫颈锥切术禁忌证时，可直接行诊断性宫颈锥切术。③宫颈细胞学结果为ASC-H、HSIL、AGC，即使阴道镜检查未发现异常，也必须取宫颈活检，这包括以下两种情况：Ⅰ型转化区：选择新鳞柱交界3、6、9、12四点取材+ECC检查。Ⅱ型或Ⅲ型转化区：无宫颈锥切术禁忌证时，可直接行诊断性宫颈锥切术。④对绝经期后的女性：绝经期后女性体内雌激素水平下降，宫颈鳞柱交界多上移至宫颈管内，阴道镜检查结果多数为不满意。对该组女性的阴道镜检查与宫颈活检，宜转诊给有医疗条件的医疗机构和临床经验丰富的医生处理。为准确评估宫颈管内的病变，可以适度放宽诊断性宫颈锥切术的指征。

（4）三阶梯诊断结果的综合判断与下一步处理的建议

1）宫颈细胞学、阴道镜与宫颈组织病理学合称"三阶梯技术"，各项结果在CIN的诊治管理中都是有价值的。

2）当三项结果均指向同一级别 CIN 时，临床处理相对容易。

3）如果三阶梯诊断结果不一致，解决差异的步骤是：①首先由病理学专家重新审核宫颈细胞学与组织病理学的结果，建议同时进行高危型 HPV 检测；②第二步是由资深阴道镜专家重新评估阴道镜检查的影像资料，核实三阶梯诊断结果，应安排患者再做一次阴道镜检查；③再次阴道镜检查中，尤其要重视首次检查是否漏掉了宫颈管或阴道壁的病变；④如果重新检查不能解决诊断的差异，可以行诊断性宫颈锥切术，评估全部宫颈转化区与宫颈管内有无病变；⑤密切随访是纠正前期错误，准确评估宫颈病变的重要手段。

（5）对阴道镜检查图文报告的要求

1）阴道镜检查报告必需记录的内容

A. 患者的基本信息：姓名、年龄、出生日期、阴道镜检查日期、末次月经或绝经年限、孕/产次、避孕方法等。

B. 阴道镜检查指征。

C. 阴道镜检查结果不满意包括：宫颈转化区类型为Ⅲ型、检查时有创伤影响或接触性出血、宫颈/阴道有急性炎症、24 小时内有阴道上药、冲洗、性交等。

D. 阴道镜检查评估结果（拟诊或诊断）。

a. 病变位置：宫颈外口、宫颈管内、阴道壁、外阴或肛周。

b. 阴道镜诊断

阴道镜检查所见未见异常

宫颈病变：LSIL（   ） HSIL（   ）可疑浸润癌（   ）

宫颈管内病变：SIL（   ）腺上皮病变（   ）

阴道壁病变：LSIL（   ） HSIL（   ）可疑浸润癌（   ）

外阴或其他：（   ）

2）对阴道镜检查报告中插入图像的要求：报告中应插入 1~4 幅图像作为阴道镜诊断的重要依据。选择图像的标准：①选择的图像应能显示阴道镜检查结果为满意或不满意；②选择的图像应能准确指明病变的解剖学位置与面积大小；③选择的图像应能准确指明病变的性质与级别。

（六）宫颈病变组织病理诊断标准

1. 阴性/炎症　正常宫颈鳞状上皮，慢性宫颈炎，鳞状上皮化生，良性的宫颈黏膜腺性病变，细胞学改变轻微不足以诊断 CIN 病变。

2. CIN Ⅰ 即湿疣病变、低度的鳞状上皮病变、轻度不典型增生。具体表现为鳞状上皮上 2/3 有成熟现象，表浅层细胞一般为轻度异型性，可有

HPV 感染的细胞学表现（挖空细胞），上皮全层有细胞核异型性，但异型性少，见于下 1/3，分裂象不多，罕见病理核分裂。

3. CIN Ⅱ 即中度不典型增生。鳞状上皮上 1/2 有成熟现象，上层和下层细胞核异型性均明显，分裂象局限于下 2/3，可见病理核分裂。

4. CIN Ⅲ 包括重度非典型增生和原位癌，CIN 命名法已不再区分两者，都归入 CIN Ⅲ 级。鳞状上皮无成熟现象，或仅有表浅 1/3 有成熟现象，上皮 2/3 以上或全层为异型细胞所替代，但上皮基底膜仍清晰。分裂象多见，可出现各层，常见病理核分裂。

5. 宫颈腺上皮内肿瘤（cervical glandular intraepithelial neoplasia，CGIN）指发生在宫颈腺上皮内的不同程度的非典型增生性病变，是浸润前期的腺性病变。并分为两个级别：低级别（low grade CGIN）和高级别（high grade CGIN），其中高级别包括原位腺癌（adenocarcinoma in situ，AIS）。CGIN 腺体多显示有明显的结构和细胞异型性，常呈小叶状分布。结构改变包括腺体的拥挤程度、分支状况、腺体的出芽、腺腔内的乳头状突起以及是否出现筛状结构等，而细胞学改变包括细胞核的复层化及极向的丢失、细胞核的增大、核分裂象的出现和增加、细胞质内的黏液丢失等。低级别 CGIN：上皮细胞仍含有黏液，细胞核轻度增大、变长、深染，有核分裂象。腺上皮出现任何形式的核分裂象都是不正常的，高度提示 CGIN。

6. 高级别 CGIN 同义语，原位腺癌（AIS）：正常位置上的宫颈腺体部分或全部被细胞学恶性的上皮所取代，表现为：宫颈黏膜保持正常腺体结构，细胞学表现恶性的上皮细胞累及全部或部分黏膜表面或腺腔上皮，这些细胞核增大，染色质粗糙，有小的单个或多个核仁，核分裂活性增加，可有不同程度的细胞核复层，核分裂象常见，易见凋亡小体，细胞质内黏液明显减少或者丰富，宫颈黏膜可保持正常腺体隐窝结构，但分布密度和形状上有时明显异常，甚至有乳头凸入或外翻，当出现筛状结构应警惕浸润癌。组织学亚型按常见比例依次分为宫颈管型、子宫内膜型、肠型和输卵管型。

7. 微小浸润癌（包括鳞状细胞癌和腺癌），鳞状细胞癌限定标准为浸润间质深度小于 3mm，横向扩展范围在 7mm 以内。腺癌限定标准为浸润间质深度小于 5mm。

8. 宫颈浸润癌（包括鳞状细胞癌和腺癌）具体诊断分类命名及形态学表现按照 WHO 诊断标准进行。

9. 其他 上述病理诊断内容不能涵盖的病变，可具体注明诊断名称。

目前认为宫颈癌前病变是指 CIN Ⅱ、CIN Ⅲ（含原位癌）、高级别 CGIN 和原位腺癌。

第五章　子宫颈癌筛查的卫生经济学评价

一、研究目的与方法

（一）研究目的

运用循证医学和卫生经济学评价的理论和方法，通过文献检索、专家咨询和抽样调查，对北京市子宫颈癌筛查成本、病变流行情况、病种费用等信息进行综合分析，从卫生经济学角度总结、比较不同筛查策略的优劣，遴选适合北京市子宫颈癌筛查流行特征的最佳筛查策略，为下一步全面综合选择子宫颈癌适宜筛查方案提供科学依据。

（二）研究内容

1. 子宫颈癌筛查成本　本研究从供方和需方两个角度计算子宫颈癌筛查成本，其成本计算范围是指子宫颈癌筛查服务供方提供的常规性工作成本和参加筛查女性的时间成本。

（1）供方成本：北京市 2009 年启动的子宫颈癌筛查项目是在市、区（县）两级政府领导下，在市、区（县）宣传、卫生、财政、公安、教委、计生、妇联、街道（地区）办事处、乡镇政府等多部门合作以及市、区（县）妇幼保健院业务指导下，由区（县）和街（乡）两级医疗、保健机构负责组织实施的，项目的具体工作可分为宣传、登记、筛查、统计四个部分。鉴于研究的目的是比较不同筛查策略的经济效率，因此，除卫生部门外，其他部门的成本在不同筛查策略中被视为等同，无需计算；而卫生部门投入的成本也只计算筛查服务供方［区（县）和街（乡）两级医疗、保健机构］提供的、与筛查直接相关的常规性工作成本，除此之外的其他成本在不同筛查策略中被视为等同，无需计算。区（县）和街（乡）两级医疗、保健机构子宫颈癌筛查常规性工作内容主要包括筛查、随访和建档三个部分，其成本具体表现为筛查材料成本、人力成本、房屋和设备等固定资产折旧成本，以及日常办公成本。研究将运用全成本测算法，在调研北京市 3 个样本区（县）的 15 家一、二级医疗、保健机构 2010 年各类工作投入的基础上，归集子宫颈癌筛查成本。

此外，2009 年至 2010 年子宫颈癌筛查工作使用的是宫颈传统细胞学（CP），因此 15 家样本医疗、保健机构 CP 筛查成本可以获得实际发生的数据；而只有少数样本医疗、保健机构使用过 LBC 和 VIA，研究将依据这些机构进行 LBC 和 VIA 筛查时投入的工作量，结合未使用过 LBC 和 VIA 的样本医疗、保健机构的人力、材料价格水平，推算未使用过 LBC 和 VIA 的样本医疗、保健机构实施 LBC 和 VIA 筛查的成本；没有一家样本医疗、保健机构使用过 HPV，因此 HPV 筛查成本用三级医院收费标准替代。

（2）需方成本：指参加筛查女性的时间成本，包括去参加筛查的路途时间、接受筛查花费的时间。

2. 子宫颈癌确诊成本　根据项目要求，初筛阳性女性需到二级及以上医疗、保健机构确诊。研究将收集样本区（县）二级医疗、保健机构阴道镜、活检、病理的收费标准，并以此作为子宫颈癌确诊成本。此外，参加确诊女性的时间成本（接受诊断花费的时间）也需计入子宫颈癌确诊成本。

3. 子宫颈癌预防性治疗成本　对于确诊为子宫颈癌前病变的女性，通常需接受手术治疗才能祛除癌发风险，而这样的手术通常在二级及以上医疗、保健机构（尤其是三级医疗、保健机构）进行。研究将收集部分三级医疗、保健机构此类手术收费标准，并以此作为子宫颈癌预防性治疗成本。此外，参加预防性治疗女性的时间成本（接受治疗花费的时间）也需计入子宫颈癌预防性治疗成本。

4. 子宫颈癌经济负担　是指子宫颈癌患者因进行癌症及相关并发症治疗而支付的直接费用和损失的间接费用。

直接费用是指患者及其保险机构在患者接受医疗卫生服务过程中发生的费用支出。本研究的直接费用仅指直接医疗费用（门诊费用、住院费用），不含自购药费用和直接非医疗费用（交通费用等）。

间接费用是指由疾病引起的暂时性功能障碍、永久性伤残和过早死亡所造成的时间价值损失。①本研究子宫颈癌患者因暂时性功能障碍和永久性伤残损失的时间仅指患者门诊就诊时间和住院时间，不含患者病休时间和家属陪护时间；②早死造成的时间损失将通过子宫颈癌患者平均死亡年龄和一般女性人群平均期望寿命予以计算。

鉴于无法获得子宫颈癌患者全病程经济负担实际值，研究将以该病种患者临床诊疗规范规定的治疗方案匡算患者经济负担。

5. 子宫颈癌筛查效果　在没有筛查的情况下，多数子宫颈癌前病变不易被发现，导致最终发展为不可逆的浸润癌，给患者带来不必要的健康损失和经济损失。子宫颈癌筛查的最主要任务就是尽可能减少此类事件的发生。因此，我们选取在同一人群中不同筛查策略所能检出的子宫颈癌前病变人数作为本研究的效果指标。

6. 子宫颈癌筛查效用　子宫颈癌筛查不仅能避免高危人群潜在的经济风险，而且能带来健康水平的改善。本研究将使用伤残调整生命年（DALY）计算不同筛查策略的实施给被筛查人群带来的健康水平的变化，并以此作为本研究的效用指标。

7. 子宫颈癌筛查的（增量）成本效果/效益/效用分析　子宫颈癌筛查的成本效果分析是指不同筛查策略获得单位效果所需成本之间的比较；成本效益分析是指各筛查策略每避免一例子宫颈癌的发生所需投入的成本与平均一例子宫颈癌的经济负担和早死造成的收入损失之比之间的比较；成本效用分析是指不同筛查策略获得单位效用所需成本之间的比较。

此外，研究将通过增量成本效果/效益/效用分析确定最佳效率曲线，并最终针对影响筛查效果的主要参数进行敏感性分析。

（三）研究方法

1. 研究对象　依据课题目标，本研究的研究对象有两部分，一是样本医疗、保健机构，以调查子宫颈癌筛查成本；二是参加筛查的女性以及接受子宫颈癌及癌前病变治疗的患者，以获得人口学数据、疾病流行数据、筛查效果数据、临床治疗、疗效和费用数据等信息。

（1）研究对象的选择原则：针对子宫颈癌筛查成本调查，选择样本医疗、保健机构的原则：一是所选样本在北京地区具有较好的代表性；二是所选样本有较好的、可供研究的基础数据记录，如所选取的医疗、保健机构有完善的财务数据、较完备的院内电子信息收集系统等。

针对子宫颈癌筛查效果/效益/效用调查，研究主要采用文献分析和专家咨询的方式获得相关数据信息。其数据选取的原则为：首选北京地区子宫颈癌筛查原始数据、文献数据和统计数据；在无法获得北京地区数据的情况下，选择外省文献数据；若国内无相关文献，则选择国外文献数据；最后选择专家提供的数据。

（2）抽样方法及样本量：子宫颈癌筛查成本的测算需要进行抽样调查。具体方法为，首先将北京市 16 个区（县）依据 2010 年人均 GDP 水平分为好、中、差 3 个层级；每个层级中，再依据子宫颈癌筛查工作开展情况和地方配合情况，抽取 1 个区（县），共计 3 个区（县）作为子宫颈癌筛查成本调查的样本区（县）；在每个样本区（县）内，按照以下标准：对于二级医疗、保健机构，选取 1 家区（县）妇幼保健院和一家综合医院，综合医院的选择原则是年次均门诊费用水平居中；对于一级医疗机构，选取年次均门诊费用水平居中，处于及上下四分位数间距点上的 3 家医院；共计 15 家医疗、保健机构作为子宫颈癌筛查成本调查的样本医疗、保健机构。其中，二级医疗、保健机构 5 家、一级医疗机构 10 家。

2. 调查方法

（1）数据统计期间：在子宫颈癌筛查成本调查方面，统计 15 家样本医疗、保健机构 2010 年的成本投入；相应地，在子宫颈癌筛查效果/效益/效用研究方面，原则是尽可能收集 2010 年数据。经文献检索，人口学数据、疾病发病和死亡数据、筛查效果数据、临床治疗费用数据等可以获得 2010 年信息，其他方面的数据则视具体选用文献而定。

（2）调查问卷的设计：本研究将设计两套调查表，一套为样本医疗、保健机构子宫颈癌筛查成本投入调查表，另一套为子宫颈癌及癌前病变患者的医药费用调查表。

成本投入调查表调查的是各样本医疗、保健机构 2010 年投入的子宫颈癌筛查工作相关成本数据，主要包括人力成本、固定资产折旧、可变成本（如筛查材料成本、办公成本等），具体内容见相应的成本调查表格。

医药费用调查表调查的是子宫颈癌前病变患者 2010 年的确诊费用、预防性治疗费用、子宫颈癌患者的年例均治疗费用，及由此而造成的劳动日损失，具体内容见相应医药费用调查表格。

（3）数据收集方法：针对不同类型的数据，研究采用的收集方法不尽相同。

1）子宫颈癌筛查成本数据：15 家样本医疗、保健机构子宫颈癌筛查成本数据主要采取现场调查的方式，先由单位财务部门和信息统计部门负责填写本研究统一设计的 2010 年子宫颈癌筛查成本调查表；课题组成员再对问卷填写情况进行现场核对，详细了解所填数据的来源和范围，以确定是否符合填表要求。同时访谈各单位筛查工作主要负责人，讨论并确定各种成本项目的适宜分摊方式和参数值。

2）子宫颈癌流行病学数据：研究将通过原始数据资料和文献检索方式获得子宫颈癌流行病学方面的数据。

原始资料：利用北京市 2009~2010 年实施的两癌筛查项目原始数据，推算北京市 2010 年年龄别子宫颈癌及癌前病变患病率。同时，利用北京市肿瘤防治办公室的统计数据获得北京市 2010 年年龄别子宫颈癌发病率和死亡率信息。

文献检索：获得 HPV 年龄别患病率、子宫颈癌及癌前病变的年龄别疾病自然转归概率。此外，也需注意收集文献报道的、可用于推算北京市女性年龄别子宫颈癌及癌前病变患病率的基础数据信息。

3）子宫颈癌筛查效果相关数据：这方面的数据也是通过原始数据资料

和文献检索方式获得的。

原始资料：利用北京市 2009～2010 年实施的两癌筛查项目原始数据，推算巴氏筛查的灵敏度和特异度。同时收集筛查参与率、确诊依从率、治疗参与率等信息。

文献检索：获得其他筛查方法（VIA、LBC、HPV+LBC）的灵敏度和特异度。同时收集子宫颈癌筛查参与率、确诊依从率、治疗参与率、手术前后病理诊断符合率及各级别病变的升级率和降级率等信息。此外，针对机会性筛查，获取在医疗、保健机构妇产科接受机会性筛查例数占妇产科门诊量的比例、各类筛查方法使用量构成比、被确诊的各级别子宫颈癌及癌前病变构成比。

4）子宫颈癌临床疗效数据：通过文献检索，获得子宫颈癌前病变的治愈率/五年生存率、子宫颈癌的五年生存率。

5）子宫颈癌及癌前病变患者医药费用数据：对于子宫颈癌前病变患者，主要收集其在二级医疗、保健机构的确诊费用和在三级医疗、保健机构的预防性治疗费用，及由此而造成的劳动日损失；对于子宫颈癌患者，主要收集其在三级医疗、保健机构的年均住院费用、年均门诊费用，及由此而造成的劳动日损失。具体的数据收集方法有：

现场调查：主要是填写医药费用调查表，由课题组协调市、样本区（县）两级妇幼保健机构。内容主要包括：子宫颈癌及癌前病变患者基本信息、疾病诊断信息、门诊和住院治疗信息及费用信息。此外，注意收集医疗、保健机构各类筛查的收费标准。

专家咨询：子宫颈癌患者年均门诊次数和住院次数、子宫颈癌平均病程。

文献检索：子宫颈癌患者年均门诊次数和住院次数、子宫颈癌平均病程。

6）人口学等其他方面的数据

《北京市统计年鉴》：北京市性别、年龄别全死因死亡率、各区（县）人均 GDP 水平排位、北京市小时最低工资。

《北京市卫生统计资料》：医疗机构次均门诊费用水平排位。

WHO 网站/文献：各级别子宫颈癌及癌前病变的伤残权重值。

3. 数据整理和分析方法

（1）数据库的建立：用 EXCEL 软件建立数据库，包括 1 个成本数据库、1 个医疗费用数据库和 1 个文献检索数据库。数据采用双人录入的方式录入，用 Treeage 软件进行资料的统计分析。

（2）子宫颈癌筛查成本测算

1）供方成本。运用全成本测算法，对收集的 15 家样本医疗、保健机构 2010 年筛查相关成本投入进行整理、分析，测算不同筛查方法（CP、VIA、LBC、HPV+LBC）的例均成本。

A. 成本的界定

人力成本各样本医疗、保健机构筛查相关工作人员的工资中分摊至筛查工作的部分。

房屋筛查工作占用的房屋折旧费（单位自有房屋）和（或）房屋的租赁费、房屋一次性装修费和日常维护费。

设备筛查专用设备折旧费、筛查相关人员使用的办公设备折旧费，及设备的日常维修/护费。

日常办公支出办公费、印刷费、咨询费、手续费、水费、电费、邮电费、物业管理费、交通费、差旅费、出国费、租赁费、会议费、培训费、招待费、劳务费、委托业务费、工会经费、福利费、离休费、退休费、退职费、抚恤金、生活补助、救济费、医疗费、奖金等。

筛查耗材刮板、载玻片、酒精、储物槽、光源、窥器、一次性垫子、棉球、手套、生理盐水、细胞取样刷、细胞保有液、申请单、标签、冰醋酸、碘液等。

B. 成本测算指标

$$总成本_{ab} = 总固定成本_{ab} + 总可变成本_{ab}$$

a = 第 a 家样本医疗、保健机构

b = CP、VIA、LBC、HPV+LBC，第 a 家样本医疗、保健机构的第 b 种筛查方法

总固定成本是指在短期内必须支付的固定生产要素的费用，它不随产量（本研究指接受筛查的女性人数）的变动而变动，其价值在统计期间内不能一次性地转移到产品当中。其中主要包括房屋、设备的折旧等。

总可变成本是指在短期内支付的可变生产要素的费用，它随着产量（本研究指接受筛查的女性人数）的变动而变动，其价值在统计期间内可以一次性地转移到产品当中。可变成本主要包括耗材费用、能源耗费、人员工资、办公用品、宣传和培训费用等。

$$例均成本_{ab} = 总成本_{ab} \div 筛查人数_{ab}$$

a = 第 a 家样本医疗、保健机构

b = CP、VIA、LBC、HPV+LBC，第 a 家样本医疗、保健机构的第 b 种筛查方法

$$例均成本_b = \sum 总成本_{ab} \div \sum 筛查人数_{ab}$$

a＝第 a 家样本医疗、保健机构

b＝ CP、VIA、LBC、HPV＋LBC

不同筛查方法成本测算数据使用情况说明：

CP：15 家样本医疗、保健机构在北京市 2009～2010 年的两癌筛查项目中均使用 CP 筛查，因此 CP 的筛查成本可以根据实发数据测算。

VIA 或 LBC：在 2009～2010 年间，只有部分样本医疗、保健机构使用过 VIA 或 LBC。因此，对于那些未使用过 VIA 或 LBC 样本医疗、保健机构，当其使用 VIA 或 LBC 进行筛查时的成本测算原则是，利用未使用过 VIA 或 LBC 样本医疗、保健机构的单价（日人力成本、日房屋折旧成本、各类耗材单价等），乘以使用过 VIA 或 LBC 样本医疗、保健机构的、与筛查人数相对应的各类成本项目投入的数量（人数、房屋面积、各类耗材数量等），即可得到未使用过 VIA 或 LBC 样本医疗、保健机构使用 VIA 或 LBC 时的成本发生水平。

2）需方成本：包括接受筛查花费的时间和路途时间。

接受筛查花费的时间：研究将女性接受筛查花费的时间设定为女性在行取样/观察时的妇科检查时间、等候时间。其中，根据子宫颈癌筛查成本调查，取样/观察时间分别为：CP 9 分钟/例、VIA 15 分钟/例、LBC10 分钟/例、HPV 为 9 分钟/例；等候时间以社区医疗机构门诊就诊时间（5.92 分钟）替代。

参加筛查的路途时间：研究用天津市患者到一级医院就诊的路途时间代替女性接受筛查花费的路途时间，平均为每人每次 10.7 分钟。

北京市 2010 年小时最低工资：5.5 元。

$$例均成本_{bc} = 平均（妇科检查时间+等候时间+路途时间）\times 北京市 2010$$
年小时最低工资×55～64 岁女性人数占 25～64 岁女性人数的比例

b＝ CP、VIA、LBC、HPV＋LBC

c＝需方筛查时间成本

（3）子宫颈癌确诊成本

研究假定，子宫颈癌筛查结果为阳性的女性将在二级医疗、保健机构确诊。则，

$$例均成本_d = 二级医疗、保健机构阴道镜、活检、病理的平均收费标准 + 挂号费$$

d＝确诊

二级医疗、保健机构阴道镜+活检收费：据现场调查，126 元/例次

二级医疗、保健机构病理收费：据现场调查，160元/例次

二级医疗、保健机构挂号费：3.5元/次

此外，参加确诊女性的时间成本包括接受诊断花费的时间和路途时间。

接受诊断花费的时间：研究将女性接受诊断花费的时间设定为阴道镜+活检时间、等候时间。其中，根据子宫颈癌筛查成本调查，阴道镜+活检时间为：20分钟/例；等候时间以区（县）级医疗机构门诊就诊时间（9.46分钟）替代。

参加确诊的路途时间：研究用天津市患者到二级医院就诊的路途时间代替女性接受诊断花费的路途时间，平均为每人每次19.9分钟。这里需注意，由于病理结果不能当天获得，所以筛查阳性女性需往返医院两次，其参加确诊的路途时间应加倍计算。

北京市2010年小时最低工资：5.5元。

例均成本$_e$=平均（阴道镜+活检时间+等候时间+2×路途时间）×北京市2010年小时最低工资×55~64岁女性人数占25~64岁女性人数的比例

e=需方确诊时间成本

（4）子宫颈癌预防性治疗成本

研究假定，子宫颈癌前病变患者（CINⅡ、CINⅢ/原位癌）将在三级医疗、保健机构接受预防性治疗。则，

例均成本$_f$=患者在三级医疗、保健机构接受LEEP或单纯子宫切除术治疗时的次均住院费用

f=预防性治疗

此外，子宫颈癌前病变患者参加预防性治疗的时间成本包括接受治疗花费的时间和路途时间。

接受预防性治疗花费的时间：即为该次治疗的平均住院时间。取2009年北京市肿瘤专科医院的出院者平均住院日（13.8日）替代。

参加预防性治疗的路途时间：研究用北京市居民上下班路途时间代替子宫颈癌前病变患者前往三级医疗、保健机构接受预防性治疗花费的路途时间，平均为每人每次53分钟。

北京市2010年小时最低工资：5.5元。例均

成本$_g$=平均（住院时间+路途时间）×北京市2010年小时最低工资×55~64岁女性人数占25~64岁女性人数的比例

g=需方预防性治疗时间成本

（5）子宫颈癌经济负担：根据现场调查，子宫颈癌患者不会在一级医院就诊，多数在肿瘤专科医院或大型综合医院就诊。研究假定，子宫颈癌

患者将在三级医疗、保健机构接受手术和后续治疗。则，

例均成本$_h$=（三级医疗、保健机构子宫颈癌次均住院费用×子宫颈癌患者年均住院次数+三级医疗、保健机构子宫颈癌次均门诊费用×子宫颈癌患者年均门诊次数）×子宫颈癌平均病程

h=子宫颈癌医药费用

子宫颈癌次均门诊费用和次均住院费用：取北京妇幼保健院2010年数据。该数据还可分解为不同病理期型的次均费用。

子宫颈癌患者年均门诊次数和住院次数：根据子宫颈癌诊疗规范，由专家确定。

子宫颈癌平均病程：可通过北京市肿瘤防治办公室提供的2010年北京市子宫颈癌年龄别死亡率和年龄别发病率计算得出（平均死亡年龄−平均发病年龄），并参考文献或专家意见。

此外，子宫颈癌患者的时间成本包括接受治疗花费的时间、路途时间，以及早死造成的时间损失。

接受治疗花费的时间：即为子宫颈癌患者年均门诊时间（次均门诊时间×年均门诊次数）和住院时间（次均住院时间×年均住院次数），再乘以子宫颈癌平均病程。其中，次均门诊时间以北京市患者2009年平均就诊时间（144分钟）替代；次均住院时间取2010年北京市肿瘤专科医院的出院者平均住院日（13.8日）替代。根据现场访谈信息及北京妇产医院临床诊疗常规，子宫颈癌患者全病程住院次数按3次计算；而门诊次数按第一年每两个月复查一次、第二年每三个月复查一次、第三年每半年复查一次、以后每一年复查一次计算。

参加治疗的路途时间：研究用北京市居民上下班路途时间代替子宫颈癌患者前往三级医疗、保健机构接受治疗花费的路途时间，平均为每人每次53分钟，以此值乘以子宫颈癌患者年均门诊次数和住院次数，再乘以子宫颈癌平均病程，即可得到在整个病程中患者因治疗子宫颈癌而花费的总的路途时间。

早死造成的时间损失：子宫颈癌患者平均死亡年龄与这一年龄段女性人群平均期望寿命之差。

北京市2010年小时最低工资：5.5元。

北京市2010年55岁及以上女性的月均收入：鉴于政府机关和事业单位退休人员的退休金远高于企业退休人员养老金，且2010年北京市养老保险的覆盖率达到95%、城镇登记失业率只有1.37%，研究取北京市2010年企业退休人员平均养老金2032元/月作为北京市2010年55岁及以上女性的月

均收入的估计值（低估）。

北京市 2010 年女性平均期望寿命：83.17 岁。

例均成本$_i$＝年均（门诊时间＋住院时间＋路途时间）×子宫颈癌平均病程×北京市 2010 年小时最低工资×55～64 岁女性人数占 25～64 岁女性人数的比例＋（北京市 2010 年女性平均期望寿命－北京市 2010 年子宫颈癌患者平均死亡年龄）×12 个月×北京市 2010 年企业退休人员平均养老金

i＝需方子宫颈癌治疗时间成本

注：接受治疗花费的时间成本只计算至 55 岁止；从 55 岁至子宫颈癌患者平均死亡年龄间不再计算接受治疗花费的时间成本；从子宫颈癌患者平均死亡年龄起，计算早死造成的时间损失。

（6）子宫颈癌筛查效果：由于研究将从一次性的横断面筛查和模拟队列的终生筛查两个方面评价筛查效果，因此研究选择的子宫颈癌筛查效果指标也有所不同。

横断面筛查：研究选择具有临床治疗意义且能治愈或能显著延长患者生命的子宫颈癌前病变（CIN Ⅱ、CIN Ⅲ/原位癌）的检出例数作为评价横断面筛查效果的指标。

子宫颈癌前病变的检出例数$_{CIN Ⅱ或CIN Ⅲ/原位癌}$＝筛查人数×患病率$_{CIN Ⅱ或CIN Ⅲ/原位癌}$×筛查方法的灵敏度$_{CIN Ⅱ或CIN Ⅲ/原位癌}$×确诊依从率

终生筛查：终生筛查是指对某一年龄段的队列人群，采用某种筛查策略，进行周期性的筛查，直至 65 岁止。这种情况下，我们不但可以计算筛查检出的宫颈癌前病变（CIN Ⅱ、CIN Ⅲ/原位癌）例数，而且可以计算筛查导致的队列人群子宫颈癌终生发病风险的下降幅度。研究将以此作为评价终生筛查效果的指标。

子宫颈癌终生发病风险的下降幅度＝（不筛查队列人群终生子宫颈癌发病率－筛查队列人群终生子宫颈癌发病率）÷不筛查队列人群终生子宫颈癌发病率

（7）子宫颈癌筛查效用：无论是一次性的横断面筛查和模拟队列的终生筛查，其效用测算指标都是 DALY。

横断面筛查：根据筛查效果、子宫颈癌前病变治愈率、子宫颈癌前病变的转癌率，可以得到，在不筛查的情况下，未来的子宫颈癌发病人数；再利用子宫颈癌平均死亡年龄、相应的期望寿命、伤残权重和平均病程，就能得到筛查能够挽救的健康生命年数。

筛查效用$_{横断面筛查}$＝（子宫颈癌前病变的检出例数$_{CIN Ⅱ＋CIN Ⅲ/原位癌}$×预防性治疗参与率×子宫颈癌前病变治愈率$_{CIN Ⅱ＋CIN Ⅲ/原位癌}$×子宫颈癌前病变的转癌率$_{CIN Ⅱ＋CIN Ⅲ/原位癌}$）×［期望寿命－子宫颈癌平均死亡年龄＋（1－子宫颈癌伤残权重）×子宫颈癌平均病程］

终生筛查：研究将建立 Markov 模型，利用文献检索、专家咨询、现场调查获得的子宫颈癌及癌前病变的疾病自然转归概率等各项参数值（表 5-1），计算在实施筛查的情况下和不实施筛查的情况下，队列人群总的健康生命年的差异，是筛查带来的健康水平的改善。

筛查效用$_{终生筛查}$＝筛查队列人群总的健康生命年－不筛查队列人群总的健康生命年

（8）子宫颈癌筛查的（增量）成本效果/效益/效用分析：在子宫颈癌筛查的（增量）成本效果/效益/效用分析中，研究也将从一次性的横断面筛查和模拟队列的终生筛查两个方面进行分析。

1）筛查技术流程：是指筛查、确诊、随访等一系列临床服务活动的组合，不同筛查方法或方法组合，其技术流程有所不同。依据 2009～2010 年北京市完成的两癌筛查工作，结合文献检索和专家咨询，研究归纳了 VIA、CP/LBC、HPV+LBC 等 4 种筛查技术的筛查流程（图 5-1～图 5-3）。

VIA：结果分为阴性、阳性和可疑癌。

CP/LBC：采用 2001 年重新修订的 Bethesda 细胞学检查结果报告系统（TBS）。ASCUS 及 ASCUS 以上病变为阳性。

HPV：检测样本的 RLU/CO≥1.0（即 HPV DNA≥1.0 pg/ml），诊断为宫颈 HPV 感染阳性。

病理：结果分阴性、CINⅠ、CINⅡ、CINⅢ、浸润性鳞癌和腺癌。病理结果≥CINⅡ为阳性。

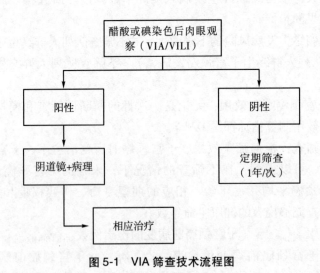

图 5-1　VIA 筛查技术流程图

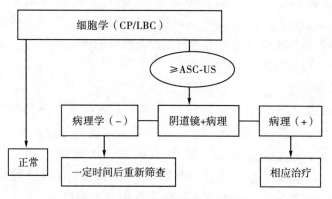

图 5-2　CP/LBC 筛查技术流程图

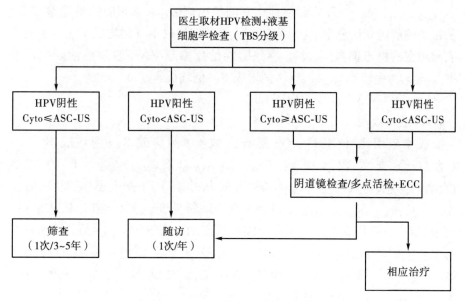

图 5-3　HPV+LBC 筛查技术流程图

2）横断面筛查的成本效果/效益/效用分析：本部分的评价是对一次性的横断面筛查进行分析，因此其筛查策略被定义为，使用上述 4 中筛查技术，对 25~65 岁女性人群进行普查。

A. 成本效果

成本效果比 $(CER)_b = $ ［筛查人数 × （例均成本$_b$ + 例均成本$_{bc}$） + $\sum$ （筛查人数 × 患病率$_{CIN\,I\,、CIN\,II\,、CIN\,III\,/原位癌或浸润癌、子宫颈癌}$ × b 的灵敏

度$_{CIN I、CIN II、CIN III/原位癌或浸润癌、子宫颈癌}$×确诊依从率）+筛查人数×（1－患病率$_{CIN I+CIN II+CIN III/原位癌或浸润癌+子宫颈癌}$）×b 的（1－特异度$_{\geqslant CIN I}$）×确诊依从率×（例均成本$_d$+例均成本$_e$）］÷∑子宫颈癌前病变的检出例数$_{CIN II、CIN III/原位癌,b}$

b＝CP、VIA、LBC、HPV+LBC

B. 成本效益

成本效益比（CBR）$_b$＝（筛查人数×（例均成本$_b$+例均成本$_{bc}$）+∑（筛查人数×患病率$_{CIN I、CIN II、CIN III/原位癌或浸润癌、子宫颈癌}$×b 的灵敏度$_{CIN I、CIN II、CIN III/原位癌或浸润癌、子宫颈癌}$×确诊依从率）+筛查人数×（1－患病率$_{CIN I+CIN II+CIN III/原位癌或浸润癌+子宫颈癌}$）×b 的（1－特异度$_{\geqslant CIN I}$）×确诊依从率×（例均成本$_d$+例均成本$_e$）+子宫颈癌前病变的检出例数$_{CIN II,b}$×预防性治疗参与率×（例均成本$_{f,CIN II}$+例均成本$_{g,CIN II}$）+子宫颈癌前病变的检出例数$_{CIN III/原位癌,b}$×预防性治疗参与率×（例均成本$_{f,CIN III/原位癌}$+例均成本$_{g,CIN III/原位癌}$））÷（子宫颈癌前病变的检出例数$_{CIN II,b}$×预防性治疗参与率×子宫颈癌前病变治愈率$_{CIN II}$×癌转率$_{CIN II}$×（例均成本$_h$+例均成本$_i$）+子宫颈癌前病变的检出例数$_{CIN III/原位癌,b}$×预防性治疗参与率×子宫颈癌前病变治愈率$_{CIN III/原位癌}$×癌转率$_{CIN III/原位癌}$×（例均成本$_h$+例均成本$_i$））

b＝CP、VIA、LBC、HPV+LBC

C. 成本效用

成本效用比（CUR）$_b$＝（筛查人数×（例均成本$_b$+例均成本$_{bc}$）+（∑（筛查人数×患病率$_{CIN I、CIN II、CIN III/原位癌或浸润癌、子宫颈癌}$×b 的灵敏度$_{CIN I、CIN II、CIN III/原位癌或浸润癌、子宫颈癌}$×确诊依从率）+筛查人数×（1－患病率$_{CIN I+CIN II+CIN III/原位癌或浸润癌+子宫颈癌}$）×b 的（1－特异度$_{\geqslant CIN I}$）×确诊依从率）×（例均成本$_d$+例均成本$_e$）+子宫颈癌前病变的检出例数$_{CIN II,b}$×预防性治疗参与率×（例均成本$_{f,CIN II}$+例均成本$_{g,CIN II}$）+子宫颈癌前病变的检出例数$_{CIN III/原位癌,b}$×预防性治疗参与率×（例均成本$_{f,CIN III/原位癌}$+例均成本$_{g,CIN III/原位癌}$））÷筛查效用$_{横断面,b}$

b＝CP、VIA、LBC、HPV+LBC

D. 增量成本效果/效益/效用

增量成本-效果比：$\triangle C/\triangle E=(C_n-C_{n-1})/(E_n-E_{n-1})$

增量成本-效益比：$\triangle C/\triangle B=(C_n-C_{n-1})/(B_n-B_{n-1})$

增量成本-效用比：$\triangle C/\triangle U=(C_n-C_{n-1})/(U_n-U_{n-1})$

式中，n 代表第 n 个备选方案。研究在将各筛查策略按照成本由低到高排序后，计算了增量成本效果/效益/效用比。当第 n 个方案与成本仅次于它的第 n-1 个方案比较，其效果/效益/效用比第 n-1 个方案还低时，则该方案被淘汰；但当其效果/效益/效用比第 n-1 个方案高时，就需要比较（C_n-C_{n-1}）/（$E/B/U_n - E/B/U_{n-1}$）与（$C_{n-1} - C_{n-2}$）/（$E/B/U_{n-1} - E/B/U_{n-2}$）（第 n-1 个方案的成本仅次于第 n-2 个方案）的大小，假设（C_{n-1}-C_{n-2}）/（$E/B/U_{n-1}$-$E/B/U_{n-2}$）大，则第 n-1 个方案就被认为是不具经济优势。这一评价标准被用于确立最佳效率曲线。此外，对于增量成本-效用分析而且，WHO 提出的评价标准是，当 C/U 或 △C/△U 比值小于当地人均 GDP 的 3 倍时，即可从经济性的角度接受该方案。

E. 敏感性分析

对可能的不确定因素进行敏感性分析，能够检验决策的可靠程度和适用条件。研究将针对筛查的主要参数进行敏感性分析。此类参数的选取需根据其对研究结果的影响大小（决策树软件中的飓风图），并结合专家咨询决定。这些参数主要包括：筛查成本、确诊成本、预防性治疗成本、子宫颈癌前病变患病率、确诊依从率、预防性治疗参与率、筛查技术的灵敏度和特异度、子宫颈癌前病变治愈率、CIN II 或 CIN III/原位癌的转癌率等。参数值范围多根据相关文献或专家意见制定；对于没有给定范围的参数，我们原则上根据实践中可能发生的情况确定敏感性分析范围，或者采用将原始测算值上下各浮动一定百分比作为敏感性分析范围。

3）终生筛查的成本效用分析：研究建立 Markov 模型，来估计不同筛查策略带来的、某一筛查队列的终生筛查成本（包括初筛成本、确诊成本、预防性治疗成本、子宫颈癌治疗成本）、筛查减少的子宫颈癌发病例数或发病率、筛查挽救的健康生命年数。

研究设定，子宫颈癌自然史模型的健康状态包括：健康、HPV 感染、CIN I 、CIN II 、CIN III 、子宫颈癌、因子宫颈癌死亡和死于其他原因等 8 种状态。所有健康状态以组织病理学为准。模型循环周期设为 1 年。各状态间的转化过程如图 5-4 所示，健康、HPV 感染、CIN I 、CIN II 、CIN III 均可相互转化，但子宫颈癌仅由 CIN III 发展而来。2011 年，HIV 的总的感染率在中国比较低（<0.058%），所以本模型的自然史为非 HIV 女性的自然史（这是因为 HIV 和 HPV 在宫颈癌自然史方面是相互作用的）。

A. 筛查策略

我们利用所建立的模型，根据不同筛查技术、不同筛查期间间隔和筛查起止年龄，评价了 152 种筛查策略（表 5-1）。具体为：

筛查技术包括：VIA 筛查；CP 筛查；LBC 筛查；HPV+LBC 筛查（只要有一项筛查异常即为阳性）；没有任何筛查计划（机会性筛查）。

筛查期间间隔包括：终生 1 次；终生 2 次；终生 3 次；每 10 年 1 次；

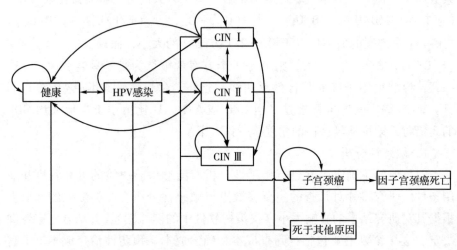

图 5-4　子宫颈癌自然史

每5年1次；每3年1次；每2年1次；每1年1次。

筛查起止年龄包括：20~65岁；25~65岁；30~65岁；30~59岁；35~55岁。

其他筛查策略包括：①国际癌症研究机构（IARC）推荐的25~49岁每3年和50~64岁每5年1次的两阶段式筛查；②文献推荐的30岁前每1年/每2年1次、30岁后每3年1次；③VIA：每1年1次，连续3次均为正常者，延长筛查间隔时间至每3年1次；④CP/LBC：每1年1次，连续2次均为正常者，延长筛查间隔时间至每3年1次；⑤HPV+LBC：每1年1次，连续2次均为正常者，延长筛查间隔时间至每8年1次。

根据北京市的实际情况，初筛可由一级医院承担；但一级医院不具备病理诊断能力。因此，初筛阳性者需去二级及以上医疗、保健机构进一步确诊（研究假设在二级医疗、保健机构确诊）；而病理诊断为子宫颈癌前病变的患者多选择在三级医疗、保健机构行预防性治疗。可见，从初筛到预防性治疗，患者需要3次就诊。对于那些病理诊断为子宫颈癌的患者，根据北京市肿瘤防治办公室和现场调研的反馈情况，多在三级医疗、保健机构进行治疗。此外，参加机会性筛查者，其筛查、确诊和治疗均在二级及以上医疗、保健机构进行。

对于上述任一种筛查策略，不同筛查、诊断结果的处理方式为：

初筛阴性者及阳性失访者，进入周期性筛查。

初筛阳性者（除阳性失访者外）均行阴道镜检+活检+病理。

活检病理为正常者，进入周期性筛查。

活检病理为 CIN I 者，无需治疗。但需每 1 年随访 1 次。若转为正常，则进入周期性筛查；若恶化，则行相应治疗。

活检病理为 CIN II 者，研究设定，行 LEEP 手术治疗。术后病理为 CIN II 者，治愈者进入周期性筛查，未治愈者停留在 CIN II；术后病理正常者，进入周期性筛查；术后病理为 CIN I 者，其治疗同活检病理为 CIN I 者；术后病理≥CIN III/原位癌者，行相应治疗。

活检病理为 CIN III/原位癌者，研究设定，当年龄<35 岁时，行 Leep 手术治疗。术后病理为 CIN III/原位癌者，治愈者进入周期性筛查，未治愈者停留在 CIN III/原位癌；术后病理正常者，进入周期性筛查；术后病理为 CIN I 者，其治疗同活检病理为 CIN I 者；术后病理为 CIN II 者，治愈者进入周期性筛查，未治愈者停留在 CIN II；术后病理>CIN III/原位癌者，行相应治疗。

当年龄≥35 岁时，行子宫切除术治疗。术后病理为 CIN III/原位癌者，治愈者将不再参加筛查，未治愈者停留在 CIN III/原位癌，并以一定的概率好转或恶化，但不再参加筛查；术后病理正常者，将不再参加筛查；术后病理为 CIN I 者，将以一定的概率好转或恶化，但不再参加筛查；术后病理为 CIN II 者，治愈者将不再参加筛查，未治愈者停留在 CIN II，并以一定的概率好转或恶化，但不再参加筛查；术后病理>CIN III/原位癌者，行相应治疗。

活检病理为浸润癌者，若术后病理诊断为浸润癌，则行相应治疗。包括但不限于子宫切除术、次广泛子宫切除术、广泛子宫切除术、淋巴结切除术、放疗、化疗等；若术后病理诊断为非浸润癌，则参照上述相应方法进行治疗和随访。确诊为子宫颈癌者将不再参加筛查。

表 5-1　研究评价目标筛查策略一览表

筛查技术		间隔时间		起始年龄	终止年龄
VIA		10 年 1 次		20 岁	65 岁
CP		5 年 1 次		25 岁	65 岁
LBC	✕	3 年 1 次	✕	30 岁	65 岁
HPV+LBC		2 年 1 次		30 岁	59 岁
		1 年 1 次		35 岁	55 岁

续　表

筛查技术		间隔时间		起始年龄	终止年龄
VIA		终生 1 次			35 岁
CP	✕	终生 2 次		35 岁、45 岁	
LBC		终生 3 次		35 岁、40 岁、45 岁	
HPV+LBC					
VIA		3 年 1 次		25 岁	49 岁
CP	✕	5 年 1 次		50 岁	64 岁
LBC					
HPV+LBC					
VIA		1 年 1 次		20 岁	29 岁
CP	✕	3 年 1 次	✕	30 岁	65 岁
LBC		2 年 1 次		25 岁	29 岁
HPV+LBC		3 年 1 次		30 岁	65 岁
				20 岁	65 岁
VIA	1 年 1 次，连续 3 年正常者，3 年 1 次。			25 岁	65 岁
CP	1 年 1 次，连续 2 年正常者，3 年 1 次。		✕	30 岁	65 岁
LBC	1 年 1 次，连续 2 年正常者，3 年 1 次。			30 岁	59 岁
HPV+LBC	1 年 1 次，连续 2 年正常者，8 年 1 次。			35 岁	55 岁

B. 模型假设

要建立一个能够反映子宫颈癌发生发展各个环节所有事件的模型是非常不容易的事情，所以我们为模型做了若干假设，以求简化。

第一个假设是子宫颈癌仅发生在 HPV 人群，而几乎不在非 HPV 感染人群中发生。

第二个假设是所有健康状态都有组织病理学依据。

第三个假设是尽管 HPV、CIN 的基线患病水平在各国不同，但其基本的疾病进展过程各国间无差别。所以，研究借鉴了国外的子宫颈癌前病变的自然转换概率值。

第四个假设是初筛阳性者（除阳性失访者外）均行阴道镜检+活检+病理。

第五个假设是尽管子宫颈癌前病变者在接受治疗后仍然会以一个或更高或更低的概率再次发生癌前病变，但对于 Markov 模型，除癌症外，它对那些癌前病变没有记忆能力。因此研究假设，那些确诊为子宫颈癌前病变者，在接受治疗并治愈后，其再次发生癌前病变的情形与那些没有子宫颈癌前病变者相同；而若未治愈，则仍被认为是停留在相应的癌前病变状态。

第六个假设是依据北京现有的医疗保健服务模式（如果不是≥CIN Ⅲ/

原位癌，则子宫切除术基本不使用），研究假设，<CINⅢ/原位癌的女性将保留子宫，但同时这也就意味着在她们身上癌症发生的风险将继续存在；而那些手术切除子宫并治愈的子宫颈癌前病变者，将不再发展为子宫颈癌。

第七个假设是根据北京市子宫颈癌普查的要求，一级医院是初筛的主要承担单位、二级及以上医疗、保健机构负责确诊；又根据现场和相关部门调查获得的情况，子宫颈癌前病变预防性治疗和子宫颈癌治疗多在三级医疗、保健机构进行。因此研究假设，初筛由一级医院承担、确诊由二级医疗、保健机构承担，子宫颈癌前病变预防性治疗和子宫颈癌治疗由三级医疗、保健机构承担。

第八个假设是由于无法获得北京市 CINⅡ、CINⅢ/原位癌、子宫颈癌Ⅰ期/Ⅱ期/Ⅲ期/Ⅳ期的各类手术方式的构成比，因此，根据现场获得的情况、NCCN 子宫颈癌治疗指南及北京市子宫颈癌的平均发病年龄，研究设定，CINⅡ者行 LEEP 手术治疗；CINⅢ/原位癌者，年龄<35 岁时（代替"有生育要求"），行 LEEP 手术治疗，年龄≥35 岁时（代替"没有生育要求"），行子宫切除术治疗；子宫颈癌Ⅰ期者，行子宫切除术、次广泛子宫切除术、广泛子宫切除术、淋巴结切除术等手术治疗；子宫颈癌Ⅱ期/Ⅲ期/Ⅳ期者，行放射治疗，其中的 60%~70%加化学治疗。

第九个假设是由于缺乏相关文献，研究假设各类筛查方法的灵敏度和特异度不随年龄的变化而变化。

C. 模型参数

为了估算模型中所有事件的发生水平，我们做了相应的文献分析，筛选出了那些对于北京来说偏倚较小的参数。比如，研究将首选北京地区子宫颈癌筛查原始数据（2009~2010 年的两癌筛查数据）、文献数据和统计数据；在无法获得北京地区数据的情况下，选择外省文献数据；若国内无相关文献，则选择国外文献数据。对于那些有未公开发表的数据，我们通过临床医生和卫生部行政人员估计获得。所有参数值列于表 5-2 和表 5-3。

D. 疾病自然史

我们模拟疾病发生发展的方法是始于北京的已有的 HPV、CINⅠ~Ⅲ及子宫颈癌患病率。然后，我们使用发达国家的、有关 HPV 感染和 CINⅠ~Ⅲ发展、好转、保持现状的概率的纵向数据来推算不同健康状态间的转换概率，进而推算发病率。

年龄别患病率：北京市 HPV 的年龄别患病率数据源于"北京市社区女性人乳头瘤病毒感染率及其对 HPV 和疫苗认知情况的调查分析"和"2006~2008 年北京地区 25~54 岁育龄妇女 HPV 亚型感染状况的调查"两

篇文献。研究将这两篇文献所记载的年龄别筛查人数相加，再被年龄别HPV 感染人数之和除，以此值估算北京市 HPV 感染的患病率水平。对于不在这两篇文献研究范围之内的 55 岁以上年龄组 HPV 患病率，研究将参考国外文献的相应结果；北京市 CINⅠ～Ⅲ及子宫颈癌年龄别患病率数据源于2009～2010 年的两癌筛查及相关文献。当时参加 CP 普查的人数为505 582人，CP 阳性人数为 10 691 人，但项目只追访到了 60%的病理结果。此外，在初筛阴性者中，随机抽取了 22 470 例 CP 涂片，经中国医学科学园肿瘤研究所复核，共发现有 255 例应为阳性病例。据此，我们估算了北京市 CINⅠ～Ⅲ及子宫颈癌的年龄别患病率，并以此作为低限值；但即便是再资深的专家，也不可能运用 CP 筛查出所有的阳性患者。因此，在估计患病率水平时，需要考虑假阴性率问题。根据国内文献报道，CP 筛查的假阴性率（≥CINⅡ为病理阳性）在 15%～40%之间，而"三种检测方法在宫颈癌筛查中的应用"一文提供了 CP 筛查的不同级别患病水平（≥CINⅠ、CINⅡ、CINⅢ、子宫颈癌）的灵敏度，研究据此估算了当假阴性率在 15%时 CP 筛查的不同级别患病水平的灵敏度，并与上述低限值结合，得到北京市 CINⅠ～Ⅲ及子宫颈癌的年龄别患病率估计值；此外，张为远等于 2007 年抽取了北京市区、近郊 8 个区、远郊 4 个区（县）的 6339 例已婚女性进行 LBC 筛查，由于研究设计严谨、项目承担单位具有权威性，研究以此为基准，汇集其他相关文献的研究结果，再次估算了北京市 CINⅠ～Ⅲ及子宫颈癌的年龄别患病率，并以此作为高限值。

年龄别疾病转换概率：研究借鉴石菊芳在"我国农村地区子宫颈癌筛查方案的卫生经济学评价研究"一文中使用的各健康状态间的年龄别年转换概率，以预测疾病发展各环节的发生概率，同时需要保证某一个健康状态的好转、恶化、维持、子宫颈癌死亡和非子宫颈癌死亡的概率之和等于1。最后，一旦发展为浸润型癌症，疾病将不可逆转。

E. 筛查特征参数

a. 普查

灵敏度和特异度：依据来自北京市的文献［在这里，有二级及以上医院使用不同筛查方法的所有阳性结果的阴道镜和（或）组织学确诊结果；部分文献还提供了阴性筛查结果的阴道镜和（或）组织学确诊结果］，我们总结了北京市不同筛查方法的灵敏度和特异度值。在敏感性分析中，我们依据其他国内文献，确定了灵敏度和特异度变化的取值范围。相关参数值列于表 5-2。

但这里有两点需要说明：首先，根据北京市 2009～2010 年的两癌筛查结果，可以估算 CP 的灵敏度和特异度。但是，由于研究要进行比较的其他 3 种筛查方法从未被用于北京市的大规模普查，即没有一级医院使用该种筛查方法的灵敏度和特异度的历史参考值。因此，研究选择来自北京市的文献资料，确定 CP 的灵敏度和特异度；其次，表 5-2 中所示 VIA、CP、LBC、HPV+LBC 筛查 ≥CIN Ⅱ 病变的灵敏度和特异度值，显然受到了样本人群 CIN Ⅱ、CIN Ⅲ/原位癌、子宫颈癌构成的影响。因此，在相关的成本效果/效益/效用分析中，研究将使用文献提供的各筛查方法筛查 CIN Ⅰ、CIN Ⅱ、CIN Ⅲ/原位癌、子宫颈癌的灵敏度和 ≥CIN Ⅰ 的特异度进行计算，以避免不同研究因样本人群的各类子宫颈癌健康状态的构成不同带来的偏倚。

确诊：由于北京市多数一级医院没有确诊能力（没有训练有素的阴道镜检查医师、病理医师，也没有相应设备），所以研究假定所有确诊均在二级医疗、保健机构进行，并且均进行阴道镜检查+活检+病理。

依从性：在本研究中，我们假设所有女性都参加筛查，这是因为研究的目的是比较不同筛查方案的优劣，而筛查参与率与宣传发动有关，与研究设定的筛查策略无关。因此，不同筛查策略的筛查参与率被认为是相同的，而不参与计算。但对于那些初筛结果阳性女性，根据 2009~~2010 年的两癌筛查，其参加确诊的比例约 60%。研究以此作为初筛结果阳性女性的确诊依从率。最后，我们假设所有完成确诊并被发现是 ≥CIN Ⅱ 的女性都完成了治疗。

b. 机会性筛查

当没有筛查时，即只有机会性筛查（或不规范的机会性筛查）时，根据北京市肿瘤防治办公室提供的 2010 年子宫颈癌实测发病率数据，并在综合分析相关文献提供的信息的基础上，研究估算了北京市 2009 年机会性筛查例次数、不同年龄段人群参加机会性筛查的例次数、机会性筛查的不同筛查方法使用构成，以及机会性筛查能够发现的年龄别 CIN Ⅰ~Ⅲ 和子宫颈癌的例数。

F. 治疗和疗效

a. 癌前病变手术治疗

在北京，LEEP 手术治疗通常被用于 CIN Ⅱ 患者和有生育要求的 CIN Ⅲ/原位癌患者，而子宫切除术通常被用于无生育要求的 CIN Ⅲ/原位癌患者。LEEP 手术治疗 CIN Ⅱ 的治愈率在 84.40%~98.00%之间，北京市的平均值是 91.95%，而未治愈患者将被视为继续停留在 CIN Ⅱ 状态。此外，CIN Ⅱ 术前病理结果与术后病理结果是会有差异的。研究在总结国内相关文献的基础上，计算了 CIN Ⅱ 术后病理期型的变化比例，列于表 5-2；子宫切除术治疗 CIN Ⅲ/原位癌的疗效通常用 N 年存活率表示。吴玉梅等回顾性地分析了北京妇产医院长达 35 年的子宫颈癌患者的诊疗和随访结果，得到 CIN Ⅲ 原位癌 5 年、10 年、20 年、30 年生存率分别为 100.00%、99.40%、99.40%、98.70%。而 LEEP 手术治疗 CIN Ⅲ/原位癌（有生育要求者）的临床疗效要低于子宫切除术，但由于缺乏相关文献支持，研究假定两者相等。此外，CIN Ⅲ/原位癌的术前病理结果与术后病理结果也会出现差异。研究在总结国内相关文献的基础上，计算了 CIN Ⅲ/原位癌术后病理期型的变化比例，列于表 5-2。

上述子宫颈癌前病变手术治疗均可能出现副作用。但研究假设子宫颈癌前病变的预防性治疗在三级医疗、保健机构进行；而据现场专家访谈，三级医疗、保健机构子宫颈癌前病变手术治疗的副作用发生概率较低，且主要以术后出血、感染为主，适当治疗即可恢复，而并发较重的副作用（输血、手术、或使用抗生素治疗盆腔炎）并需要住院的情况十分少见。且这些并发症相应的医疗费用难以界定。因此，我们在模型中并未考虑并发症情况。

b. 浸润癌治疗

治疗规则依据 FIGO 系统、NCCN 指南和北京的实际治疗情况。我们假设，早期子宫颈癌（Ⅰa 期）和 Ⅰb~Ⅱa 期 99% 的治疗方法是手术（筋膜外全子宫切除术、次广泛全子宫切除术、广泛性全子宫切除术），其余为放射治疗——忽略不计；≥Ⅱb 期均为放射治疗，其中的 60%~70% 加做化疗；而那些已经有区域性浸润或是已经扩散的女性将进行全面的根治治疗（病灶手术切除、盆腔脏器切除术、放疗+化疗）。手术死亡率（指术中或术后立即死亡的）依据年龄不同在 0.1%~1% 之间。在上述治疗体系下，子宫颈癌患者 5 年生存率确定为 Ⅰ 期 81.60%、Ⅱ 期 61.30%、Ⅲ 期 36.70%、Ⅳ 期 12.10%；再根据 Jeanne S Mandelblatt 等发表的泰国子宫颈癌年龄别、期型别 5 年生存率，最终调整为我国的子宫颈癌年龄别、期型别 5 年生存率（表 5-2）。

G. 期望寿命

文献提供的子宫颈癌期型别 5 年生存率被用于推算癌症患者的期望寿命（国内子宫颈癌年龄别 5 年生存率未见报道）。北京市的 2010 年性别、年龄别死亡率被用于估计非子宫颈癌死亡风险（竞争性死亡）。

根据"Markov 模型在评价宫颈癌筛查绩效分析中的应用"提供的子宫颈癌不同健康状态下的伤残权重值，研究将癌症患者的期望寿命转化为质量调整期望寿命。所以，研究的效用产出以 QALY 表示。

H. 成本和费用

研究抽取了部分北京市 2009~2010 年两癌筛查实施单位（一级医院和

二级医疗、保健机构），调查并估算了初筛成本。而确诊成本、子宫颈癌前病变预防性治疗成本、子宫颈癌治疗成本均按患者在医疗、保健机构发生的标准/实际诊疗费用匡算。具体参数值测算结果见表 5-3。

4）敏感性分析和统计检验：我们改变单个参数值（如患病率、筛查敏感度、筛查成本等）（单水平敏感度分析）或多个参数值同时改变（如二水平敏感度分析、三水平敏感度分析），并使其变动幅度保持在合理的范围，来检验在不同的条件（在"研究结果"里另行陈述）下的模型结果的稳定性。例如，当筛查灵敏度在 50%~100% 之间变化时，各筛查策略的成本-效果/效益/效用比值的变化以及各筛查策略间的优势排序是否会发生改变。

我们也利用了二阶段 Monte Carlo 模拟来检验参数的不确定性，每个筛查策略的成本效果/效益/效用比值的置信区间由 Bootstrap 模拟决定（在观察队列中抽取 10% 的样本，重复 1000 次），以此来估计各筛查策略具有成本效果/效益/效用的概率。

5）模型效度：研究利用北京实测 HPV 感染率和文献提供的疾病转换概率，我们评价了我们这个模型估测北京子宫颈癌实测发病率的能力。

表 5-2　模型中使用的、用于估计筛查效果的参数及参数值一览表

参数名称	参数值（范围）
疾病自然史	
年龄别 HPV 感染率%	
20~	20.00
25~	5.72
30~	8.96
35~	8.43
40~	8.53
45~	7.41
50~	5.88
55~	6.3
60~64	6.3
年龄别 CIN I 患病率%	
20~	0.3029（0.21, 17.62）
30~	0.4449（0.30, 8.10）
40~	0.3533（0.24, 2.13）
50~	0.1016（0.07, 0.96）
60~70	0.0000
合计	0.3029（0.22, 3.97）

续　表

参数名称	参数值（范围）
年龄别 CIN Ⅱ 患病率%	
20~	0.1206（0.10，3.33）
30~	0.1655（0.14，1.43）
40~	0.2812（0.23，0.81）
50~	0.1918（0.16，0.20）
60~70	0.1605（0.13，1.05）
合计	0.2153（0.15，0.92）
年龄别 CIN Ⅲ 患病率%	
20~	0.0941（0.07，1.53）
30~	0.1603（0.13，0.82）
40~	0.2813（0.22，0.47）
50~	0.1502（0.12，0.17）
60~70	0.1923（0.15，0.74）
合计	0.2023（0.16，0.54）
年龄别子宫颈癌患病率%	
20~	0.0166（0.016，0.153）
30~	0.0316（0.030，0.091）
40~	0.0396（0.037，0.040）
50~	0.0778（0.073，0.078）
60~70	0.0374（0.035，0.082）
合计	0.0470（0.044，0.062）

年龄别疾病转换概率%

	HPV 到健康	HPV	CIN Ⅰ	CIN Ⅱ	CIN Ⅲ
20~	0.6	0.1888	0.16	0.05	0
25~	0.35	0.5385	0.09	0.02	0
30~	0.3	0.5886	0.09	0.02	0
35~	0.3	0.5981	0.09	0.01	0
40~	0.3	0.5970	0.09	0.01	0
45~	0.3	0.5904	0.09	0.01	0
50~	0.3	0.5903	0.09	0.01	0
55~	0.3	0.6062	0.07	0.008	0

	HPV 到健康	HPV	CIN I	CIN II	CIN III
60~	0.3	0.5916	0.07	0.008	0
65~	0.3	0.5835	0.07	0.008	0
70~	0.3	0.5370	0.07	0.008	0
75~	0.3	0.5147	0.07	0.008	0
80~	0.3	0.3959	0.07	0.008	0
	CIN I 到健康	HPV	CIN I	CIN II	CIN III
20~	0.23	0.03	0.6868	0.026	0.026
25~	0.23	0.03	0.6785	0.03	0.03
30~	0.23	0.03	0.6786	0.03	0.03
35~	0.23	0.03	0.6781	0.03	0.03
40~	0.23	0.03	0.6739	0.03	0.0331
45~	0.23	0.03	0.6573	0.04	0.0331
50~	0.23	0.03	0.6572	0.04	0.0331
55~	0.23	0.03	0.6511	0.04	0.0331
60~	0.23	0.03	0.6365	0.04	0.0331
65~	0.23	0.03	0.6284	0.04	0.0331
70~	0.23	0.03	0.5819	0.04	0.0331
75~	0.23	0.03	0.5596	0.04	0.0331
80~	0.23	0.03	0.4408	0.04	0.0331
	CIN II 到健康	HPV	CIN I	CIN II	CIN III
20~	0.315	0.035	0.1215	0.4273	0.1
25~	0.315	0.035	0.1215	0.3770	0.15
30~	0.315	0.035	0.1215	0.3771	0.15
35~	0.315	0.035	0.1215	0.3466	0.18
40~	0.315	0.035	0.1215	0.3455	0.18
45~	0.315	0.035	0.1215	0.3189	0.2
50~	0.315	0.035	0.1215	0.3188	0.2
55~	0.315	0.035	0.1215	0.2927	0.22
60~	0.315	0.035	0.1215	0.2781	0.22
65~	0.315	0.035	0.1215	0.2500	0.24
70~	0.315	0.035	0.1215	0.2035	0.24
75~	0.315	0.035	0.1215	0.1612	0.26
80~	0.315	0.035	0.1215	0.0424	0.26

续 表

	CINⅢ到健康	HPV	CINⅠ	CINⅡ	CINⅢ	子宫颈癌
20~	0	0	0.07	0.05	0.8738	0.6200
25~	0	0	0.07	0.05	0.8735	0.6500
30~	0	0	0.07	0.05	0.8686	1.1400
35~	0	0	0.03	0.05	0.8981	2.1900
40~	0	0	0.03	0.02	0.9270	2.3000
45~	0	0	0.03	0.02	0.9104	3.9600
50~	0	0	0.03	0.015	0.9153	3.9700
55~	0	0	0.03	0.015	0.9042	5.0800
60~	0	0	0.01	0.01	0.9096	7.0400
65~	0	0	0.01	0.01	0.8965	8.3500
70~	0	0	0.01	0.01	0.8500	13.0000
75~	0	0	0.01	0.005	0.8227	16.2300
80~	0	0	0.01	0.005	0.7039	28.1100

筛查特征参数

VIA

灵敏度%

≥CINⅡ 62.50（31.50~70.00）

CINⅠ 44.93

CINⅡ 62.00

CINⅢ/原位癌 44.93

子宫颈癌 85.71

特异度%

≥CINⅡ 95.90（85.00~95.90）

≥CINⅠ 96.61

CP

灵敏度%

≥CINⅡ 63.57（50.00~80.00）

CINⅠ 22.58

CINⅡ 58.33

CINⅢ/原位癌 46.67

子宫颈癌	85.11
特异度%	
≥CINⅡ	88.85（85.00~96.95）
≥CINⅠ	90.26
LBC	
灵敏度%	
≥CINⅡ	85.00（76.46~92.61）
CINⅠ	84.32
CINⅡ	82.46
CINⅢ/原位癌	87.61
子宫颈癌	85.42
特异度%	
≥CINⅡ	77.05（67.28~90.00）
≥CINⅠ	89.99
HPV+LBC	
灵敏度%	
≥CINⅡ	98.86（98.86~100.00）
特异度%	
≥CINⅡ	71.57（71.57~92.50）
依从率%	
初筛	100.00
确诊	60.00
治疗	100.00
治疗与疗效	
治愈率%	
CINⅡ	91.95（84.40~98.00）
N 年生存率%	
CINⅢ/原位癌	
CINⅢ/原位癌（5 年）	100.00
CINⅢ/原位癌（10 年）	99.40
CINⅢ/原位癌（20 年）	99.40
CINⅢ/原位癌（30 年）	98.70
子宫颈癌	
子宫颈癌Ⅰ期（5 年）	

续　表

19~24	78.95%
25~29	85.90%
30~34	88.83%
35~39	86.63%
40~44	79.40%
45~49	83.98%
50~54	78.03%
55~59	76.11%
60~64	47.75%
≥65	74.83%
合计	81.60%
子宫颈癌Ⅱ期（5年）	
19~24	59.31%
25~29	64.53%
30~34	66.73%
35~39	65.08%
40~44	59.65%
45~49	63.09%
50~54	58.62%
55~59	57.18%
60~64	35.87%
≥65	56.21%
合计	61.30%
子宫颈癌Ⅲ期（5年）	
19~24	59.58%
25~29	36.70%
30~34	37.12%
35~39	39.14%
40~44	37.53%
45~49	35.39%
50~54	39.26%

续　表

55~59	34.02%
60~64	33.84%
≥65	34.85%
合计	36.70%
子宫颈癌Ⅳ期（5 年）	
19~24	17.08%
25~29	22.78%
30~34	7.29%
35~39	7.08%
40~44	16.20%
45~49	14.47%
50~54	13.08%
55~59	13.52%
60~64	8.07%
≥65	10.07%
合计	12.10%
术前与术后病理变化%	
术前 CIN Ⅱ 术后确诊为	
正常或炎症	16.47
CIN Ⅰ	24.54
CIN Ⅱ	48.38
CIN Ⅲ	10.29
子宫颈癌	0.32
术前 CIN Ⅲ 术后确诊为	
正常或炎症	3.70
CIN Ⅰ	3.89
CIN Ⅱ	13.83
CIN Ⅲ	76.63
子宫颈癌	1.95
女性年龄别死亡率（1/10 万）	
20~	15.40

续　表

25~	24.76
30~	37.63
35~	59.45
40~	83.16
45~	119.58
50~	143.45
55~	200.82
60~	674.22
65~	1405.51
70~	1791.08
75~	2502.01
80~	4002.83
≥85	8089.66
合计	322.78
伤残权重值	
完全健康	1
HPV	1
CIN I	1
CIN II	0.8762
CIN III/原位癌	0.8059
子宫颈癌 I 期	0.693
子宫颈癌 II 期	0.693
子宫颈癌 III 期	0.693
子宫颈癌 IV 期	0.693
死亡	0
贴现率%	
成本	3
效益/效用	3

表 5-3　筛查、诊断、治疗成本一览表

参数名称	供方成本（元）	需方成本（元）		总成本（元）
		直接医疗费用	间接费用	
初筛（/例）				
VIA	19.09	——	2.42	21.51
CP	29.50	——	1.96	31.46
LBC	72.00	——	2.04	74.04
HPV+LBC	422.00	——	2.73	424.73
确诊（/例）				
阴道镜+活检+病理	——	289.50	5.30	294.80
预防性治疗（/例）				
CIN Ⅱ	——	5000.00	511.19	5511.19
CIN Ⅲ/原位癌	——	6990.00	511.19	7501.19
子宫颈癌治疗（/人年）				
Ⅰ期		7292.66	141.72	7434.77
Ⅱ期		12 503.30	272.29	12 775.59
Ⅲ期		18 240.22	437.30	18 677.52
Ⅳ期		23 684.70	598.86	24 283.56

（三）质量控制

1. 方案设计　本方案由卫生部卫生发展研究中心编写，在与北京妇幼保健院的工作人员反复讨论的基础上，汇集有关专家共同修订。

2. 现场调查　进行调查时，应严格遵守尊重、保密等原则，调查表及访谈记录由课题组成员调查时填写。调查表必须填写完整，不得漏项。课题组组长负责在现场检查每张问卷的完整性，如有漏项和逻辑错误，及时补填和更正。

3. 自填项目　某些调查表由样本单位负责人或其指定人员填写，课题组成员负责向填表人解释说明填写注意事项，填写完成后检查是否有漏项和逻辑错误，如有漏项和逻辑错误，应及时补填和更正。

4. 数据录入　数据库设置合法值和条件跳项，录入员要事先经过培训，并实行双录入，最大限度减少数据录入错误。

二、结果与分析

作为惠及亿万群众及家庭的六项重大公共卫生服务项目之一，两癌筛查项目于 2009 年在国务院深化医药卫生体制改革领导小组、卫生部和全国妇联的领导下正式启动。2009~2011 年中央财政共投入 3.55 亿元，共有 1169 万农村适龄女性免费接受了子宫颈癌筛查，项目地区共检出子宫颈癌及癌前病变等阳性病例 16 313 例，检出率为 141.56/10 万，其中属于早期发现并诊断的为 14 963 例，早诊率达 91.7%。应该说，通过项目的实施，使农村女性常见病得到及时诊断，促进了女性子宫颈癌的早诊早治，减少了农村女性死亡，产生了良好的社会经济效益。

同年，北京市也正式启动了两癌筛查项目。根据《北京市人民政府办公厅关于印发北京市 2008 年在直接关系群众生活方面拟办重要实事的通知》（京政办发【2008】17 号）文件精神，对具有北京市户籍的 40~60 岁和 25~65 岁的女性分别开展每两年一次的乳腺癌和子宫颈癌的自愿免费筛查工作。截止到 2010 年底，共为 505 548 名女性进行了免费 CP 筛查，项目工作初具成效：建立了以政府为主导、多部门协作、区域医疗资源整合、全社会参与的女性常见病防治模式和协作机制，提高广大女性自我保健意识和基层医疗机构医务人员的技术水平，初步掌握了北京市女性子宫颈癌及癌前病变患病情况。

但随着工作的深入，也出现了一些问题。首先是筛查参与率较低、阳性结果女性确诊依从率不高。来自《中国统计年鉴 2011》的统计数据，北京市 2010 年 25~65 岁女性人数约 434 万人。据此，北京市女性子宫颈癌筛查参与率仅为 11.65%，再考虑到只有约 60% 的初筛阳性者参加病理检查，因此项目工作还有很大的提升空间。导致参与率低的原因较为复杂，但主要与竞争性干预措施的存在程度、宣传发动工作力度、女性对不同筛查技术的认可度以及筛查方案的合理性有关。如北京市中心城区的机关单位多，多数单位都有自己组织的年度体检，因此中心城区女性两癌筛查参与率远低于全市平均水平。再如两癌筛查规定"妇女需持本人户口到户籍所在地接受免费检查"这样的规定没有考虑到较为普遍的人户分离情况而降低了女性接受筛查的可及性。但鉴于研究的目的是比较不同筛查策略的经济性，而上述影响筛查参与率的主要因素在不同策略间基本相同，因此研究没有考虑的必要，而且这也不是经济学评价能够解决的问题。不管采用什么样的筛查策略，都需要政策支持、组织保障、宣传发动，以及制定符合实际情况的筛查工作制度。

其次是财政投入不足、CP 筛查技术不易掌握（即筛查技术方法的选择问题）、筛查起止年龄和间隔时间设置是否合理等。针对这些问题，研究在现场调查、文献检索和专家访谈的基础上，汇总初步分析结果如下。

（一）子宫颈癌筛查成本

1. 供方成本 北京市两癌筛查工作主要包括：市、区（县）两级政府部门负责协调领导，市、区（县）宣传部门、公安部门、妇联、计生等部门负责宣传动员，市、区（县）财政部门负责经费投入和结算，市、区（县）卫生部门负责业务管理和指导，区（县）妇幼保健院和一级医疗机构负责筛查的实施，二级及以上医疗、保健机构负责诊断和治疗。具体到筛查承担机构，其工作范围主要涉及建档、取样（妇科检查）+制片+阅片、随访等三部分内容；部分区（县）妇幼保健院还负责初筛阳性者的诊断工作。

研究调查了 15 家样本医疗、保健机构（包括 11 家一级医疗机构和 4 家二级医疗、保健机构）2010 年度子宫颈癌筛查相关的费用支出，并按照全成本测算法，分类汇总出四类投入的成本，即耗材成本、固定成本、人力成本和日常运营成本。

（1）筛查耗材成本测算结果：筛查耗材指在妇科检查和或取样时消耗的一次性材料，以及在制片和阅片时消耗的一次性材料（VIA 除外），具体内容见上"成本的界定"。2010 年，样本医疗、保健机构实施不同筛查方法的例均筛查耗材成本分别为：VIA 4.60 元，CP 14.31 元，LBC 58.49 元。其中，因只有大兴的一家二级医疗、保健机构曾开展过 VIA 筛查，而相应筛查耗材单价各区基本一致，因此研究假定各样本医疗、保健机构的 VIA 例均筛查耗材成本相同；CP 的例均筛查耗材成本怀柔区最高（17.69 元），其次是大兴区（12.05 元）和西城区（11.73 元）。这样的结果与各区（县）经济发展水平无关，其原因主要在于怀柔和大兴的一级医院 CP 涂片均需外送阅片，而西城的部分一级医院具有阅片能力，外送阅片费用大大拉高了筛查耗材成本；LBC 的例均筛查耗材成本怀柔区最高（69.03 元），其次是大兴区（52.45 元）和西城区（47.28 元）。在所有样本医疗、保健机构中，只有唯一的一家二级综合医院具有阅片能力，其他一、二级样本医疗、保健机构均需外送，这同样提高了筛查耗材成本。鉴于目前北京市的一级医院和二级妇幼保健机构多不具备 LBC 阅片能力，且筛查耗材成本高，故大面积的普查会面临资金和基础配置等方面的困难（表 5-4）。

表 5-4 2010 年北京市样本地区样本医疗、保健机构例均筛查
耗材成本测算结果（单位：元）

样本地区	机构级别	VIA	CP			LBC		
			外送	不外送	小计	外送	不外送	小计
西城区	一级	4.60	20.14	5.78	12.01	47.28	——	47.28
	二级	4.60	——	7.53	7.53	153.52	——	153.52
	小计	4.60	——	——	11.73	——	——	52.45
大兴区	一级	4.60	11.94	——	11.94	47.28	——	47.28
	二级	4.60	12.64	——	12.64	47.28	——	47.28
	小计	4.60	——	——	12.05	——	——	47.28
怀柔区	一级	4.60	21.87	——	21.87	47.28	——	47.28
	二级	4.60	——	3.87	3.87	92.36	73.32	82.84
	小计	4.60	——	——	17.69	——	——	69.03
合计	一级	4.60	16.91	5.78	15.75	47.28	——	47.28
	二级	4.60	12.64	4.22	7.64	83.23	73.32	79.28
	小计	4.60	——	——	14.31	——	——	58.49

（2）固定成本测算结果：研究中固定资产包括了房屋造价（租金）及装修费、专用设备/办公设备购置费及计提的修购基金等。其中，对于部分筛查共用房屋、设备进行了分摊，分摊系数依据成本项目不同而不同，但基本原则是根据固定资产用于筛查的时间比例进行成本分摊。

固定成本是对固定资产值进行折旧后的费用。折旧前，研究根据《中国统计年鉴》提供的建筑安装价格指数，将固定资产值统一为 2010 年价格；然后依据相关标准，按照预计使用年限（平房或简易房 20 年，砖混结构 50 年，框架和浇铸 70 年，房屋装修 5～10 年，办公设备 5～10 年，专用设备依据产品使用说明书标明的使用年限）提计折旧额；房屋租金、维修费不进行折旧。按照上述计算规则，最终计算出来的 2010 年度样本地区样本医疗、保健机构例均筛查固定成本见表 5-5。

样本医疗、保健机构实施不同筛查方法的例均固定成本分别为：VIA 0.74 元，CP 1.65 元，LBC 0.93 元。其中，西城区的固定成本整体水平较高；而由于有少数一级医院租赁办公用房，因此样本一级医院的固定成本总体上高于样本二级医疗、保健机构。

表 5-5 2010 年北京市样本地区样本医疗、保健机构例均筛查
固定成本测算结果（单位：元）

样本地区	机构级别	VIA	CP	LBC
西城区	一级	0.69	3.98	1.70
	二级	1.09	3.52	3.17
	小计	0.77	3.95	1.77
大兴区	一级	0.70	1.28	0.96
	二级	1.11	0.42	1.24
	小计	0.78	1.14	1.02
怀柔区	一级	0.50	1.50	0.62
	二级	0.95	0.53	0.30
	小计	0.68	1.27	0.42
合计	一级	0.64	1.86	1.14
	二级	1.03	0.66	0.55
	小计	0.74	1.65	0.93

（3）人力成本测算结果：人力成本是指企事业单位在一定的时期内，在生产、经营和提供劳务活动中，因使用劳动者而支付的所有直接费用与间接费用的总和。研究中，人力成本包括基本工资、岗位津贴、绩效工资、奖金、伙食补助、养老保险、医疗保险、失业保险、工伤保险、生育保险、住房公积金、提租补贴、购房补贴等。样本医疗、保健机构所有参与到筛查工作中的人员全部按照参加的时间比例计算人力成本。具体测算结果详见表 5-6。

样本医疗、保健机构实施不同筛查方法的例均人力成本分别为：VIA 12.83 元，CP 10.22 元，LBC 11.41 元。其中，西城区的人力成本最高，二级医疗、保健机构人力成本高于一级医院。

表 5-6 2010 年北京市样本地区样本医疗、保健机构例均筛查
人力成本测算结果（单位：元）

样本地区	机构级别	VIA	CP	LBC
西城区	一级	14.62	17.79	12.59
	二级	19.46	31.27	19.18
	小计	15.59	18.64	12.91

续 表

样本地区	机构级别	VIA	CP	LBC
大兴区	一级	10. 14	11. 25	8. 57
	二级	17. 69	8. 38	15. 92
	小计	11. 65	10. 77	10. 04
怀柔区	一级	9. 13	4. 88	7. 72
	二级	14. 42	11. 12	13. 87
	小计	11. 24	6. 33	11. 48
合计	一级	11. 49	10. 01	9. 80
	二级	16. 50	11. 16	14. 40
	小计	12. 83	10. 22	11. 41

（4）日常运营成本测算结果：研究中，筛查工作的日常运营成本涵盖了机构财务报表的"商品和服务支出"中的21个费用发生项目及"对个人和家庭的补助"中的8个费用发生项目，具体内容见上"成本的界定"。

样本医疗、保健机构实施不同筛查方法的例均日常运营成本分别为：VIA 0.92元，CP 3.33元，LBC 1.16元。其中，大兴区的日常运营成本较高。在实际工作中，这部分成本的伸缩性较强，因此以均值为基准进行补偿最为可行（表5-7）。

表5-7 2010年北京市样本地区样本医疗、保健机构例均筛查日常
运营成本测算结果（单位：元）

样本地区	机构级别	VIA	CP	LBC
西城区	一级	0. 27	3. 92	0. 94
	二级	0. 07	1. 50	1. 04
	小计	0. 23	3. 77	0. 95
大兴区	一级	0. 38	4. 31	1. 91
	二级	8. 85	4. 19	0. 27
	小计	2. 08	4. 29	1. 58
怀柔区	一级	0. 51	1. 79	1. 80
	二级	0. 40	3. 31	0. 49
	小计	0. 47	2. 14	1. 00
合计	一级	0. 38	3. 27	1. 53
	二级	2. 43	3. 57	0. 48
	小计	0. 92	3. 33	1. 16

（5）子宫颈癌筛查成本测算结果：将上述筛查耗材成本、固定成本、人力成本、日常运营成本加和，即可得到子宫颈癌筛查成本。表 5-8 显示，样本医疗、保健机构实施不同筛查方法的例均筛查成本分别为：VIA 19.09元，CP 29.50 元，LBC 72.00 元。其中，VIA 和 CP 的例均筛查成本均为西城区最高（21.19 元和 38.09 元），大兴区（19.11 元和 28.25 元）和怀柔区（16.99 元和 27.43 元）分别次之。但由于西城区二级保健机构 LBC 筛查例数相对较少，导致该区的 LBC 例均筛查成本（68.08 元）低于怀柔区（81.94 元）而排在第二位；从机构级别角度看，VIA 和 LBC 的例均筛查成本均是二级医疗、保健机构高于一级医院。但由于各样本区（县）一级医院 CP 多为外送阅片，而二级医疗、保健机构则多具有阅片能力，导致 CP 的例均筛查成本一级医院相对较高。

表 5-8　2010 年北京市样本地区样本医疗、保健机构例均筛查成本测算结果（单位：元）

样本地区	机构级别	VIA	CP	LBC
西城区	一级	20.17	37.70	62.52
	二级	25.23	43.82	176.91
	小计	21.19	38.09	68.08
大兴区	一级	15.82	28.78	58.73
	二级	32.25	25.63	64.71
	小计	19.11	28.25	59.92
怀柔区	一级	14.74	30.04	57.42
	二级	20.37	18.83	97.49
	小计	16.99	27.43	81.94
合计	一级	17.11	30.90	59.75
	二级	24.55	23.02	94.71
	小计	19.09	29.50	72.00

研究同时比较了各样本区（县）不同筛查方法下的例均成本构成（图5-5~图 5-7）。结果显示：VIA 的各区（县）子宫颈癌筛查的例均筛查耗材成本所占比例在 21%~27% 之间，平均为 24.10%；例均固定成本所占比例在 3%~5% 之间，平均为 3.9%；例均人力成本所占比例在 60%~74% 之间，平均为 67.17%；例均日常运营成本所占比例在 1%~11% 之间，平均为4.84%。提示，VIA 筛查成本主要集中在人力成本上。

　　CP 的各区（县）子宫颈癌筛查的例均筛查耗材成本所占比例在 30% ~ 65% 之间，平均为 48.51%；例均固定成本所占比例在 4% ~ 11% 之间，平均为 5.59%；例均人力成本所占比例在 23% ~ 49% 之间，平均为 34.63%；例均日常运营成本所占比例在 7% ~ 16% 之间，平均为 11.27%。提示，CP 筛查成本主要集中在耗材和人力成本上。

　　LBC 的各区（县）子宫颈癌筛查的例均筛查耗材成本所占比例在77% ~ 85% 之间，平均为 81.24%；例均固定成本所占比例在 0.5% ~ 3% 之间，平均为 1.3%；例均人力成本所占比例在 14% ~ 19% 之间，平均为 15.85%；例均日常运营成本所占比例在 1% ~ 3% 之间，平均为 1.61%。提示，LBC 筛查成本主要集中在耗材成本上。

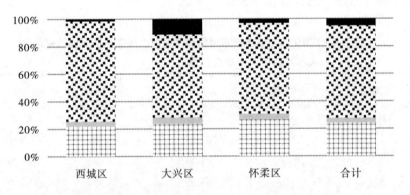

图 5-5　样本区（县）VIA 各类成本百分比

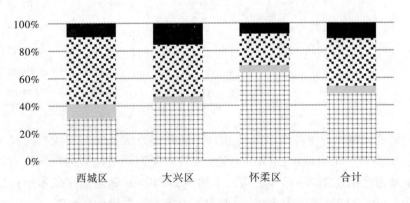

图 5-6　样本区（县）CP 各类成本百分比

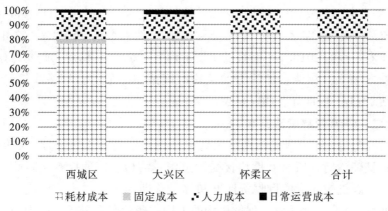

图 5-7　样本区（县）LBC 各类成本百分比

综上，按照目前北京市财政对两癌筛查的补助标准 20 元/人计，只能覆盖 VIA 的筛查成本。

但由于北京市已于 2007 年在全市一级医院实施收支两条线，所以财政实际上仅需补足一级医院的筛查耗材成本和日常运营成本；而二级医疗、保健机构仍是差额补助单位，其大部分收入来自市场，所以财政还需考虑对人力成本，甚至是固定成本进行补偿。这样一来，财政人均 20 元的筛查标准对二级医疗、保健机构来讲通常是不够的。所以建议，在财政不能增加预算的前提下，初筛应放在一级医院。

当只补筛查耗材成本和日常运营成本时，VIA 和 CP 显然没有问题，但 LBC 的这两个成本项目的例均值均远高于财政预算。所以，筛查只能选择 VIA 和 CP。而对于那些不具备 CP 阅片能力、需要送检 CP 涂片的一级医院，由于外送费用昂贵（至少 8 元/张），因此通常会使筛查耗材成本+日常运营成本高于 20 元的标准。所以建议，培训一级医院的筛查相关技能，使更多的一级医院能够在现有预算水平下胜任筛查工作，则将会大幅降低筛查成本。当然，这样的培训需要投入多大的资金，是一个需要进一步调查研究的问题。

2. 需方成本　女性接受筛查时花费的时间包括妇科检查时间（取样/观察）、等候时间、路途时间。其中，妇科检查时间数据通过样本医疗、保健机构相关医生估算得到；等候时间和路途时间并未选取现场调查数据，而是借鉴了相关文献数据。这样做的理由是，现场调查样本人群应不能较好地代表北京市的整体水平。

研究选择北京市 2010 年小时最低工资（5.5 元）作为单位时间成本。但 55 岁及以上的女性已退休，无需计算时间成本。根据《2011 年北京市统计年鉴》，55~64 岁女性人数占 25~64 岁女性人数的 16.48%，这相当于 25~64 岁女性的 2010 年小时最低工资平均为 4.59 元。据此，研究计算出不同筛查方法下，女性参加筛查的例均时间成本分别为：VIA 2.42 元，CP 1.96 元，LBC 2.04 元，HPV+LBC 2.73 元。

（二）子宫颈癌确诊成本

研究假定，子宫颈癌筛查结果为阳性的女性将在二级医疗、保健机构确诊；且确诊时，所有女性均接受阴道镜、活检、病理检查。因此，二级医疗、保健机构确诊项目收费标准和挂号费即为子宫颈癌确诊成本。根据现场调查，4 家二级医疗、保健机构的平均收费标准为 289.5 元/例次。

女性确诊时花费的时间包括妇科检查时间（阴道镜+活检）、等候时间、路途时间。其中，妇科检查时间数据通过样本医疗、保健机构相关医生估算得到；等候时间和路途时间并未选取现场调查数据，而是借鉴了相关文献数据。这样做的理由是，现场调查样本人群应不能较好地代表北京市的整体水平。

研究选择北京市 2010 年小时最低工资（5.5 元）作为单位时间成本，并以 2010 年北京市 55~64 岁女性人数占 25~64 岁女性人数的比例进行校正（筛查结果为阳性的女性，其 55~64 岁女性人数占 25~64 岁女性人数的比例应不同于参加筛查的女性人群，但研究无法取得该类人群具有代表性的数据，故此处仍以北京市参加筛查女性 55~64 岁人数占 25~64 岁人数的比例替代）。据此，研究计算出女性参加确诊的例均时间成本为 5.30 元。

（三）子宫颈癌预防性治疗成本

研究假定，子宫颈癌前病变患者（CIN Ⅱ、CIN Ⅲ/原位癌）将在三级医疗、保健机构接受预防性治疗；且活检病理为 CIN Ⅱ者，行 LEEP 手术治疗；活检病理为 CIN Ⅲ/原位癌者，当年龄<35 岁时，行 LEEP 手术治疗；年龄≥35 岁时，行子宫切除术治疗。因此，患者在三级医疗、保健机构行 LEEP 手术或单纯子宫切除术时的次均住院费用即为子宫颈癌预防性治疗成本。但其中，CIN Ⅲ/原位癌者的次均住院费用需根据 2010 年北京市 25~64 岁女性中<35 岁和≥35 岁的人数构成比（1:2）进行调整。根据现场调查，三级医院、保健机构的次均住院费用为，CIN Ⅱ 2500 元、CIN Ⅲ/原位癌 6990 元。

女性行预防性治疗花费的时间包括该次治疗的平均住院时间、路途时间。这两类时间并未选取现场调查数据，而是借鉴了相关文献数据。这样做的理由是，现场调查样本人群应不能较好地代表北京市的整体水平。

研究选择北京市 2010 年小时最低工资（5.5 元）作为单位时间成本，并以 2010 年北京市 55~64 岁女性人数占 25~64 岁女性人数的比例进行校正（确诊为 CINⅡ、CINⅢ/原位癌的女性，其 55~64 岁女性人数占 25~64 岁女性人数的比例应不同于参加筛查的女性人群，但研究无法取得该类人群具有代表性的数据，故在此处仍以北京市参加筛查女性 55~64 岁人数占 25~64 岁人数的比例替代）。据此，研究计算出女性接受预防性治疗的例均时间成本为 511.19 元。

（四）子宫颈癌经济负担

1. 子宫颈癌患者例均医疗费用　研究假定，子宫颈癌患者将在三级医疗、保健机构接受手术和后续治疗。根据现场调查可知：①子宫颈癌早期（Ⅰ~Ⅱa 期）99% 的治疗方法是手术，其余为放射治疗；Ⅱb 期及以上患者均为放射治疗，部分（60%~70%）需加化疗；②首次发现患子宫颈癌后，Ⅰa1 期次均住院费用 10 000 元，Ⅰa2~Ⅱa 期次均住院费用 20 000 元，放疗费用一个临床治疗周期 15 000 元，化疗费用一个临床治疗周期 10 000 元；各期患者经上述治疗后，进入复查阶段，费用每年 3000 元；③复查频次为，第一年每两个月一次，第二年每季度一次，第三年每半年一次，以后每年一次；④复查直至发现癌症出现转移或扩散时，患者再次接受放疗和/或化疗，放、化疗的一个临床治疗周期费用同上；⑤患者临终前将再次住院治疗，次均住院费用设定为 20 000 元。

据此，结合文献提供的子宫颈癌各期型 5 年生存率（表 5-2），研究计算了子宫颈癌Ⅰ~Ⅳ期患者的年人均医疗（门诊+住院）费用分别为：Ⅰ期 7292.66 元、Ⅱ期 12 503.30 元、Ⅲ期 18 240.22 元、Ⅳ期 23 684.70 元。再根据文献提供的机会性筛查时子宫颈癌各期型构成比，可以得到子宫颈癌所有期型患者的年人均医疗费用为 11 127.09 元。

由北京市肿瘤防治办公室提供的 2010 年北京市子宫颈癌年龄别死亡率和年龄别发病率可知，子宫颈癌患者的平均病程为 8.2 年。因此，每个子宫颈癌患者的全病程医疗费用约为 91 242.17 元。

此外，在现场调研过程中，研究收集了 23 位子宫颈癌患者过去一年内的门诊和住院费用信息，结果是，子宫颈癌患者年人均门诊和住院费用为 12 022.88 元。该实测数据与上述经标准诊疗程序推算出的子宫颈癌所有期型患者的年人均医疗费用非常接近。但由于实测数据无法获得子宫颈癌患者全病程医疗费用数据，故研究仍选择 11 127.09 元作为子宫颈癌患者例均医疗费用值。

2. 子宫颈癌患者例均时间成本　与上述确诊、预防性治疗不同，子宫颈癌不能治愈,需要终生治疗。于是,子宫颈癌患者的时间成本即为其在全病程中花费的门诊时间、住院时间、路途时间。

根据文献提供的数据并以 2010 年北京市 25~54 岁女性人数占 25~64 岁女性人数的比例进行校正(55 岁是女性退休年龄,因此 55 岁及以上女性的时间成本为 0 元)。据此,研究计算了子宫颈癌 I 期~IV 期患者的年人均时间成本分别为: I 期 141.72 元、II 期 272.29 元、III 期 437.30 元、IV 期 598.86 元。再根据文献提供的机会性筛查时子宫颈癌各期型构成比,可以得到子宫颈癌所有期型患者的年人均时间成本为 193.80 元。

由北京市肿瘤防治办公室提供的 2010 年北京市子宫颈癌年龄别死亡率和年龄别发病率可知,子宫颈癌患者的平均病程为 8.2 年。因此,每个子宫颈癌患者的全病程时间成本约为 1589.17 元。

3. 子宫颈癌患者早死造成的收入损失 早死意味着家庭收入的下降,于是早死造成的时间损失即为自死亡年龄至期望寿命间损失的收入。由于北京市 2010 年子宫颈癌患者的平均死亡年龄为 55.21 岁,因此这里的收入可近似等于北京市 2010 年企业退休人员平均养老金(2032 元/月)。即,按照 2010 年价格计算,北京市女性居民若在 55 岁死亡,则年均收入损失为 2.44 万元。

(五)子宫颈癌筛查效果

子宫颈癌筛查效果分为一次性的横断面筛查效果和模拟队列的终生筛查效果两个方面。终生筛查效果将在下面的 Marko 模型中予以介绍,这里只计算横断面筛查的效果(下面的效益和效用皆同)。即使用不同筛查方法对同一人群筛查时,其能够检出的子宫颈癌前病变(CIN II、CIN III/原位癌)的数量。

在 2009~2010 年北京市的两癌筛查中,参加 CP 筛查的女性人数是 505 582 人。根据研究推算的患病率水平(表 5-2)可知,当时的筛查效果并不理想,其灵敏度(≥CIN II)最高只能达到 50% 左右。这几乎是国内外文献给出的 CP 灵敏度最低值。在现场访谈中,当时的项目主管人员也认为,由于筛查承担单位主要是一级医院,既往缺乏相关经验,且 CP 的技术方法短期内较难掌握,因此检出率较低。

而且,VIA、LBC、HPV+LBC 在北京市均未做过大规模普查,其灵敏度值均来自文献(表 5-2),这些研究的执行单位都是北京市二级及以上医疗、保健机构。显然,从比较的角度看,CP 的灵敏度也不宜选取两癌筛查的灵敏度。于是,研究选取了北京市二级医疗、保健机构行 CP 筛查时能够达到的灵敏度水平(表 5-2)。

经计算，在估算的北京市女性子宫颈癌患病率水平下，针对上述人群（505 582人），使用不同筛查方法检出的CINⅡ和CINⅢ/原位癌人数分别为：VIA 681人（CINⅡ：405，CINⅢ/原位癌：276），CP 667人（CINⅡ：381，CINⅢ/原位癌：286），LBC 1076人（CINⅡ：539，CINⅢ/原位癌：538），HPV+LBC 1252人（CINⅡ：646，CINⅢ/原位癌：607）。

（六）子宫颈癌筛查效益

CINⅡ和CINⅢ/原位癌若未能及时检出，则未来将分别会有8.8%和13%的可能性发展为子宫颈癌。那么，在上述检出的CINⅡ和CINⅢ/原位癌患者中，若不进行相应的筛查，未来发展为子宫颈癌的人数分别为：VIA 72人、CP 71人、LBC 117人、HPV+LBC 136人。亦即在上述北京市女性子宫颈癌患病率水平下，在既定的筛查灵敏度下，实施不同的筛查方法，可在未来分别避免VIA 72人、CP 71人、LBC 117人、HPV+LBC 136人发展为子宫颈癌。考虑到CINⅡ治愈率91.95%、CINⅢ/原位癌5年生存率98.70%（表5-2），则未来能够避免发展为子宫颈癌的人数分别为VIA 68人，CP 67人，LBC 113人，HPV+LBC 130人。

而按照2010年的价格水平，一个子宫颈癌患者的年均医疗费用为11 127.09元，年均时间成本为193.80元，早死造成的时间损失为年均2.44万元。再据北京市2009～2010年两癌筛查数据及相关文献可知，CINⅡ、CINⅢ/原位癌患者的平均年龄为45.66岁；1978～2010年间北京城镇居民家庭人均可支配收入年均增长速度为14.66%，1978～2010年间北京市居民消费价格指数年均增长速度为6.31%，取3%的贴现率。研究可以计算出，按照2010年价格水平，当一名女性在45.66岁时被检出患有CINⅡ或CINⅢ/原位癌并行相应的预防性治疗而治愈后，其在未来能够避免的经济损失总计为280.87万元。则不同筛查方法产生的效益（即为患者及其家庭避免的经济损失）分别为：VIA 1.91亿元、CP 1.87亿元、LBC 3.16亿元、HPV+LBC 3.65亿元。

（七）子宫颈癌筛查效用

在上述分析中已提到，在数量为505 582的人群中实施不同的筛查方法，可在未来分别避免VIA 68人、CP 67人、LBC 113人、HPV+LBC 130人发展为子宫颈癌。

而一个子宫颈癌患者的平均死亡年龄是55.21岁，平均病程是8.2年，伤残权重值0.693（表5-2），取3%的贴现率。研究可以计算出，以2010年为贴现年，当一名女性在45.66岁时被检出患有CINⅡ或CINⅢ/原位癌并行相应的预防性治疗而治愈后，其在未来能够挽回的健康生命年总计为15.99

年。则不同筛查方法产生的效用分别为：VIA 1089.61DALY、CP 1080.51DALY、LBC 1799.87DALY、HPV+LBC 2080.10DALY。

（八）横断面筛查的成本效果/效益/效用分析

1. 成本效果分析　横断面筛查是指利用 VIA、CP、LBC、HPV+LBC 等不同筛查方法，根据研究设定的灵敏度和特异度、子宫颈癌和癌前病变患病水平（表 5-2），对参加了两癌筛查的 505 582 名 25~64 岁女性进行模拟子宫颈癌筛查。

这里的成本包括初筛时的供方成本和需方成本，以及子宫颈癌确诊成本；效果即指不同筛查方法能够检出的 CIN Ⅱ 和 CIN Ⅲ/原位癌人数。运用决策分析软件，研究计算了 4 种筛查方案的成本效果与增量成本效果，结果列于表 5-9、表 5-10。结果显示：①VIA 的成本效果比值最小，每检出 1 例 CIN Ⅱ 和 CIN Ⅲ/原位癌的费用为 20 913 元。如果我们只考虑资金使用效率，则 VIA 即为最具成本效果的筛查方案。②CP 的总成本高于 VIA，而效果却比 VIA 差，因此 CP 应被直接淘汰。③但毕竟，LBC 和 HPV+LBC 产生的效果优于 VIA。于是，VIA 替代方案的选择需考虑增量成本效果比（ICER）。表 5-11 显示，LBC 的 ICER 值低于 HPV+LBC。即以 VIA 为参照，每多检出 1 例 CIN Ⅱ 或 CIN Ⅲ/原位癌，选择 LBC 需要追加的成本远低于 HPV+LBC。因此，在预算充足时，VIA 的最佳替代方案应为 LBC。

表 5-9　子宫颈癌不同筛查方案的成本效果分析

筛查方案	筛查人数（人）	总成本（元）	效果（例）	成本效果比
VIA	505 582	14 241 774	681	20 913
CP	505 582	24 842 656	667	37 245
LBC	505 582	46 897 832	1076	43 585
HPV+LBC	505 582	240 643 437	1252	192 207

表 5-10　子宫颈癌不同筛查方案的增量成本效果分析

筛查方案	筛查人数（人）	总成本（元）	增量成本（元）	效果（例）	增量效果（例）	增量成本效果比
VIA	505 582	14 241 774	——	681	——	——
LBC	505 582	46 897 832	32 656 058	1076	395	82 674
HPV+LBC	505 582	240 643 437	193 745 605	1252	176	1 100 827

决策分析软件的成本效果分析图（C/E 图）能够以图形的方式更为直观地再现了上述（增量）成本效果分析结果。C/E 图的横坐标一般为效果值，纵坐标为成本。其基本的评价准则是：①若方案甲位于方案乙的左上象限，即方案甲比方案乙的成本高且效果低，那么方案甲将被方案乙淘汰（Dominated）；②如果乙方案比甲方案效果高，同时乙方案的增量成本效果比又比甲方案低的话，则甲方案将被乙方案扩展淘汰。

在图 5-8 中，被淘汰的不具有经济性的方案以散点的形式存在，而其他方案以成本-效果递增顺序以直线连接，被视为备选方案。这条连接起来的直线即为成本效果最佳效率曲线。在曲线左上方的方案属于不具有成本效果的淘汰方案。研究中被淘汰的方案为 CP 筛查方案；而 VIA、LBC、HPV+LBC 同在最佳效率曲线上。结合北京市的具体情况，若预算仅为每筛查 1 人补助 20 元，则最适宜的筛查方案为 VIA。当预算充足时，可以考虑 LBC 或 HPV+LBC 替代 VIA。此时，可选择直线斜率较小（即 ICER 较小）的方案，研究中为 LBC 筛查方案，替代 VIA。

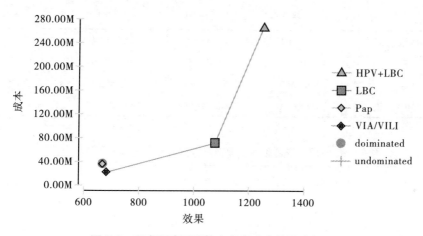

图 5-8 子宫颈癌不同筛查方案成本效果分析图

2. 成本效益分析 CIN Ⅱ 和 CIN Ⅲ/原位癌的早期发现意味着会有一部分人因接受及时的治疗避免了未来的癌症发病风险。而一个子宫颈癌患者未来的经济损失总计为 280.87 万元。因此，筛查所挽回的经济损失总量即为筛查效益；但这里的成本不仅包括初筛成本、子宫颈癌确诊成本，还包括子宫颈癌预防性治疗成本。

运用决策分析软件，研究计算了 4 种筛查方案的成本效益与增量成本效益，结果列于表 5-11、表 5-12。结果显示：①VIA 的成本效益比值最小，每获得 1 元的产出，只需投入 0.10 元。同样，如果我们只考虑资金使用效率，则 VIA 即为最具成本效益的筛查方案。②CP 的总成本高于 VIA，而效益却低于 VIA，因此 CP 应被直接淘汰。③但毕竟，LBC 和 HPV+LBC 产生的效益高于 VIA。于是，VIA 替代方案的选择需考虑增量成本效益比（ICBR）。表 5-11 显示，LBC 的 ICBR 值低于 HPV+LBC。即以 VIA 为参照，每多获得 1 元的产出，选择 LBC 需要追加的成本远低于 HPV+LBC；不仅如此，更为关键的是，经济活动的目的是追求利润最大化，其利润最大点往往是边际成本与边际收益的交点。于是，若以 LBC 替代 VIA，每多获得 1 元的产出，所需增加的投入均小于 1 元，从而导致利润总水平能够继续上升；而若以 HPV+LBC 代替 LBC，每多获得 1 元的产出，所需增加的投入均大于 1 元，从而导致利润总水平的下降。因此，在预算充足时，一个理性的投资者将不会选择 HPV+LBC 替代 VIA。

表 5-11　子宫颈癌不同筛查方案的成本效益分析

筛查方案	筛查人数（人）	总成本（元）	效益（元）	成本效益比
VIA	505 582	18 541 674	191 391 749	0.10 : 1
CP	505 582	29 090 555	189 792 494	0.15 : 1
LBC	505 582	53 898 859	316 149 812	0.17 : 1
HPV+LBC	505 582	248 752 639	365 372 318	0.68 : 1

表 5-12　子宫颈癌不同筛查方案的增量成本效益分析

筛查方案	筛查人数（人）	总成本（元）	增量成本（元）	效益（元）	增量效益（元）	增量成本效益比
VIA	505 582	18 541 674	——	191 391 749	——	——
LBC	505 582	53 898 859	35 357 186	316 149 812	124 758 063	0.28 : 1
HPV+LBC	505 582	248 752 639	194 853 780	365 372 318	49 222 506	3.96 : 1

与 C/E 图相同，决策分析软件的成本效益分析图（C/B 图）亦显示出：CP 筛查方案被淘汰，VIA、LBC、HPV+LBC 组成最佳效率曲线（图 5-9）。根据北京市每筛查 1 人补助 20 元的筛查补助标准，最适宜的筛查方案为 VIA；而当预算充足时，LBC 是 VIA 的最佳替代方案。

3. 成本效用分析　在卫生经济学评价领域中，成本效用分析是国际上通行的分析方法。研究中，成本效用分析的成本包括初筛成本、子宫颈癌

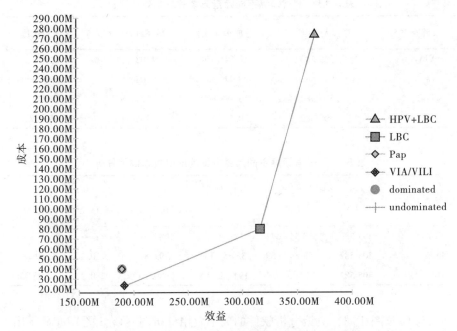

图5-9　子宫颈癌不同筛查方案成本效益分析图

确诊成本以及子宫颈癌预防性治疗成本；效用以健康生命年 DALY 表示。

运用决策分析软件，研究计算了 4 种筛查方案的成本效用与增量成本效用，结果列于表 5-13、表 5-14。结果显示：①VIA 的成本效用比值最小，每获得 1 个健康生命年，只需投入 17 017 元。同样，如果我们只考虑资金使用效率，则 VIA 即为最具成本效用的筛查方案。且该值远低于北京市 2010年人均 GDP（75 943 元）水平。根据 WHO 的评价标准（当 C/U 或△C/△U 比值小于当地人均 GDP 的 3 倍时，即可从经济性的角度接受该方案），VIA 筛查方法具有极大的经济优势。②CP 的总成本高于 VIA，而效用却低于 VIA，因此 CP 应被直接淘汰。③但毕竟，LBC 和 HPV+LBC 产生的效用高于 VIA。而且，其成本效用比亦在 WHO 推荐标准范围之内，均具有较好的经济效率。于是，VIA 替代方案的选择需考虑增量成本效用比（ICUR）。表 5-14 显示，LBC 的 ICUR 值低于 HPV+LBC。即以 VIA 为参照，每多获得1 个健康生命年的产出，选择 LBC 需要追加的成本远低于 HPV+LBC；不仅如此，更为关键的是，HPV+LBC 的增量成本效用比高于 WHO 的推荐标准，从而被认为是超出了北京市 2010 年社会对一个健康生命年的意愿支付标准。因此，即便是在预算充足时，也不宜选择 HPV+LBC 进行普查，VIA 的最佳替代方案是 LBC。

表 5-13　子宫颈癌不同筛查方案的成本效用分析

筛查方案	筛查人数（人）	总成本（元）	效用（DALY）	成本效用比
VIA	505 582	18 541 674	1089.61	17 017
CP	505 582	29 090 555	1080.51	26 923
LBC	505 582	53 898 859	1799.87	29 946
HPV+LBC	505 582	248 752 639	2080.10	119 587

表 5-14　子宫颈癌不同筛查方案的增量成本效用分析

筛查方案	筛查人数（人）	总成本（元）	增量成本（元）	效用（DALY）	增量效用（DALY）	增量成本效用比
VIA	505 582	18 541 674	——	1089.61		
LBC	505 582	53 898 859	35 357 186	1799.87	710.26	49 781
HPV+LBC	505 582	248 752 639	194 853 780	2080.10	280.23	695 338

　　与 C/E 图相同，决策分析软件的成本效用分析图（C/U 图）亦显示出：CP 筛查方案被淘汰，VIA、LBC、HPV+LBC 组成最佳效率曲线。根据北京市每筛查 1 人补助 20 元的筛查补助标准，最适宜的筛查方案为 VIA；而当预算充足时，LBC 是 VIA 的最佳替代方案（图 5-10）。

　　4. 敏感性分析　在上述分析中，成本效果、成本效益、成本效用的结果是一致的。因此，在敏感性分析中，研究将就国际通用的成本效用计算过程中的不确定性进行讨论。

　　成本效用分析结果表明，4 种筛查方案的成本效用比均低于北京市 2010 年人均 GDP 的 3 倍，因此各方案均可接受；其中，VIA 筛查方案最具经济效率且现实可行。但这是在既定条件（如初筛成本、确诊成本、预防性治疗成本、筛查方法灵敏度和特异度、确诊依从率、子宫颈癌前病变患病率、子宫颈癌前病变癌转率、子宫颈癌前病变 5 年生存率、贴现率等）下得出的结论。而当上述指标值在一定范围内变化时，各筛查方案的成本效用比将如何变化、VIA 是否仍为最佳备选方案？当上述指标值达到何种水平时，某筛查方案将不再具有成本效用优势？

　　研究首先利用 Treeage 决策分析软件计算出各参数对成本效用分析结果的影响。图 5-11~图 5-14 显示的是，当某参数在取值范围内变化时，某种筛查方案成本效用比值的变化情况。例如，当筛查灵敏度在 50%~100% 之间变化时，图中横条的一端表示 50% 灵敏度时的成本效用比值，另一端表示 100% 灵敏度时的成本效用比值。

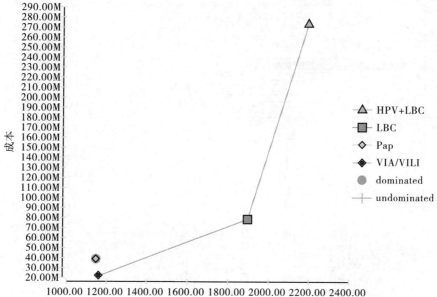

图 5-10　子宫颈癌不同筛查方案成本效用分析图

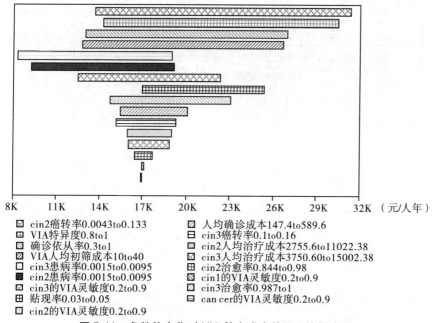

cin2癌转率0.0043to0.133　　人均确诊成本147.4to589.6
VIA特异度0.8to1　　cin3癌转率0.1to0.16
确诊依从率0.3to1　　cin2人均治疗成本2755.6to11022.38
VIA人均初筛成本10to40　　cin3人均治疗成本3750.60to15002.38
cin3患病率0.0015to0.0095　　cin2治愈率0.844to0.98
cin2患病率0.0015to0.0095　　cin1的VIA灵敏度0.2to0.9
cin3的VIA灵敏度0.2to0.9　　cin3治愈率0.987to1
贴现率0.03to0.05　　can cer的VIA灵敏度0.2to0.9
cin2的VIA灵敏度0.2to0.9

图 5-11　参数值变化对 VIA 筛查成本效用比值影响图

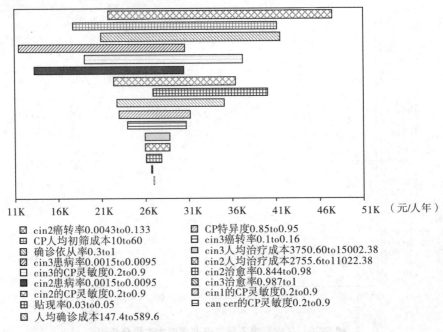

☒ cin2癌转率0.0043to0.133　　　　　　☑ CP特异度0.85to0.95
⊞ CP人均初筛成本10to60　　　　　　　⊟ cin3癌转率0.1to0.16
◩ 确诊依从率0.3to1　　　　　　　　　　▨ cin3人均治疗成本3750.60to15002.38
☒ cin3患病率0.0015to0.0095　　　　　　▢ cin2人均治疗成本2755.6to11022.38
▢ cin3的CP灵敏度0.2to0.9　　　　　　　⊞ cin2治愈率0.844to0.98
■ cin2患病率0.0015to0.0095　　　　　　◩ cin3治愈率0.987to1
◩ cin2的CP灵敏度0.2to0.9　　　　　　　☑ cin1的CP灵敏度0.2to0.9
⊞ 贴现率0.03to0.05　　　　　　　　　　▢ cancer的CP灵敏度0.2to0.9
◩ 人均确诊成本147.4to589.6

图 5-12　参数值变化对 CP 筛查成本效用比值影响图

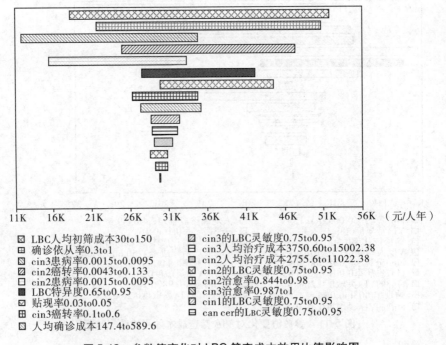

☒ LBC人均初筛成本30to150　　　　　　☑ cin3的LBC灵敏度0.75to0.95
⊞ 确诊依从率0.3to1　　　　　　　　　　⊟ cin3人均治疗成本3750.60to15002.38
☒ cin3患病率0.0015to0.0095　　　　　　▢ cin2人均治疗成本2755.6to11022.38
◩ cin2癌转率0.0043to0.133　　　　　　　▢ cin2的LBC灵敏度0.75to0.95
▢ cin2患病率0.0015to0.0095　　　　　　⊞ cin2治愈率0.844to0.98
■ LBC特异度0.65to0.95　　　　　　　　◩ cin3治愈率0.987to1
◩ 贴现率0.03to0.05　　　　　　　　　　☑ cin1的LBC灵敏度0.75to0.95
◪ cin3癌转率0.1to0.6　　　　　　　　　▢ cancer的LBC灵敏度0.75to0.95
☒ 人均确诊成本147.4to589.6

图 5-13　参数值变化对 LBC 筛查成本效用比值影响图

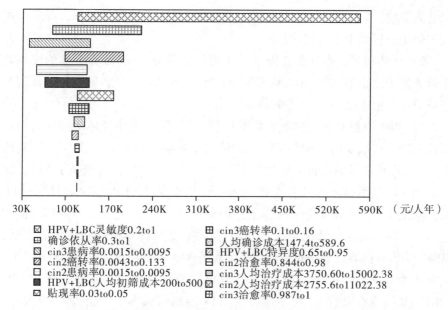

<table>
<tr><td>⊠</td><td>HPV+LBC灵敏度0.2to1</td><td>⊞</td><td>cin3癌转率0.1to0.16</td></tr>
<tr><td>⊞</td><td>确诊依从率0.3to1</td><td>▨</td><td>人均确诊成本147.4to589.6</td></tr>
<tr><td>▨</td><td>cin3患病率0.0015to0.0095</td><td>▨</td><td>HPV+LBC特异度0.65to0.95</td></tr>
<tr><td>▨</td><td>cin2癌转率0.0043to0.133</td><td>⊞</td><td>cin2治愈率0.844to0.98</td></tr>
<tr><td>□</td><td>cin2患病率0.0015to0.0095</td><td>⊞</td><td>cin3人均治疗成本3750.60to15002.38</td></tr>
<tr><td>■</td><td>HPV+LBC人均初筛成本200to500</td><td>⊠</td><td>cin2人均治疗成本2755.6to11022.38</td></tr>
<tr><td>⊞</td><td>贴现率0.03to0.05</td><td>⊞</td><td>cin3治愈率0.987to1</td></tr>
</table>

图 5-14　参数值变化对 HPV+LBC 筛查成本效用比值影响图

软件计算结果显示，当初筛成本、灵敏度和特异度、确诊依从率、患病率、癌转率、贴现率等参数在其取值范围内变化时，各筛查方案的成本效用比值会产生较大幅度的波动；而确诊成本、预防性治疗成本、子宫颈癌前病变 5 年生存率等参数对筛查结果的影响较小。再根据专家意见，并参考相关文献，研究确定影响筛查结果的主要参数为：初筛成本、灵敏度和特异度、确诊依从率、CIN Ⅱ 和 CIN Ⅲ/原位癌患病率、CIN Ⅱ 和 CIN Ⅲ/原位癌癌转率。现将单因素敏感性分析结果陈述如下。

（1）初筛成本的敏感性分析：在上述分析中，不同筛查方案的初筛成本取的是 15 家样本医疗机构的平均值。敏感性分析中，研究将结合 15 家样本医疗机构各筛查方案初筛成本的最小和最大值的取值情况，观察当每种筛查方案的初筛成本在其平均值的基础上分别下降 50% 和上涨 100% 时，各筛查方案成本效用比的变化情况。4 种筛查方案的初筛成本取值范围分别为：VIA 10~40 元，CP 10~60 元，LBC 30~150 元，HPV+LBC 70~500 元（2010 年，北京市 HPV 筛查单价是 350 元；而 2012 年，HPV 筛查单价最低降至 40 元。因此，研究将 HPV 价格变动范围设定在 40~350 元之间）。

表 5-15 和图 5-15 显示：

1）当各筛查方案的初筛成本按上述取值范围（表中黑体字部分）以相同比例增加或减少时，其成本效用比值也呈同向变化，成本效用比值排序未受到影响，VIA 筛查方案每获得一个 DALY 所需成本始终最低，提示上述成本效用分析结果较为稳定。

2）即使初筛成本处于高限（表中黑体字部分），各筛查方案的成本效用值亦低于北京市 2010 年人均 GDP 的 3 倍。这意味着，各筛查方案都具有经济效率，但 VIA 的经济效率最佳。

3）当各筛查方案的初筛成本按上述取值范围（表中黑体字部分）以不同比例增加或减少时，如果 VIA 的初筛成本能够保持在 21 元以下，则其他 3 种筛查即使初筛成本低至取值范围下限，其成本效果比值仍高于 VIA。例如，当 VIA 初筛成本保持基线值 19.09 元/例不变时，CP、LBC、HPV+LBC 的初筛成本需分别降至 8.4 元以下、26 元以下、0 元时，其成本效用比值才能低于 VIA。但这种情况至少在我们调研的 15 家样本医疗机构没有出现，HPV+LBC 的初筛成本更不可能为零；而若 VIA 的初筛成本升至 21 元以上，它将失去对 CP、LBC 的绝对优势，其成本效用比值是否最低，要视 CP、LBC 的初筛成本取值而定。例如，当 VIA 的初筛成本上升至高限 40 元/例时，CP 的初筛成本需降至 29 元/例、LBC 的初筛成本需降至 61 元/例、LBC+HPV 的初筛成本需降至 40 元/例，4 种筛查方案的成本效用比才能相等。换句话说，只有当 CP 的初筛成本降至 29 元/例以下、LBC 的初筛成本降至 61 元/例以下、HPV+LBC 的初筛成本降至 40 元/例以下时，相对于出筛查成本为 40 元/例的 VIA，才能具有成本效用优势。对 CP、LBC 而言，这样的取值可以实现；但 HPV+LBC 的初筛成降至 40 元/例几乎是不可能的；若 CP 的初筛成本高于 29 元/例、LBC 的初筛成本高于 61 元/例，它们将失去对 VIA 的成本效用优势。

4）当各筛查方案的初筛成本在 0～500 元之间变动并取值相同时，如果初筛成本升至 200 元以上，则 HPV+LBC 的成本效用比值最低，HPV+LBC 将取代其他 3 种筛查方案而成为最具经济效率的筛查手段；如果初筛成本维持在 8.5～200 元之间，则 LBC 的成本效用比值最低，LBC 将取代其他 3 种筛查方案而成为最具经济效率的筛查手段；如果初筛成本降至在 8.5 元以下，则 VIA 的成本效用比值最低，VIA 将取代其他 3 种筛查方案而成为最具经济效率的筛查手段。

5）当 VIA 初筛成本维持 19.09 元/例不变、HPV+LBC 初筛成本维持 422 元/例不变时，LBC 的初筛成本即使上升至高限，其增量成本效用比依然低于 HPV+LBC，且低于北京市 2010 年 3 倍人均 GDP，因此依然是 VIA 的最佳替代方案。

6）当 VIA 初筛成本维持 19.09 元/例不变、LBC 初筛成本维持 72 元/

例不变时，HPV+LBC 的初筛成本只有降至 160 元/例及以下，其增量成本效用比才会低于北京市 2010 年 3 倍人均 GDP，此时，可选择 HPV+LBC 作为 LBC 的替代方案；而当 HPV+LBC 的初筛成本进一步下降至 64 元及以下时，其增量成本效用比将低于 LBC，此时，HPV+LBC 才可以代替 LBC 成为 VIA 的最佳替代方案。

表 5-15　不同子宫颈癌筛查方案在初筛成本不同取值下的
成本效用值　单位：元/DALY

初筛成本变化范围（元）	VIA	CP	LBC	HPV+LBC
0	8159	13 120	9721	17 017
10	12 799	17 799	12 530	19 448
20	17 439	22 478	15 339	21 878
30	22 079	27 157	18 148	24 309
40	26 719	31 836	20 957	26 739
50	31 359	36 515	23 766	29 170
60	35 999	41 194	26 575	31 600
70	40 639	45 873	29 384	34 031
80	45 279	50 553	32 193	36 461
90	49 919	55 232	35 002	38 892
100	54 559	59 911	37 811	41 323
150	77 759	83 306	51 856	53 475
200	100 959	106 702	65 901	65 628
250	124 159	130 097	79 946	77 781
300	147 359	153 493	93 991	89 934
350	170 559	176 889	108 036	102 087
400	193 760	200 284	122 081	114 239
450	216 960	223 680	136 126	126 392
500	240 160	247 075	150 171	138 545

（2）灵敏度和特异度的敏感性分析：这里，研究需分析不同筛查方法的 CINⅡ、CINⅢ/原位癌灵敏度以及 ≥CINⅠ 的特异度在不同取值情况下对成本效益比值的影响。鉴于各筛查方法相关文献的数量和质量的不同，VIA 和 CP 的 CINⅡ、CINⅢ/原位癌灵敏度以及 ≥CINⅠ 的特异度的取值范围将由文献直接提供的数据，并参考其 ≥CINⅡ 的灵敏度和特异度取值范围（表5-2）共同确定；HPV+LBC 的 CINⅡ、CINⅢ/原位癌灵敏度以及 ≥CINⅠ 的

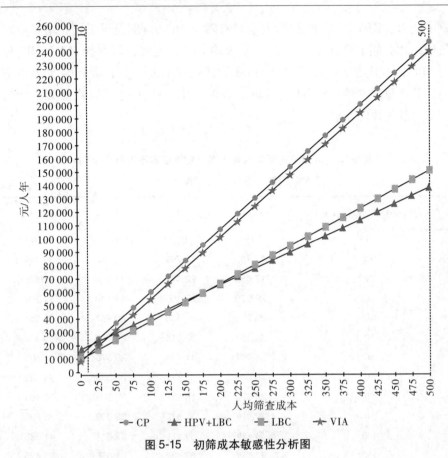

图 5-15　初筛成本敏感性分析图

特异度的取值范围仅能参考文献提供的 HPV+LBC 的 ≥CIN Ⅱ 的灵敏度和特异度取值范围来确定。具体结果见表 5-16。

表 5-16　子宫颈癌不同筛查方案的灵敏度和特异度敏感性分析的取值范围

筛查方案		CIN Ⅱ灵敏度	CIN Ⅲ/原位癌灵敏度	特异度（≥CIN Ⅰ）
VIA	高限	70%	85%	95%
	低限	30%	30%	80%
CP	高限	80%	80%	95%
	低限	35%	45%	85%
LBC	高限	95%	95%	95%
	低限	75%	75%	65%
HPV+LBC	高限	100%	100%	95%
	低限	95%	95%	65%

按照 10% 的组间距，4 种筛查方案在不同灵敏度和特异度取值下的成本效用比见表 5-17~表 5-20。结果显示：

1）当各筛查方案的灵敏度和特异度取值相同时，VIA 筛查方案每获得一个 DALY 所需成本始终最低，提示上述成本效用分析结果较为稳定。

2）即使灵敏度和特异度处于低限，各筛查方案的成本效用值亦低于北京市 2010 年人均 GDP 的 3 倍。这意味着，各筛查方案都具有经济效率，但 VIA 的经济效率最佳。

3）当 VIA 筛查 CIN Ⅱ、CIN Ⅲ/原位癌的灵敏度和 ≥CIN Ⅰ 的特异度维持在基线值（62.00%、44.93%、96.61%）不变时，LBC、HPV+LBC 的灵敏度和特异度即使上升至各自的取值范围高限，其成本效用比值依然高于 VIA；而 CP 的灵敏度和特异度只要能够稳定在 60% 和 99.7%、70% 和 96.7%、80% 和 93.6%、90% 和 90.6% 以上，就可取代 VIA 而成为最具成本效用的筛查方案。但这种情况至少在我们查阅到的国内文献中未曾出现。

4）当 VIA 筛查 CIN Ⅱ、CIN Ⅲ/原位癌的灵敏度和 ≥CIN Ⅰ 的特异度维持在基线值（62.00%、44.93%、96.61%）不变、HPV+LBC ≥CIN Ⅱ 的灵敏度和特异度维持在基线值（98.86%、71.57%）不变时，LBC 的灵敏度和特异度即使下降至低限，其增量成本效用比依然低于 HPV+LBC，且低于北京市 2010 年 3 倍人均 GDP，因此依然是 VIA 的最佳替代方案。

5）当 VIA 筛查 CIN Ⅱ、CIN Ⅲ/原位癌的灵敏度和 ≥CIN Ⅰ 的特异度维持在基线值（62.00%、44.93%、96.61%）不变、LBC 筛查 CIN Ⅱ、CIN Ⅲ/原位癌的灵敏度和 ≥CIN Ⅰ 的特异度维持在基线值（82.46%、87.61%、89.99%）不变时，HPV+LBC 的灵敏度和特异度即使达到双百，其增量成本效用比也高于 LBC，且高于北京市 2010 年 3 倍人均 GDP，因此不能作为 LBC 的替代方案。

表 5-17　VIA 在灵敏度和特异度不同取值下的成本效用值　单位：元/DALY

CIN Ⅱ、CIN Ⅲ/原位癌灵敏度（%）	≥CIN Ⅰ 特异度（%）				
	60	70	80	90	100
30	——	——	49 570	35 512	21 453
40	——	——	38 234	27 690	17 146
50	——	——	31 432	22 997	14 562
60	——	——	26 897	19 868	12 839
70	——	——	23 658	17 633	11 608
80	——	——	21 229	15 957	10 685
90	——	——	19 340	14 654	9967
100	——	——			

表 5-18 CP 在灵敏度和特异度不同取值下的成本效用值 单位：元/DALY

CIN Ⅱ、CIN Ⅲ/原位癌灵敏度（%）	≥CIN Ⅰ特异度（%）				
	60	70	80	90	100
30	——	——	57 540	43 481	29 423
40	——	——	44 211	33 667	23 123
50	——	——	36 214	27 779	19 343
60	——	——	28 832	22 343	15 854
70	——	——	27 074	21 049	15 024
80	——	——	24 218	18 946	13 674
90	——	——	21 996	17 310	12 624
100	——	——	——	——	——

表 5-19 LBC 在灵敏度和特异度不同取值下的成本效用值 单位：元/DALY

CIN Ⅱ、CIN Ⅲ/原位癌灵敏度（%）	≥CIN Ⅰ特异度（%）				
	60	70	80	90	100
30	——	——	——	——	——
40	——	——	——	——	——
50	——	——	——	——	——
60	——	——	——	——	——
70	53 740	47 715	41 690	35 665	29 640
80	47 551	42 279	37 007	31 735	26 463
90	42 737	38 051	33 364	28 678	23 992
100	38 886	34 668	30 450	26 233	22 015

表 5-20 HPV+LBC 在灵敏度和特异度不同取值下的成本效用值 单位：元/DALY

CIN Ⅱ、CIN Ⅲ/原位癌灵敏度（%）	≥CIN Ⅰ特异度（%）				
	60	70	80	90	100
30	——	——	——	——	——
40	——	——	——	——	——
50	——	——	——	——	——
60	——	——	——	——	——
70	——	——	——	——	——
80	——	——	——	——	——
90	136 365	131 679	126 993	122 307	117 621
100	123 151	118 934	114 716	110 499	106 281

（3）确诊依从率的敏感性分析：北京市 2009～2010 年两癌筛查中，子宫颈癌初筛阳性者参加病理诊断的比例是 60%。敏感性分析中，研究将观察当确诊依从率在其基线值的基础上分别下降 50% 和上涨 100% 时，各筛查方案成本效用比的变化情况。4 种筛查方案的确诊依从率取值范围均为 30%～100%。

表 5-21 和图 5-16 显示：

表 5-21　不同子宫颈癌筛查方案在确诊依从率不同取值下的成本效用值　单位：元/DALY

确诊依从率变化范围（%）	VIA	CP	LBC	HPV+ LBC
30	26 997	41 644	50 744	222 820
40	22 007	34 283	40 345	171 203
50	19 013	29 867	34 105	140 233
60	17 017	26 923	29 946	119 587
70	15 591	24 820	26 975	104 839
80	14 522	23 243	24 746	93 778
90	13 690	22 016	23 013	85 176
100	13 024	21 035	21 627	78 293

1）当确诊依从率按上述取值范围增加或减少时，各筛查方案的成本效用比值呈反向变化，但排序并未受到影响，VIA 筛查方案每获得一个 DALY 所需成本始终最低，提示上述成本效用分析结果较为稳定。

2）而当确诊依从率处于低限，VIA、CP、LBC 的成本效用值仍远低于北京市 2010 年人均 GDP 的 3 倍，但 HPV+LBC 的成本效用值已与北京市 2010 年人均 GDP 的 3 倍十分接近。因此，当确诊依从率降至 30% 以下时，不宜使用 HPV+LBC 进行普查。

3）确诊依从率、患病率、癌转率与筛查方案无关。因此，与初筛成本、灵敏度和特异度等参数不同，确诊依从率、患病率、癌转率不存在在不同筛查方案间可能出现的此消彼长的情况。那么，若北京市财政只补筛查的耗材成本和日常运营成本，且补助标准是每筛查一例补助 20 元，则 VIA 筛查一例将结余 14.48 元，CP 筛查一例结余 2.36 元，LBC 和 HPV+LBC 亏损。如果我们能够将这结余下来的 14.48 元/人用于补偿初筛阳性

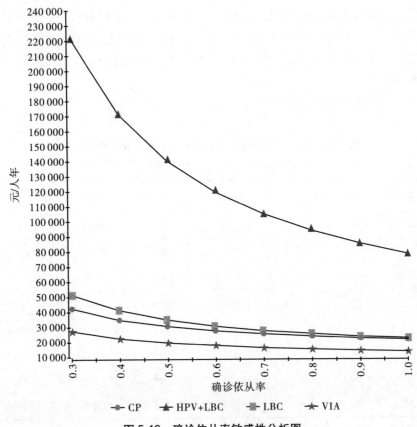

图 5-16　确诊依从率敏感性分析图

者的病理诊断费用，我们相信，失访率会在现有基础上进一步降低！理想状态是，所有初筛阳性失访者均因免费而参加诊断。此时，因 VIA 筛查而诱发的确诊总费用分摊到被筛查人群时仅为 9.85 元/例。因此，在 20 元/例的补助标准下，使用 VIA 筛查，初筛阳性者的病理诊断补偿比例可达100%，如此可使有限的资金发挥最大效益，而这是其他筛查方案做不到的。

（4）CIN Ⅱ 和 CIN Ⅲ/原位癌患病率的敏感性分析：根据表 5-2 所示，CIN Ⅱ 、CIN Ⅲ/原位癌的患病率变动范围分别为 0.15%～0.92%、0.16%～0.54%。敏感性分析中，研究将观察当 CIN Ⅱ 、CIN Ⅲ/原位癌患病率在0.15%～0.95% 范围内变化时（表中黑体字部分），各筛查方案成本效用比的变化情况。同时，计算当患病率降至何种程度时，VIA、CP、LBC、HPV+LBC 筛查将失去经济性。

表 5-22 和图 5-17 显示：

1）当 CIN Ⅱ、CIN Ⅲ/原位癌患病率按上述取值范围增加或减少时，各筛查方案的成本效用比值呈反向变化，但排序并未受到影响，VIA 筛查方案每获得一个 DALY 所需成本始终最低，提示上述成本效用分析结果较为稳定。

2）即使患病率处于低限（表中黑体字部分），各筛查方案的成本效用值亦低于北京市 2010 年人均 GDP 的 3 倍。这意味着，各筛查方案都具有经济效率，但 VIA 的经济效率最佳。

表 5-22　不同子宫颈癌筛查方案在 CIN Ⅱ 和 CIN Ⅲ/原位癌患病率不同取值下的成本效用值　单位：元/DALY

患病率变化范围（%）	VIA	CP	LBC	HPV+ LBC
0.01	270 234	478 149	538 020	2 397 860
0.02	137 277	241 185	271 105	1 201 000
0.03	92 958	162 197	182 133	802 047
0.04	70 799	122 703	137 647	602 570
0.05	57 503	99 007	110 956	482 884
0.15	22 048	35 816	39 778	163 722
0.25	14 957	23 178	25 543	99 889
0.35	11 917	17 762	19 442	72 533
0.45	10 229	14 753	16 052	57 334
0.55	9155	12 838	13 895	47 663
0.65	8411	11 512	12 402	40 967
0.75	7865	10 540	11 307	36 057
0.85	7448	9797	10 470	32 302
0.95	7119	9210	9809	29 338

3）随着防治工作的深入开展，如果患病率降至上述取值范围低限值以下，则当 CIN Ⅱ、CIN Ⅲ/原位癌患病率降至 0.12% 以下时，HPV+LBC 的成本效用值开始高于北京市 2010 年人均 GDP 的 3 倍。此时，不宜使用 HPV+

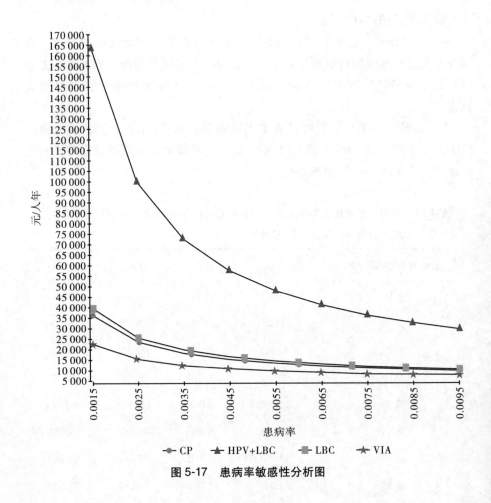

图 5-17   患病率敏感性分析图

LBC 进行普查；当 CIN Ⅱ、CIN Ⅲ/原位癌患病率降至 0.024% 以下时，LBC 的成本效用值开始高于北京市 2010 年人均 GDP 的 3 倍。此时，不宜使用 LBC 进行普查；当 CIN Ⅱ、CIN Ⅲ/原位癌患病率降至 0.021% 以下时，CP 的成本效用值开始高于北京市 2010 年人均 GDP 的 3 倍。此时，不宜使用 CP 进行普查；当 CIN Ⅱ、CIN Ⅲ/原位癌患病率降至 0.012% 以下时，VIA 的成本效用值开始高于北京市 2010 年人均 GDP 的 3 倍。此时，不宜使用 VIA 进行普查。

（5）CIN Ⅱ和 CIN Ⅲ/原位癌癌转率的敏感性分析：根据文献，CIN Ⅱ、CIN Ⅲ/原位癌的癌转率变动范围分别为 4.3% ~ 13.3%、10% ~ 16%。敏感性分析中，研究将观察当 CIN Ⅱ、CIN Ⅲ/原位癌患病率在 4% ~ 16% 范围内变化时，各筛查方案成本效用比的变化情况。

表 5-23 和图 5-18 显示：

1）当 CINⅡ、CINⅢ/原位癌癌转率按上述取值范围增加或减少时，各筛查方案的成本效用比值呈反向变化，但排序并未受到影响，VIA 筛查方案每获得一个 DALY 所需成本始终最低，提示上述成本效用分析结果较为稳定。

2）当癌转率处于低限，VIA、CP、LBC 的成本效用值仍远低于北京市 2010 年人均 GDP 的 3 倍，因此仍具经济效率，但 VIA 最佳；而 HPV+LBC 的成本效用值却超过了北京市 2010 年人均 GDP 的 3 倍。因此，当癌转率降至 6% 以下时，不宜使用 HPV+LBC 进行普查。

表 5-23　不同子宫颈癌筛查方案在 CINⅡ和 CINⅢ/原位癌癌转率不同取值下的成本效用值　单位：元/DALY

癌转率变化范围（%）	VIA	CP	LBC	HPV+ LBC
4	44 982	71 855	82 146	326 143
5	35 985	57 484	65 717	260 914
6	29 988	47 904	54 764	217 428
7	25 704	41 060	46 941	186 367
8	22491	35 928	41 073	163 071
9	19 992	31 936	36 509	144 952
10	17 993	28 742	32 858	130 457
11	16 357	26 129	29 871	118 597
12	14 994	23 952	27 382	108 714
13	13 841	22 109	25 276	100 352
14	12 852	20 530	23 470	93 184
15	11 995	19 161	21 906	86 971
16	11 245	17 964	20 536	81 536

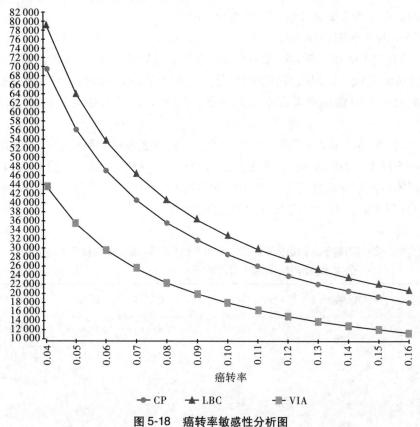

图 5-18　癌转率敏感性分析图

5. 关于成本效用分析结果的讨论

（1）关于参数取值的讨论：上述成本效用分析所用主要参数（初筛成本、子宫颈癌及癌前病变患病率、筛查灵敏度和特异度、确诊依从率、子宫颈癌前病变治愈率/5 年生存率、子宫颈癌筛查补助标准等）的基线值水平均来自公开发表的北京文献或北京市 2009～2010 年两癌筛查工作。基于这样的基线数据，研究得到的结论是 VIA 不但最具经济效率，而且从费用角度讲，具有现实可行性。

但是，在现场调查和专家访谈中，我们发现，不少三级医院的临床专家对 VIA 筛查方法本身持否定态度、对研究选取的 VIA 灵敏度和特异度基线值持否定态度；而且，国外部分相关文献也确实有关于"WHO 推荐仅在没有细胞学基础的经济不发达地区使用 VIA 筛查"的相关记载。对于一种筛查方法是否具有临床价值，卫生经济学无权评判，但卫生经济学在尊重临床选择的同时也不能忽视那些具有循证证据的。于是，现在的核心问题是，若在北京市使用上述 4 种方法进行普查，则其灵敏度和特异度基线值如何选取才能基本反映北京市的实际情况！

既然三级医院的临床专家认为目前北京市公开发表的相关文献提供的数据不能代表临床实际，而且到目前为止，北京市大规模子宫颈癌筛查中使用过的方法只有 CP；那么这里，研究将参考国内较权威文献提供数据（表中黑体字部分）的平均水平，重新计算和比较不同筛查方案的经济效率。我们将相关文献提供的不同筛查方法 ≥CIN II 的灵敏度和特异度水平及其取值范围列于表 5-24；除此之外，HPV 的单价在 2012 年大幅下降，目前医疗、保健机构购价在 40～60 元，研究取均值 50 元作为 HPV 单位筛查成本；其他参数值仍参照表 5-2 和表 5-3。

表 5-25　不同子宫颈癌筛查方案灵敏度和特异度取值及取值范围

取值及取值范围（%）	北京市两癌筛查	北京市文献	其他地区文献	国外文献
VIA	——	(62.50, 95.90)	(70.90, 74.30) (31.50, 94.20) (50～70, 85)	(56～94, 74～94) (56.1～93.9, 74.2～93.8) (76, 81) (60～90, 66～96)
CP	(51.23, 98.11)	(63.57, 88.85)	(50～80, 85～90) (61.53, 96.95)	(55.40, 96.80) (50～85, 95～99) (63, 94) (45～85, 80～98)
LBC	——	(92.61, 80.59) (90.98, 80.39) (76.46, 67.28)	(85, 90)	——
HPV+LBC	——	(98.86, 71.57)	(100, 92.50)	(96～100, ——)

注：括号内为灵敏度和特异度

（2）成本效用分析

表 5-25、表 5-26、图 5-19 和图 5-20 显示：

1）与以北京数据为基线值的计算结果相同的是，VIA 的成本效用比值最小，每获得 1 个健康生命年，只需投入 23 383 元，且该值远低于北京市 2010 年人均 GDP（75 943 元）水平。同样，如果我们只考虑资金使用效率，则 VIA 即为最具成本效用的筛查方案。

2）与以北京数据为基线值的计算结果不同的是，CP 的总效用开始高于 VIA，其成本效用比与 VIA 十分接近；在 C/U 图中，VIA、CP、LBC、

HPV+LBC 组成最佳效率曲线。于是，在增量成本效用分析中，CP 的 ICUR 值低于 LBC 和 HPV+LBC。即以 VIA 为参照，每多获得 1 个健康生命年的产出，选择 CP 需要追加的成本低于 LBC 和 HPV+LBC。因此，这里，CP 取代了 LBC，成为 VIA 的最佳替代方案。

3）尽管 VIA 是最具经济效率的筛查方案，但毕竟 CP、LBC、HPV+LBC 产生的效用高于 VIA，且 CP、LBC、HPV+LBC 的 ICUR 均低于 WHO 推荐标准。根据经济学边际成本和边际效益分析原理，当预算允许时，应选择效果更好的筛查方案进行普查。根据北京市每筛查 1 人补助 20 元的筛查补助标准，设若该笔经费只用于补偿筛查耗材和日常运营成本，则可满足实施 CP 筛查。因此，最适宜的筛查方案应是 CP，而不是 VIA。当预算进一步加大，达到了可以覆盖 LBC 或 HPV+LBC 的初筛成本中的筛查耗材和日常运营成本时，则最适宜筛查方案也将随之变化。

表 5-25　子宫颈癌不同筛查方案的成本效用分析

筛查方案	筛查人数（人）	总成本（元）	效用（DALY）	成本效用比
VIA	505 582	29 519 658	1262.45	23 383
CP	505 582	32 776 128	1367.66	23 965
LBC	505 582	53 863 099	1788.48	30 117
HPV+LBC	505 582	78 605 886	2104.09	37 359

表 5-26　子宫颈癌不同筛查方案的增量成本效用分析

筛查方案	筛查人数（人）	总成本（元）	增量成本（元）	效用（DALY）	增量效用（DALY）	增量成本效用比
VIA	505 582	29 519 658	——	1262.45	——	——
CP	505 582	32 776 128	3 256 470	1367.66	105.20	30 954
LBC	505 582	53 863 099	21 086 971	1788.48	420.82	50 110
HPV+LBC	505 582	78 605 886	24 742 787	2104.09	315.61	78 396

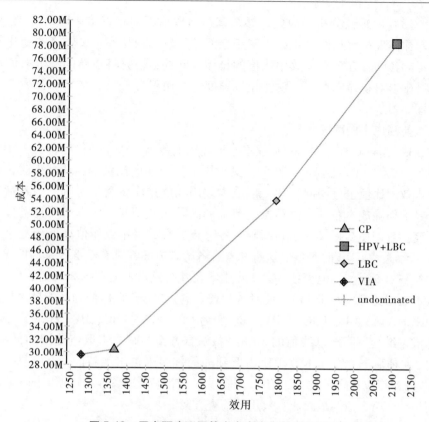

图 5-19　子宫颈癌不同筛查方案成本效用分析图

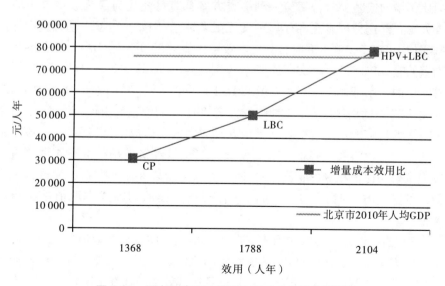

图 5-20　子宫颈癌不同筛查方案成本效用分析图

（3）敏感性分析：因此，参数基线值取值不同将直接影响研究结果，这同样体现在敏感性分析中。鉴于患病率、确诊依从率、癌转率的变化并不影响各筛查方案成本效用比值的排序，此处，研究将在新的参数取值水平基础上对初筛成本、灵敏度和特异度进行敏感性分析。结果列于表 5-27 和图 5-21。

初筛成本的敏感性分析：

1）当各筛查方案的初筛成本按上述取值范围（表中黑体字部分，HPV+LBC 初筛成本取值 60～250 元，其他同上）以相同比例增加或减少时，其成本效用比值也呈同向变化，但成本效用比值排序将受到影响。当各筛查方案的初筛成本在基线值至取值范围的高限间变动时，成本效用比的排序不变。且即使初筛成本达到高限，各筛查方案的成本效用值亦低于北京市 2010 年人均 GDP 的 3 倍。这意味着，各筛查方案都具有经济效率，但 VIA 的经济效率最佳；但当各方案初筛成本在基线值水平上下降 20% 时，CP 的成本效用比开始低于 VIA，此时各筛查方案成本效用比由低到高的排序将由原来的 VIA、CP、LBC、HPV+LBC 变为 CP、VIA、LBC、HPV+LBC；当初筛成本继续下降至基线值的 50%（各筛查方案初筛成本取值范围的低限）时，4 种筛查方案成本效用比由低到高的排序未再出现新的变化。即，当 CP 的初筛成本降至 24 元以下，同时 VIA 的初筛成本降至 15 元以下时，CP 将取代 VIA，成为最具成本效用的筛查方案。

2）当各筛查方案的初筛成本按上述取值范围（表中黑体字部分）以不同比例增加或减少时，任何一种筛查方案都有可能成为最具成本效用的筛查方案，但这种可能性将有 N 种（无限多种）。例如，当 VIA 初筛成本保持基线值 19.09 元/例不变时，其成本效用比值是 23 383 元/DALY（表 5-25）。而当 CP、LBC、HPV+LBC 的成本效用比值也取 23 383 元/DALY 的时候，其对应的初筛成本分别为 27.9 元/DALY、48.2 元/DALY、63.8 元/DALY。如图 5-27 中的横线所示，4 种筛查方案的成本效用比值相同。此时，一旦某种方案的初筛成本出现下降（其他 3 种方案的初筛成本保持不变），该方案的成本效用比将随之降低，从而使该方案更具经济效率。由于 4 种筛查方案成本效用比值相等的情况有 N 种，所以，当某种筛查方案成为最具成本效用的筛查方案时，其所对应的 4 种筛查方案的初筛成本取值情况也有 N 种。

3）当各筛查方案的初筛成本在 0～500 元之间变动并取值相同时，与其他 3 种方案相比，HPV+LBC 的成本效用比值始终保持最低。即当各筛查方案的初筛成本相同时，HPV+LBC 是最具经济效率的筛查手段。

表 5-27 不同子宫颈癌筛查方案在初筛成本不同取值下的
成本效用值 单位：元/DALY

初筛成本变化范围（元）	VIA	CP	LBC	HPV+ LBC
0	15 738	13 060	9763	8044
10	19 742	16 757	12 590	10 447
20	23 747	20 453	15 417	12 850
30	27 752	24 150	18 244	15 252
40	31 757	27 847	21 071	17 655
50	35 761	31 543	23 898	20 058
60	39 766	35 240	26 724	22 461
70	43 771	38 937	29 551	24 864
80	47 776	42 633	32 378	27 267
90	51 781	46 330	35 205	29 669
100	55 785	50 027	38 032	32 072
150	75 809	68 510	52 166	44 087
200	95 833	86 994	66 301	56 101
250	115 857	105 477	80 435	68 115
300	135 880	123 961	94 570	80 129
350	155 904	142 444	108 704	92 144
400	175 928	160 928	122 839	104 158
450	195 952	179 411	136 973	116 172
500	215 976	197 895	151 108	128 187

灵敏度和特异度的敏感性分析：

4 种筛查方案灵敏度和特异度取值取值范围同上，其成本效用分析结果见表 5-28～表 5-31、图 5-22 和图 5-23。这里，表 5-28～表 5-30 的数据与表 5-17～表 5-19 相同，表 5-31 的数据则因 HPV 例均成本取值的变化而发生了变化。①当各筛查方案的灵敏度和特异度取值相同时，VIA 筛查方案每获得一个 DALY 所需成本始终最低，经济效率最高；②即使灵敏度和特异度处于低限，各筛查方案的成本效用值亦低于北京市 2010 年人均 GDP 的 3 倍。这意味着，各筛查方案都具有经济效率，但 VIA 的经济效率最佳；③当各筛查方案的灵敏度和特异度在上述取值范围内任意变化时，其所产生的成本效用比值变化区间出现交叉重叠。这意味着，任何一种筛查方案都有可能成为最具成本效用的筛查方案，但这种可能性也将是无限多的。例如，在特异度保持基线水平的情况下，当 HPV+LBC 的灵敏度取值 100% 时，其成本效用比值是 37 359 元/DALY（表 5-28）。而当 VIA、CP、LBC 的成本效用比值也取 37 359 元/DALY 的时候，其对应的灵敏度分别为 34.7%、38.8%、

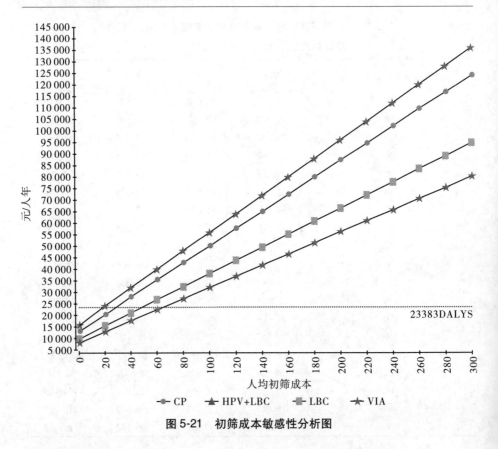

图 5-21　初筛成本敏感性分析图

66.5%。如图 5-22 中的横线所示，4 种筛查方案的成本效用比值相同。此时，一旦某种方案的灵敏度出现上升（其他 3 种方案的灵敏度保持不变），该方案的成本效用比将随之降低，从而使该方案更具经济效率。由于 4 种筛查方案成本效用比值相等的情况有 N 种，所以，当某种筛查方案成为最具成本效用的筛查方案时，其所对应的 4 种筛查方案的灵敏度取值情况也有 N 种；而在在灵敏度保持基线水平的情况下，当 HPV＋LBC 的特异度取值 100% 时，其成本效用比值是 34195 元/DALY（表 5-31）。而当 VIA、CP、LBC 的成本效用比值也取 34 195 元/DALY 的时候，其对应的特异度分别为 69.6%、71.8%、81.8%。如图 5-23 中的横线所示，4 种筛查方案的成本效用比值相同。此时，一旦某种方案的特异度出现上升（其他 3 种方案的特异度保持不变），该方案的成本效用比将随之降低，从而使该方案更具经济效率。由于 4 种筛查方案成本效用比值相等的情况有 N 种，所以，当某种筛查方案成为最具成本效用的筛查方案时，其所对应的 4 种筛查方案的特异度取值情况也有 N 种。

表 5-28　VIA 在灵敏度和特异度不同取值下的成本效用值　单位：元/DALY

CIN Ⅱ、CIN Ⅲ/原位癌灵敏度（%）	≥CIN Ⅰ特异度（%）				
	60	70	80	90	100
30	——	——	49 570	35 512	21 453
40	——	——	38 234	27 690	17 146
50	——	——	31 432	22 997	14 562
60	——	——	26 897	19 868	12 839
70	——	——	23 658	17 633	11 608
80	——	——	21 229	15 957	10 685
90	——	——	19 340	14 654	9967
100	——	——	——	——	——

表 5-29　CP 在灵敏度和特异度不同取值下的成本效用值　单位：元/DALY

CIN Ⅱ、CIN Ⅲ/原位癌灵敏度（%）	≥CIN Ⅰ特异度（%）				
	60	70	80	90	100
30	——	——	57 540	43 481	29 423
40	——	——	44 211	33 667	23 123
50	——	——	36 214	27 779	19 343
60	——	——	28 832	22 343	15 854
70	——	——	27 074	21 049	15 024
80	——	——	24 218	18 946	13 674
90	——	——	21 996	17 310	12 624
100	——	——	——	——	——

表 5-30　LBC 在灵敏度和特异度不同取值下的成本效用值　单位：元/DALY

CIN Ⅱ、CIN Ⅲ/原位癌灵敏度（%）	≥CIN Ⅰ特异度（%）				
	60	70	80	90	100
30	——	——	——	——	——
40	——	——	——	——	——
50	——	——	——	——	——
60	——	——	——	——	——
70	53 740	47 715	41 690	35 665	29 640
80	47 551	42 279	37 007	31 735	26 463
90	42 737	38 051	33 364	28 678	23 992
100	38 886	34 668	30 450	26 233	22 015

表 5-31　HPV+LBC 在灵敏度和特异度不同取值下的成本效用值　单位：元/DALY

CIN Ⅱ、CIN Ⅲ/原位癌灵敏度（%）	≥CIN Ⅰ特异度（%）				
	60	70	80	90	100
30	——	——	——	——	——
40	——	——	——	——	——
50	——	——	——	——	——
60	——	——	——	——	——
70	——	——	——	——	——
80	——	——	——	——	——
90	56 270	51 584	46 898	42 212	37 526
100	51 066	46 848	42 631	38 413	34 195

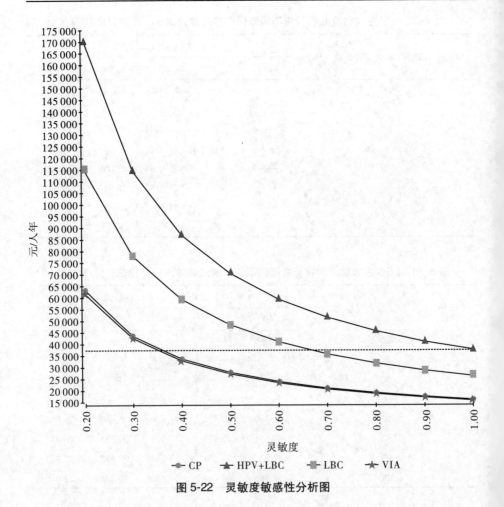

图 5-22　灵敏度敏感性分析图

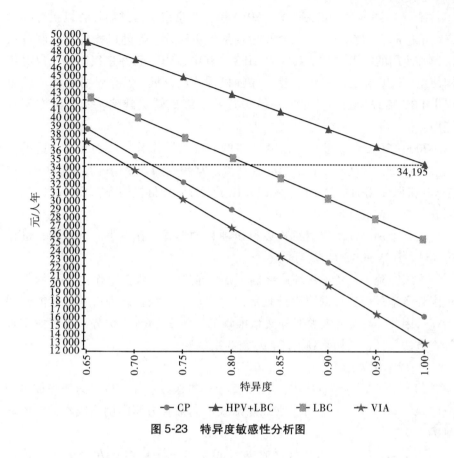

图 5-23 特异度敏感性分析图

三、主要发现、建议和存在的问题

（一）主要发现

子宫颈癌是可以预防的癌症！目前，发达国家的防治策略倾向于使用
HPV 疫苗。但是，据估计，HPV 疫苗的大面积正式使用，至少还要等20~
30 年。因此，近期的子宫颈癌防治仍然需依靠传统的筛查手段。纵观国内
外关于子宫颈癌筛查策略评价相关文献，我们可以发现，业内对何为最佳
筛查策略尚无统一认识。适宜策略的选择受到疾病流行情况、当地的诊断
治疗水平、诊疗成本、人们的思想认识等诸多因素的影响。WHO 给出的建
议是，在那些没有细胞学筛查基础的不发达地区，推荐使用 VIA 进行普查。
北京市 2009~2010 年子宫颈癌筛查工作中使用的筛查技术是 CP。与其他技
术手段相比，在北京市现有条件下，CP 是否具有经济优势？通过课题的研
究，我们的主要发现如下：

1. 子宫颈癌筛查相关情况　2010 年，北京市子宫颈癌筛查以机会性筛查、单位职工体检为主。机会性筛查是各级医疗、保健机构的常规服务项目，所使用的技术主要是 LBC 和 HPV。其中，HPV 仅在三级医疗、保健机构使用；LBC 在二、三级医疗、保健机构均已开展，甚至部分一级医院也提供 LBC 筛查项目。但是，一级医院和二级妇幼保健院基本上没有阅片能力。

2009~2010 年，北京市启动了"两癌筛查"工作，鼓励北京市适龄女性参加筛查，其性质是有组织的普查。子宫颈癌筛查使用的技术是 CP，这是 CP 得以使用的主要途径。二级及以上医疗、保健机构都有 CP 阅片能力，部分一级医院也具备 CP 阅片能力。

仅有个别医疗、保健机构以科研项目的形式，在较小的范围内，进行过 VIA、HPV+LBC 筛查尝试。

一级医院不具备子宫颈癌诊断、治疗能力，但普查工作主要是依靠一级医院实施；而且根据卫生行政部门的要求，必须在病理诊断后才能开展治疗。因此，VIA 将失去部分文献推崇的"即查即治"优势，与其他 3 种筛查方法一样，从初筛到治疗，均需 3 次就诊。

2. 成本测算结果

（1）子宫颈癌筛查成本：根据 15 家样本医疗、保健机构的初筛成本调查结果，2010 年，北京市子宫颈癌筛查不同筛查方案的例均成本估测值分别为：

VIA：19.09 元，其中耗材成本 4.60 元，固定成本 0.74 元，人力成本 12.83 元，日常运营成本 0.92 元；患者时间成本 2.42 元/人次。

CP：29.50 元，其中耗材成本 14.31 元，固定成本 1.65 元，人力成本 10.22 元，日常运营成本 3.33 元；患者时间成本 1.96 元/人次。

LBC：72.00 元，其中耗材成本 58.49 元，固定成本 0.93 元，人力成本 11.41 元，日常运营成本 1.16 元；患者时间成本 2.04 元/人次。

HPV+LBC：422 元；患者时间成本 2.73 元/人次。

（2）子宫颈癌确诊成本：4 家样本二级医疗、保健机构的确诊成本平均为 289.5 元/例；患者时间成本 5.30 元/人次。

（3）子宫颈癌预防性治疗成本：北京妇幼保健院 CIN Ⅱ、CIN Ⅲ/原位癌次均住院治疗费用分别为 5000.00 元、6990.00 元；患者时间成本均为 511.19 元/人次。

（4）子宫颈癌经济负担：子宫颈癌患者的年人均医疗费用为 11 127.09 元；年人均时间成本为 193.80 元；早死造成的收入损失为 2.44 万元/人年。

3. 效果/效益/效用测算结果

（1）效果：若使用北京市文献提供的灵敏度和特异度数据，在参加2009~2010年子宫颈癌 CP 筛查的 505 582 人中，使用不同筛查方法检出的 CIN Ⅱ 和 CIN Ⅲ/原位癌人数分别为：

VIA：681 人，检出率 1.35‰。其中，CIN Ⅱ 405 人，CIN Ⅲ/原位癌 276 人。

CP：667 人，检出率 1.32‰。其中 CIN Ⅱ 381 人，CIN Ⅲ/原位癌 286 人。

LBC：1076 人，检出率 2.13‰。其中 CIN Ⅱ 539 人，CIN Ⅲ/原位癌 538 人。

HPV+LBC：1252 人，检出率 2.48‰。其中 CIN Ⅱ 646 人，CIN Ⅲ/原位癌 607 人。

若使用国内权威文献提供的灵敏度和特异度数据，在参加 2009~2010 年子宫颈癌 CP 筛查的 505 582 人中，使用不同筛查方法检出的 CIN Ⅱ 和 CIN Ⅲ/原位癌人数分别为：

VIA：760 人，检出率 1.50‰。其中，CIN Ⅱ 392 人，CIN Ⅲ/原位癌 368 人。

CP：823 人，检出率 1.63‰。其中 CIN Ⅱ 425 人，CIN Ⅲ/原位癌 399 人。

LBC：1077 人，检出率 2.13‰。其中 CIN Ⅱ 555 人，CIN Ⅲ/原位癌 522 人。

HPV+LBC：1267 人，检出率 2.51‰。其中 CIN Ⅱ 653 人，CIN Ⅲ/原位癌 614 人。

（2）效益：按照 2010 年北京市价格水平，若能成功治愈一名子宫颈癌前病变患者，其在未来能够避免的经济损失总计为 280.87 万元。于是，在参加 2009~2010 年子宫颈癌 CP 筛查的 505 582 人中，不同筛查方法产生的效益分别为：

根据北京市文献提供的灵敏度和特异度数据，

VIA：1.91 亿元。

CP：1.87 亿元。

LBC：3.16 亿元。

HPV+LBC：3.65 亿元。

根据国内权威文献提供的灵敏度和特异度数据，

VIA：2.22 亿元。

CP：2.37 亿元。

LBC：3.16 亿元。

HPV+LBC：3.70 亿元。

（3）效用：以 2010 年为贴现年，若能成功治愈一名子宫颈癌前病变患者，其在未来能够挽回的健康生命年总计为 15.99 年。则在参加 2009~2010 年子宫颈癌 CP 筛查的 505 582 人中，不同筛查方法产生的效用分别为：

根据北京市文献提供的灵敏度和特异度数据，

VIA：1089.61DALY。

CP：1080.51 DALY。

LBC：1799.87 DALY。

HPV+LBC：2080.10 DALY。

根据国内权威文献提供的灵敏度和特异度数据，

VIA：1262.45DALY。

CP：1367.66 DALY。

LBC：1799.87 DALY。

HPV+LBC：2104.09DALY。

4. 卫生经济学评价结果　根据北京市文献提供的灵敏度和特异度数据，以及 2010 年各筛查方法当年价格，卫生经济学评价结果为，VIA、LBC、HPV+LBC 均具有经济效率，其中 VIA 最佳，LBC 次之，最后是 HPV+LBC；而 CP 被淘汰。除非 HPV+LBC 的初筛成本降至 160 元/例及以下，否则，与 LBC 相比，其过高的增量成本效用值（高于北京市 2010 年人均 GDP 的 3 倍）使其不宜于在子宫颈癌普查中使用。鉴于北京市子宫颈癌筛查补助标准为 20 元/例，因此判断 VIA 为适宜筛查方案。

根据国内权威文献提供的灵敏度和特异度数据，以及 2012 年各筛查方法当年价格，卫生经济学评价结果为，4 种筛查方案均具有经济效率，其中 VIA 最佳，CP 次之，LBC 和 HPV+LBC 分列第三和第四位。增量成本效用分析亦显示，CP、LBC 和 HPV+LBC 的增量成本效用值均低于北京市 2010 年人均 GDP 的 3 倍，所以 4 种方案均可在子宫颈癌普查中使用。鉴于北京市子宫颈癌筛查补助标准为 20 元/例，因此判断 CP 为适宜筛查方案。

敏感性分析表明，当子宫颈癌及癌前病变患病率降低到一定程度时，进行普查将失去其经济意义；当各筛查方案的初筛成本、灵敏度和特异度出现相对变化时，很可能影响到其成本效用比值的排序；而无论实施何种筛查方案，确诊依从率的提高都有益于提升子宫颈癌筛查的综合防治效果。

（二）政策建议

在研究立项初期，我们根据流行病学专家的建议，从北京市的实际情况出发，以北京市的数据为基础，得出 VIA 最具经济性的结论。但这一结论遭到临床专家的反对。于是，究竟什么样的基线值符合北京市情况成为一个核心问题！应该承认的是，从某一地区的文献或工作中汲取参数基线值数据，其稳定性确实不如从更大范围内获取的数据。而且北京是发达地区，通过加强培训等手段，有能力在筛查灵敏度和特异度方面达到甚至超过国内或国际平均水平，而国内或国际上各类筛查方法的灵敏度和特异度取值也更为稳定，且较易为各方接受。因此，研究中，我们倾向于放开"首先选择北京数据的限制"，根据国内权威文献提供的数据，重新计算各筛查方案的成本效用比。并在此基础上，提出政策建议如下。

1. 根据预算要求，选择筛查方案 研究评价的 4 种筛查方案均具经济性，都可用于普查。但根据经济学边际理论和利润最大化目标，我们建议，在预算允许的情况下，尽量选择能够带来更大产出的筛查方案。因此，各区（县）可根据自己的经济实力选择筛查方案，但 VIA 不建议在交通便利的区域使用。

2. 整合资源，提高筛查参与率、确诊依从率 筛查参与率和确诊依从率的变动通常不会影响各筛查方案的排位，但会影响子宫颈癌死亡率的降低程度。因此，提高这两个率，是提升子宫颈癌筛查工作效果的关键。我们建议，对于那些可以实施 LBC、甚至是 HPV+LBC 普查的区（县），想办法将其与各在京单位体检部分进行整合，使筛查在更为规范的制度下运行，不但使筛查本身有了更高质量的保证，而且还能打破信息孤岛，实现信息整合，更利于相关专业部门掌握北京市子宫颈癌及癌前病变的整体发生、发展情况。

而对于某些特殊人群，如山区人群，需要靠筛查队下乡筛查的地区，我们建议，在财力允许的情况下，选择 HPV+LBC 这种高灵敏度的筛查方法，并在医院建立绿色通道，尽量使这样的患者病理和手术治疗在同一天进行，以减少多次就诊带来的高失访率；而财力有限时，选择 VIA，并将因此而节省下来的费用用于补偿该人群初筛阳性者的病理诊断成本，以降低失访率。

3. 建立区域筛查中心，提高筛查效力、降低筛查成本 成本调查显示，CP 在二级医疗、保健机构的成本甚至还低于一级医院。这种现象的产生，主要是因为多数一级医院自己没有阅片能力，而需依靠外送获得细胞学检查结果。因此，我们建议，以各区（县）妇幼保健院为核心，成立区域筛查中心。一级医院只负责妇科检查，由筛查中心统一阅片。这样，既能进一步压低筛查成本，又能提高筛查的灵敏度和特异度，而且还为 LBC 在普查中的实施提供了专业技术方面的保障。

4. 筛查耗材实施统一购买和统一配送成本调查显示，在 CP 的总成本中，耗材成本几乎占了一半。其主要原因在于一级医院外送阅片比例过高，而在外送时，外送对象有医院自己决定。因此，我们建议，应效仿结核病防控中，主要耗材统购统配的做法，对筛查技术所需耗材，起码在县级水平上实现统购统配，以进一步规范筛查工作、降低筛查成本。

5. 注重人的价值，合理补偿成本 尽管北京市一级医院实行的是收支两条线，但不可否认的是，在相当一部分一级医院日常工作任务饱和的情况下，子宫颈癌筛查给一级医院带来了机会成本的增加。在耗材统购统配的前提下，医院的利润空间被压缩。因此，我们建议，应着手解决筛查相关医务人员的劳务报酬问题，合理分配筛查经费，提升基层医务人员的积极性和主动性。鉴于研究测算的 CP 耗材和日常运营成本低于北京市子宫颈癌筛查补助标准，因此从财力方面，完全有能力做到。

6. 加强子宫颈癌筛查信息收集和统管工作 上面省下来的钱干什么？我们认为，用于加强子宫颈癌筛查信息工作非常必要。在调研中我们发现，北京妇幼保健院只有汇总的电子版筛查结果数据，而详细的数据均在各基层医院，而基层医院多数又没有电子版数据，使得重新查阅这些资料几乎不可能做到。这极大地阻碍了研究进程，限制了这些来之不易的信息发挥其应有的效能。没有坚实的数据基础，何谈正确决策！因此，我们建议，要对子宫颈癌筛查工作相关信息进行统一收集、维护和管理。同时，其内容不仅要包括传统的筛查对象基本信息和结果信息，还应包括诸如筛查方法成本、子宫颈癌及癌前病变治疗费用内容，甚至应协调相关部门，纳入医院机会性筛查相关数据。以便适时监测各卫生经济学评价各主要参数值的变化，实现科学、动态决策。例如，通过监测子宫颈癌及癌前病变患病率的变化，当子宫颈癌及癌前病变患病率降低到一定程度时，可以判断普查将失去其经济意义，此时可暂缓普查或延长普查周期。

7. 确立研究重点、做好基础研究工作 针对那些存在争议且具有实际工作指导意义的问题，应争取资金，进行研究。例如，业界对 VIA 及 CP 的筛查效力争议较大，因此建议组织专业队伍，在一定范围内，对筛查对象同时进行 VIA 和 CP 筛查，为比较两者的筛查效果优劣提供有力证据。而准确的流行病学和临床数据是卫生经济学评价的基础。再如，我们都知道筛查参与率的高低是影响子宫颈癌防治工作效果（子宫颈癌死亡率）的关键因素。尽管很多研究都阐述了影响人群筛查参与率的主要因素，但那些因素在实施不同筛查方法时，其对筛查效果的作用都是等价的。只有积极探索筛查方法本身对筛查参与率的影响，研究北京市 20 岁以上女性对不同筛查技术的偏好构成，才能对进一步的各筛查方案的卫生经济学比较分析做出贡献。筛查参与率的加入，将使子宫颈癌筛查卫生经济学评价更加科学、完善。

（三）研究中存在的问题

1. 成本测算问题　研究所测算的成本还不是子宫颈癌筛查工作成本的全部，对于某些能够影响到筛查方案比较结果的成本项目，如不同筛查技术的培训成本，由于没有实际发生值，研究未能收集。这对研究结果会造成一定的影响。有待后续研究予以解决。

此外，有关子宫颈癌及癌前病变患者诊疗费用的数据，由于当前医疗领域医患矛盾较为突出、诊疗费用数据敏感性较高的影响，研究无法通过抽样获得能够代表北京市平均水平的数据。因此，只能通过专家访谈，结合典型调查，根据北京妇幼保健院子宫颈癌临床诊疗规范和相应价格，推算了子宫颈癌及癌前病变患者的标准诊疗费用。未来如有可能，应补充实测诊疗费用值。

2. 效果/效益/效用测算问题　在效果/效益/效用的测算上，有几个参数指标非常重要，这些参数包括初筛成本、灵敏度和特异度、确诊依从率、CIN Ⅱ 和 CIN Ⅲ/原位癌患病率、CIN Ⅱ 和 CIN Ⅲ/原位癌癌转率等。而从比较的角度看，初筛成本、灵敏度和特异度这两个参数非常重要。尤其是灵敏度和特异度这个参数的取值存在两个方面的问题：一是北京地区的相关数据较少，而且即使有，其筛查样本通常较小，一般是机会性筛查数据，从而影响了参数取值的代表性；二是国内其他地区确实有一定的相关数据积累。但能否代表北京，确实是一个值得探讨的问题。我们认为，目前，使用这两种来源的数据，都会给卫生经济学评价结果带来影响。希望在后续工作中重视这些基础信息的监测、收集和分析。

3. 成本效用分析问题　研究仅对一次性横断面筛查做了成本效果/效益/效用分析。这对于一个周期性运行的筛查工作来说是不够的，还需进行 Markov 分析。我们已经收集了相关参数信息，建立了 Markov 模型，并完成了具体的分析设计，目前正在进行计算机分析。限于课题执行时间要求，现在尚无法拿出最终结果。但我们将在未来一段时间内完成这项工作。

第六章　乳腺癌的临床专业知识

乳房疾病是女性常见病。乳腺癌的发病率居全球女性恶性肿瘤的第一位，已成为影响女性健康的主要疾病。

一、解剖生理概要

成年女性乳房是两个半球形的性征器官，位于胸大肌浅面，约在第 2 和第 6 肋骨水平的浅筋膜浅、深层之间。外上方形成乳腺腋尾部伸向腋窝。乳头位于乳房的中心，周围的色素沉着区称为乳晕。

乳腺有 15~20 个腺叶，每一腺叶分成很多腺小叶，腺小叶由小乳管和腺泡组成，是乳腺的基本单位。每一腺叶有其单独的导管（乳管），腺叶和乳管均以乳头为中心呈放射状排列。小乳管汇至乳管，乳管开口于乳头，乳管靠近开口的 1/3 段略为膨大，是乳管内乳头状瘤的好发部位。腺叶、小叶和腺泡间有结缔组织间隔，腺叶间还有与皮肤垂直的纤维束，上连浅筋膜浅层，下连浅筋膜深层，称 Cooper 韧带。

乳腺是许多内分泌腺的靶器官，其生理活动受垂体前叶、卵巢及肾上腺皮质等激素影响。妊娠及哺乳时乳腺明显增生，腺管延长，腺泡分泌乳汁。哺乳期后，乳腺又处于相对静止状态。平时，育龄期女性在月经周期的不同阶段，乳腺的生理状态在各激素影响下，呈周期性变化。绝经后腺体逐渐萎缩，为脂肪组织所代替。乳房的淋巴网甚为丰富，其淋巴液输出有四个途径（图 6-1）：①乳房大部分淋巴液经胸大肌外侧缘淋巴管流至腋窝淋巴结，再流向锁骨下淋巴结。部分乳房上部淋巴液可流向胸大、小肌间淋巴结，直接到达锁骨下淋巴结。通过锁骨下淋巴结后，淋巴液继续流向锁骨上淋巴结。②部分乳房内侧的淋巴液通过肋间淋巴管流向胸骨旁淋巴结（在第 1、2、3 肋间比较恒定存在，沿胸廓内血管分布）。③两侧乳房间皮下有交通淋巴管，一侧乳房的淋巴液可流向另一侧。④乳房深部淋巴网可沿腹直肌鞘和肝镰状韧带通向肝。

目前，通常以胸小肌为标志，将腋区淋巴结分为三组：

Ⅰ组即腋下（胸小肌外侧）组：在胸小肌外缘以外。

Ⅱ组即腋中（胸小肌后）组：胸小肌深面的腋静脉下方淋巴结、胸小肌内外缘之间。

Ⅲ组即腋上（锁骨下）组：胸小肌内侧缘以上锁骨下静脉下方淋巴结。

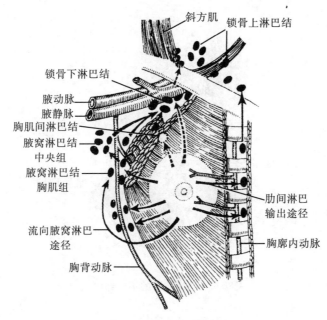

图 6-1　乳房淋巴输出途径

二、急性乳腺炎

急性乳腺炎是乳腺的急性化脓性感染，病人多是产后哺乳的女性，尤以初产妇更为多见，往往发生在产后 3～4 周。

1. 病因

（1）乳汁淤积：乳汁是理想的培养基，乳汁淤积将有利于入侵细菌的生长繁殖。

（2）细菌入侵：乳头破损或皲裂，使细菌沿淋巴管入侵是感染的主要途径。细菌也可直接侵入乳管，上行至腺小叶而致感染。多数发生于初产妇，缺乏哺乳的经验。也可发生于断奶时，6 个月以后的婴儿已长牙，易致乳头损伤。

2. 临床表现　病人感觉乳房疼痛、局部红肿、发热。随着炎症发展，病人可有寒战、高热、脉搏加快，常有患侧淋巴结肿大、压痛，白细胞计数明显增高。

局部表现可有个体差异，应用抗菌药治疗的病人，局部症状可被掩盖。一般起初呈蜂窝织炎样表现，数天后可形成脓肿，脓肿可以是单房或多房性。脓肿可向外溃破，深部脓肿还可穿至乳房与胸肌间的疏松组织中，形成乳房后脓肿（图6-2）。感染严重者，可并发脓毒症。

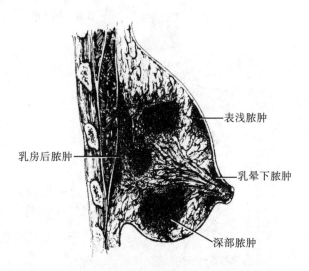

表浅脓肿

乳房后脓肿

乳晕下脓肿

深部脓肿

图 6-2　乳房脓肿的不同部位

3. 治疗　原则是消除感染、排空乳汁。早期呈蜂窝织炎表现时不宜手术，但脓肿形成后仍仅以抗菌药治疗，则可致更多的乳腺组织受破坏。应在压痛最明显的炎症区进行穿刺，抽到脓液表示脓肿已形成，脓液应作细菌培养及药物敏感试验。

呈蜂窝织炎表现而未形成脓肿之前，应用抗菌药可获得良好的结果。因主要病原菌为金黄色葡萄球菌，可不必等待细菌培养的结果，应用青霉素治疗，或用耐青霉素酶的苯唑西林钠（新青霉素Ⅱ），每次1g，每日4次肌内注射或静脉滴注。若病人对青霉素过敏，则应用红霉素。如治疗后病情无明显改善，则应重复穿刺以证明有无脓肿形成，以后可根据细菌培养结果指导选用抗菌药。抗菌药物可被分泌至乳汁，因此如四环素、氨基糖苷类、磺胺药和甲硝唑等药物应避免使用，因其能影响婴儿，而以应用青霉素、头孢菌素和红霉素为安全。中药治疗可用蒲公英、野菊花等清热解毒药物。

脓肿形成后，主要治疗措施是及时作脓肿切开引流。手术时要有良好的麻醉，为避免损伤乳管而形成乳瘘，应做放射状切开，乳晕下脓肿应沿乳晕边缘作弧形切口（图6-3）。深部脓肿或乳房后脓肿可沿乳房下缘作弧形切口，经乳房后间隙引流之。切开后以手指轻轻分离脓肿的多房间隔，以利引流。脓腔较大时，可在脓腔的最低部位另加切口作对口引流（图6-4）。

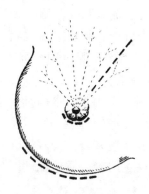 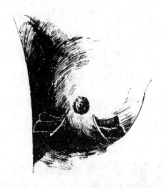

图6-3 乳房脓肿的切口　　　　　　　图6-4 乳房脓肿对口引流

一般不停止哺乳，因停止哺乳不仅影响婴儿的喂养，且提供了乳汁淤积的机会。但患侧乳房应停止哺乳，并以吸乳器吸尽乳汁，促使乳汁通畅排出，局部热敷以利早期炎症的消散。若感染严重或脓肿引流后并发乳瘘，应停止哺乳。可口服溴隐亭1.25mg，每日2次，服用7~14天，或己烯雌酚1~2mg，每日3次，共2~3日，或肌内注射苯甲酸雌二醇，每次2mg，每日1次，至乳汁停止分泌为止。

4. 预防　关键在于避免乳汁淤积，防止乳头损伤，并保持其清洁。应加强孕期卫生宣教，指导产妇经常用温水洗净两侧乳头。如有乳头内陷，可经常挤捏、提拉矫正之。要养成定时哺乳、婴儿不含乳头而睡等良好习惯。每次哺乳应将乳汁吸空，如有淤积，可按摩或用吸乳器排尽乳汁。哺乳后应清洗乳头。乳头有破损或皲裂要及时治疗。注意婴儿口腔卫生。

三、乳腺囊性增生病

本病又称慢性囊性乳腺病（简称乳腺病），是女性多发病，常见于中年女性。是乳腺实质的良性增生，其病理形态复杂，增生可发生于腺管周围并伴有大小不等的囊肿形成；或腺管内表现为不同程度的乳头状增生，伴乳管囊性扩张，也有发生于小叶实质者，主要为乳管及腺泡上皮增生。由于本病的临床表现有时与乳腺癌有所混淆，因此正确认识本病十分重要。

1. 病因　本病系内分泌障碍性增生病，一是体内女性激素代谢障碍，尤其是雌、孕激素比例失调，使乳腺实质增生过度和复旧不全。二是部分乳腺实质成分中女性激素受体的质和量异常，使乳房各部分的增生程度参差不齐。

2. 临床表现　突出的表现是乳房胀痛和肿块，特点是部分病人具有周期性。疼痛与月经周期有关，往往在月经前疼痛加重，月经来潮后减轻或消失，有时整个月经周期都有疼痛。体检发现一侧或双侧乳腺有弥漫性增厚，可局限于乳腺的一部分，也可分散于整个乳腺，肿块呈颗粒状、结节状或片状，大小不一，质韧而不硬，增厚区与周围乳腺组织分界不明显。少数病人可有乳头溢液。本病病程较长，发展缓慢。

3. 诊断　根据以上临床表现，本病的诊断并不困难。本病有无恶变可能尚有争论，但重要的是乳腺癌与本病有同时存在的可能，为了及早发现可能存在的乳腺癌，应嘱病人每隔2~3个月到医院复查。局限性乳腺增生病肿块明显时，要与乳腺癌相区别。后者肿块更明确，质地偏硬，与周围乳腺有较明显区别，有时有腋窝淋巴结肿大。

4. 治疗　本病的治疗主要是调节内分泌，可用中药或中成药调理，包括疏肝理气，调和冲任及调整卵巢功能。常用如口服中药逍遥散3~9g，每日3次。对局限性乳腺囊性增生病，应在月经后7~10天内复查，若肿块变软、缩小或消退，则可予以观察并继续中药治疗。若肿块无明显消退者，或在观察过程中，对局部病灶有恶性病变可疑时，应行粗针穿刺或手术活检病理组织学检查。

四、乳房肿瘤

女性乳房肿瘤的发病率甚高，良性肿瘤中以纤维腺瘤为最多，约占良性肿瘤的3/4，其次为乳管内乳头状瘤，约占良性肿瘤的1/5。恶性肿瘤的绝大多数（98%）是乳腺癌，肉瘤甚为少见（2%）。男性患乳房肿瘤者极少，男性乳腺癌发病率约为女性的1%。

（一）乳房纤维腺瘤

1. 病因　本病产生的原因是小叶内纤维细胞对雌激素的敏感性异常增高，可能与纤维细胞所含雌激素受体的量或质的异常有关。雌激素是本病发生的刺激因子，所以纤维腺瘤发生于卵巢功能期。

2. 临床表现　本病是女性常见的乳房肿瘤，高发年龄是20~25岁，其次为15~20岁和25~30岁。好发于乳房外上象限，约75%为单发，少数属多发。除肿块外，病人常无明显自觉症状。肿块增大缓慢，质似硬橡皮球的弹性感，表面光滑，易于推动。月经周期对肿块的大小并无影响。

3. 治疗　乳房纤维腺瘤属良性，癌变可能性很小大多可观察，但有肉瘤变可能，故手术切除也是治疗纤维腺瘤有效的方法。由于妊娠可使纤维腺瘤增大，所以在妊娠前或后发现的纤维腺瘤一般都应手术切除。应将肿瘤连同其包膜整块切除，以周围包裹少量正常乳腺组织为宜，肿块必须常规做病理检查。

（二）导管内乳头状瘤

导管内乳头状瘤多见于经产妇，40~50岁为多。75%病例发生在大乳管近乳头的壶腹部，瘤体很小，带蒂而有绒毛，且有很多壁薄的血管，故易出血。发生于中小乳管的乳头状瘤常位于乳房周围区域。

1. 临床特点　一般常因乳头溢液污染内衣而引起注意，溢液可为血性、暗棕色或黄色液体。肿瘤小，常不能触及，偶有较大的肿块。大乳管乳头状瘤，可在乳晕区扪及直径为数毫米的小结节，多呈圆形、质软、可推动，轻压此肿块，常可从乳头溢出血性液体。

2. 治疗　以手术为主，对单发的导管内乳头状瘤应切除病变的乳管系统。术前需正确定位，用指压确定溢液的乳管口，可插入探针、导丝或用乳腺导管内镜定位，也可注入美蓝，沿导丝或美蓝显色部位做放射状切口，切除该乳管及周围的乳腺组织。常规进行病理检查，如有恶变应施行乳腺癌手术。导管内乳头状瘤一般属良性，恶变率为6%~8%，尤其对起源于小乳管的乳头状瘤应警惕其恶变的可能。

（三）乳房肉瘤

乳房肉瘤是较少见的恶性肿瘤，包括中胚叶结缔组织来源的间质肉瘤、纤维肉瘤、血管肉瘤和淋巴肉瘤等。另外还有一种不同于一般肉瘤的肿瘤，是以良性上皮成分和富于细胞的间质成分组成，因其个体标本上常出现裂隙而称作分叶状肿瘤，按其间质成分、细胞分化的程度可分为良性及恶性。良性者称为分叶状纤维腺瘤；恶性者称为叶状囊肉瘤，其上皮成分可表现为良性增生，而间质成分则有明显核分裂及异形性。临床上常见于50岁以上的女性，表现为乳房肿块，体积可较大，但有明显境界，皮肤表面可见扩张静脉。除肿块侵犯胸肌时较固定外通常与皮肤无粘连而可以推动。腋淋巴结转移很少见，伴腋淋巴结转移者占5%以下。手术是主要治疗手段，如肿块较小，可行局部肿块的广泛切除术。如肿块大于5cm，乳腺相对较小，可行乳房单纯切除术，对肿瘤已侵犯胸大肌者，亦可同时切除部分胸大肌，腋淋巴结一般无需清扫，除非临床诊断腋淋巴结转移者。

（四）乳腺癌

乳腺癌是女性最常见的恶性肿瘤之一。在我国占全身各种恶性肿瘤的7%~10%，仅次于子宫颈癌，但近年来有超过子宫颈癌的倾向，并呈逐年上升趋势。部分大城市报告乳腺癌占女性恶性肿瘤之首位。

1. 病因　乳腺癌的病因尚不清楚。乳腺是多种内分泌激素的靶器官，如雌激素、孕激素及泌乳素等，其中雌酮及雌二醇对乳腺癌的发病有直接关系。20岁前本病少见，30岁左右发病率开始上升，高发年龄大多在40～50岁之间，而绝经后5～10年要出现一个发病的小高峰。月经初潮年龄早、绝经年龄晚、不孕及初次足月产的年龄与乳腺癌发病均有关。一级亲属中有乳腺癌病史者，发病危险性是普通人群的2～3倍。乳腺良性疾病与乳腺癌的关系尚有争论，多数认为乳腺小叶有上皮高度增生或不典型增生者可能与乳腺癌发病有关。另外，营养过剩、肥胖、脂肪饮食，可加强或延长雌激素对乳腺上皮细胞的刺激，从而增加发病机会。北美、北欧地区乳腺癌发病率约为亚、非、拉美地区的4倍，而低发地区居民移居至高发地区后，第二、三代移民的乳腺癌发病率逐渐升高，提示环境因素及生活方式与乳腺癌的发病有一定关系。

2. 转移途径

（1）血行转移：以往认为血行转移多发生在晚期，这一概念已被否定。研究发现有些早期乳腺癌已有血运转移。癌细胞可经淋巴途径进入静脉，也可直接侵入血循环而致远处转移。最常见的远处转移依次为肺、骨、肝、脑等。

（2）淋巴转移：主要途径有：①癌细胞经胸大肌外侧缘淋巴管侵入同侧腋窝淋巴结，然后侵入锁骨下淋巴结以至锁骨上淋巴结，进而可经胸导管（左）或右淋巴管侵入静脉血流而向远处转移；②癌细胞向内侧淋巴管，沿着乳内血管的肋间穿支引流到胸骨旁淋巴结，继而达到锁骨上淋巴结，并可通过同样途径侵入血流。

3. 临床表现　早期乳腺癌可以没有任何临床表现，仅有影像学检查的异常。如果进一步发展可出现患侧乳房的无痛、单发小肿块。肿块质硬，表面不光滑，与周围组织分界不很清楚，在乳房内不易被推动。随着肿瘤增大，可引起乳房局部隆起。若累及Cooper韧带，可使其缩短而致肿瘤表面皮肤凹陷，即"酒窝征"。邻近乳头或乳晕的癌肿因侵入乳管使之缩短，可把乳头牵向癌肿一侧，进而可使乳头扁平、回缩、凹陷。癌块继续增大，如皮下淋巴管被癌细胞堵塞，引起淋巴回流障碍，出现真皮水肿，皮肤呈"桔皮样"改变。

乳腺癌发展至晚期，可侵入胸筋膜、胸肌，以至癌块固定于胸壁而不易推动。如癌细胞侵入大片皮肤，可出现多数小结节，甚至彼此融合。有时皮肤可溃破而形成溃疡，这种溃疡常有恶臭，易出血。

乳腺癌淋巴转移最初多见于腋窝。肿大淋巴结质硬、无痛、可被推动；

以后数目增多，并融合成团，甚至与皮肤或深部组织粘着。乳腺癌转移至肺、骨、肝、脑时，可出现相应的症状。例如肺转移可出现胸痛、气急，骨转移可出现局部疼痛，肝转移可出现肝大、黄疸等。

有些类型的乳腺癌的临床表现与一般乳腺癌不同。值得提出的是炎性乳腺癌和乳头湿疹样乳腺癌。炎性乳腺癌并不多见，特点是发展迅速、预后差。局部皮肤可呈炎症样表现，开始时比较局限，不久即扩展到乳房大部分皮肤，皮肤发红、水肿、增厚、粗糙、表面温度升高。

乳头湿疹样乳腺癌少见，恶性程度低，发展慢。乳头有瘙痒、烧灼感，以后出现乳头和乳晕的皮肤变粗糙、糜烂如湿疹样，进而形成溃疡，有时覆盖黄褐色鳞屑样痂皮。部分病例于乳晕区可扪及肿块。较晚发生腋淋巴结转移。

4. 诊断　详细询问病史及临床检查后，大多数乳房肿块可得出诊断。但乳腺组织在不同年龄及月经周期中可出现多种变化，因而应注意体格检查方法及检查时距月经期的时间。乳腺有明确的肿块时诊断一般不困难，但不能忽视一些早期乳腺癌的体征，如局部乳腺腺体增厚、乳头溢液、乳头糜烂、局部皮肤内陷等，以及对有高危因素的女性，可应用一些辅助检查。

5. 鉴别诊断

（1）纤维腺瘤：常见于青年女性，肿瘤大多为圆形或椭圆形，边界清楚，活动度大，发展缓慢，一般易于诊断。但40岁以后的女性不要轻易诊断为纤维腺瘤，必须排除恶性肿瘤的可能。

（2）乳腺囊性增生病：多见于中年女性，特点是乳房胀痛，肿块可呈周期性，与月经周期有关。肿块或局部乳腺增厚与周围乳腺组织分界不明显。可观察1至数个月经周期，若月经来潮后肿块缩小、变软，则可继续观察，如无明显消退，可考虑作粗针穿刺或手术切除活检。

（3）浆细胞性乳腺炎：是乳腺组织的无菌性炎症，炎性细胞中以浆细胞为主。临床上60%呈急性炎症表现，肿块大时皮肤可呈"桔皮样"改变。40%病人开始即为慢性炎症，表现为乳晕旁肿块，边界不清，可有皮肤粘连和乳头凹陷。急性期应予抗炎治疗，炎症消退后若肿块仍存在，需手术切除，作包括周围部分正常乳腺组织的肿块切除术。

（4）乳腺结核：是由结核杆菌所致乳腺组织的慢性炎症。好发于中、青年女性。病程较长，发展较缓慢。局部表现为乳房内肿块，肿块质硬偏韧，部分区域可有囊性感。肿块境界有时不清楚，活动度可受限。可有疼痛，但无周期性。治疗包括全身抗结核治疗及局部治疗，可作包括周围正常乳腺组织在内的乳腺区段切除。

6. 分期 完善的诊断除确定乳腺癌的病理类型外，还需记录疾病发展程度及范围，以便制定术后辅助治疗方案，比较治疗效果以及判断预后，因此需有统一的分期方法。分期方法很多，内容如下：

T	原发肿瘤
Tx	原发肿瘤无法确定（例如已切除）
T0	原发肿瘤未查出
Tis	原位癌
Tis（DCIS）导管原位癌	
Tis（LCIS）小叶原位癌	
Tis（Paget）不伴肿瘤的乳头佩吉特病	

注：伴有肿块的佩吉特病根据肿块大小进行分期。

T1	肿瘤最大直径≤2cm
T1mic	微小浸润性癌，最大直径≤0.1cm
T1a	最大直径>0.1cm，≤0.5cm
T1b	最大直径>0.5cm，≤1.0cm
T1c	最大直径>1.0cm，≤2.0cm
T2	最大直径>2.0cm，≤5.0cm
T3	最大直径>5.0cm
T4	不论肿瘤大小，直接侵犯胸壁或皮肤（胸壁包括肋骨、肋间肌、前锯肌，但不包括胸肌）
T4a	侵犯胸壁
T4b	患侧乳房皮肤水肿（包括桔皮样变），溃疡或卫星状结节
T4c	T4a 和 T4b 并存
T4d	炎性乳腺癌
N	区域淋巴结
Nx	区域淋巴结无法分析（例如已清除）
N0	区域淋巴结无转移
N1	同侧腋淋巴结转移，可活动
N2	同侧腋淋巴结相互融合，或与其他组织固定；或临床无证据显示腋淋巴结转移的情况下，存在临床明显的内乳淋巴结转移
N2a	同侧腋淋巴结相互融合，或与其他组织固定
N2b	临床无证据显示腋淋巴结转移的情况下，存在临床明显

的内乳淋巴结转移

N3	同侧锁骨下淋巴结转移；或有临床证据显示腋淋巴结转移的情况下，存在临床明显的内乳淋巴结转移；或同侧锁骨上淋巴结转移，伴或不伴腋淋巴结或内乳淋巴结转移
N3a	同侧锁骨下淋巴结转移及腋淋巴结转移
N3b	同侧内乳淋巴结及腋淋巴结转移
N3c	同侧锁骨上淋巴结转移
pN	区域淋巴结
pNx	区域淋巴结无法分析（手术未包括该部位或过去已切除）
pN0	组织学无区域淋巴结转移，未对孤立肿瘤细胞另行检查
pN0（i-）	组织学无区域淋巴结转移，免疫组化阴性
pN0（i+）	组织学无区域淋巴结转移，免疫组化阳性，肿瘤灶≤0.2mm
pN0（mol-）	组织学无区域淋巴结转移，分子检测（RT-PCR）阴性
pN0（mol+）	组织学无区域淋巴结转移，分子检测（RT-PCR）阳性
pN1mi	存在微转移，最大径>0.2mm，≤2.0mm
pN1	同侧1~3个腋淋巴结转移，或内乳前哨淋巴结镜下转移，而临床不明显
pN1a	同侧1~3个腋淋巴结转移
pN1b	内乳前哨淋巴结镜下转移，而临床不明显
pN1c	同侧1~3个腋淋巴结转移，同侧内乳前哨淋巴结镜下转移，而临床不明显
pN2	4~9个腋淋巴结转移，或临床明显的内乳淋巴结转移而腋淋巴结无转移
pN2a	4~9个腋淋巴结转移，至少一个肿瘤灶>2.0mm
pN2b	临床明显的内乳淋巴结转移而腋淋巴结无转移
pN3	10个或10个以上腋淋巴结转移，或锁骨下淋巴结转移，或腋淋巴结转移的情况下伴临床明显的同侧内乳淋巴结转移；或3个以上腋淋巴结转移伴有临床阴性而镜下内乳淋巴结转移；或同侧锁骨上淋巴结转移
pN3a	10个或10个以上腋淋巴结转移（至少一个肿瘤灶>2.0mm），或锁骨下淋巴结转移

pN3b	3个以上腋淋巴结转移伴有临床阴性而前哨淋巴结活检镜下内乳淋巴结转移	
pN3c	同侧锁骨上淋巴结转移	
M	远处转移	
Mx	有无远处转移无法评估	
M0	无远处转移	
M1	有远处转移	

临床明显：指通过临床体检或影像学检查（除外淋巴核素显像）发现；pN分类依据腋淋巴结清扫结果，此前可有、可无前哨淋巴结活检，如果只进行前哨淋巴结活检而其后未行腋淋巴结清扫，以（sn）表示前哨淋巴结，如pN0（i+）（sn）；孤立肿瘤细胞指单个细胞或小于0.2mm的小细胞团，通常由免疫组化或分子技术发现，并经常规组织学鉴定，孤立肿瘤细胞不一定显示转移活性，如增殖或间质反应。

临床不明显：指临床体检或影像学检查（除外淋巴核素显像）不能发现的情况。

临床分期

0 期	Tis	N0	M0
Ⅰ 期	T1	N0	M0
Ⅱ A 期	T0	N1	M0
	T1	N1	M0
	T2	N0	M0
Ⅱ B 期	T2	N1	M0
	T3	N0	M0
Ⅲ A 期	T0	N2	M0
	T1	N2	M0
	T2	N2	M0
	T3	N1~2	M0
Ⅲ B 期	T4	N0	M0
	T4	N1	M0
	T4	N2	M0
Ⅲ C 期	任何T	N3	M0
Ⅳ 期	任何T	任何N	M1

7. 预防　乳腺癌病因尚不清楚，目前尚难以提出确切的病因学预防（一级预防）。但重视乳腺癌的早期发现（二级预防），经普查检出病例，将

提高乳腺癌的生存率。不过乳腺癌普查是一项复杂的工作，要有周密的设计、实施计划及随访，才能收到效果。目前一般认为乳房 X 射线摄片是最有效的检出方法。

8. 治疗　乳腺癌的现代治病理念强调综合规范的个体化治疗，手术是乳腺癌的主要治疗方法之一，还有辅助化学药物、内分泌、放射治疗，以及靶向治疗等综合治疗手段。乳腺癌早期发现、早期诊断、早期治疗，不但疗效提高、改善预后，还可以减少卫生资源的浪费，减轻额外治疗所带来的痛苦。

早期乳腺癌多可采用保乳手术。保乳手术在西方发达国家已成为应用最多的术式，除了与人们对这一术式的认知程度有关外，还与他们诊断早期乳腺癌的比例较高有关。保乳手术与传统根治性手术的效果相当，其美容效果不言而喻，使患者的生活质量大大提高。近年来，随着前哨淋巴结活检技术的应用，使乳腺癌免除腋窝淋巴结清扫成为可能，手术范围进一步缩小。

对病灶仍局限于局部及区域淋巴结的病人，手术治疗是首选，手术方式包括保乳手术、改良根治加同期再造或改良根治手术等。手术适应证为国际临床分期的 0、Ⅰ、Ⅱ 及部分Ⅲ期的病人。已有远处转移、全身情况差、主要脏器有严重疾病、年老体弱不能耐受手术者属手术禁忌。对局部晚期病人，也可考虑先做新辅助化疗，待肿瘤缩小再手术。

9. 保健指导

（1）提倡积极乐观的生活态度，营造良好的自我健康的心理环境。

（2）健康、合理的饮食结构，保证丰富的蛋白质、水果、蔬菜的摄入，避免高脂肪、高热量饮食；禁烟、酒。

（3）定期进行乳腺疾病筛查。

（4）高危女性，可考虑 20 岁以后每年做临床体检一次，35 岁以后每年做乳腺 X 线摄影及 B 超检查一次。

第七章　乳腺癌筛查的组织管理要求

一、乳腺临床检查

1. 人员要求　从事乳腺检查的医师应有两年以上乳腺临床检查经验，并按要求接受培训，其中至少有一名主治医师。

2. 流程要求

（1）乳腺检查室应相对独立，室内光线要充足，暴露要充分。

（2）为了方便女性及时参加乳腺癌筛查，乳腺检查的时间不受月经周期限制，但建议检查的最佳时间为月经来潮后 9~11 天。

（3）注意病史及高危因素询问，对双侧乳腺进行规范、全面的视诊、触诊，同时对腋窝和锁骨上淋巴结进行检查。

（4）检查结果详细准确记录，可疑病例登记，乳腺检查医生向受检者告知检查初步结果，如需转诊详细说明，并负责结合其他检查结果，完成最终乳腺筛查结果的诊断。

（5）质控内容。乳腺临床检查是否专人负责、医师是否经过市级培训，并通过考核。专家现场查看操作过程并进行复核，看医师操作是否规范、检查范围是否全面、病史询问、初步诊断是否准确。现场查看病例记录是否完整、可疑病例是否正确转诊。

二、乳腺超声检查

1. 人员要求　从事乳腺超声检查的医师应具有两年以上乳腺超声工作经验，具有大型仪器上岗证，并持有北京市两癌筛查培训考核合格证。

2. 仪器要求　仪器应选用中高档彩色多普勒超声诊断仪，探头为高频线阵探头，探头频率 7.5~14MHz。具备超声工作站或具备可存储设备。

3. 质控内容

（1）体位和仪器调节的要求参见第八章。

（2）超声探头：①原有性能指标；②电缆断线或图形黑条情况；③探头表面开裂或磨损情况；④仿体（标准模块）测试。

凡性能降至原指标参数 75% 以下者；或者②~④条中有 1 条明显不合格者，定为不合格探头，由计量监测部门开具鉴定不合格证，即行报废，不得作诊断使用。

（3）操作手法与观察分析：注意各种操作手法的标准化程度。超声扫查范围包括双侧乳腺和腋窝，要求两种操作手法结合进行筛查。

必须观察乳腺全貌及特写切面。前者是主要查询脏器整体结构，依靠超声解剖学作病灶的定位；后者则针对病灶放大、细察，分析其物理性能等。如做超声血流成像，则进一步分析其血流动力学的改变。在观察过程中，必须经常调节仪器面板上有关功能钮，使之呈现最佳显示。

（4）图像记录：对疾病有关的声像表现或对临床拟诊不符的图像表现，检查者应给予记录。记录媒体可采用 CD 盘存储、工作站存储、光盘刻录等。记录患者姓名、卡号并做体表标记和探头方向，至少包含所有异常表现的两个切面。图像保存期限至少 2 年。

1）观察分析后特征认定。

2）图像中病变（要点）加注释。

3）写出重要观察记录结果，重点指出图像特征。

（5）转诊及随访：诊断为 BI-RADS 0 级及 3 级以上者，结合年龄及检查情况转诊乳腺 X 线摄影检查，并进行可疑病例记录和随访。或根据需要进行空心针穿刺活检等其他转诊随访处理。

（6）质量控制管理制度：筛查机构指派人员负责定期质控，根据超声质量控制要求统一规定，结合本单位业务特点制定具体项目及要求。加强学习，分工负责，严格自查，市级或区级进行定期质控督导。

三、乳腺 X 线摄影检查

1. 人员要求

技师：经过北京妇幼保健培训合格或取得乳腺 X 线摄影技师上岗证（卫生部颁发）。

影像诊断执业医师：具有 5 年以上阅片工作经验，经过北京妇幼保健院培训考核合格，持证上岗。

2. 仪器要求

乳腺 X 线摄影机：焦点尺寸 ≤0.3mm，钼靶/钼滤过（或钼/铑、钨/钼），具有自动曝光控制功能。

成像系统：高速感绿屏/片+自动洗片机成像或高分辨数字采集成像系统（50 微米像素 CR/70～100 微米像素 DR +乳腺 X 线摄影专用激光打印/5M 数屏）。

可调亮度、带遮幅装置的高亮度观片灯（最高亮度不低于 $3000cd/m^2$），

CR/DR 软阅读 5M 数屏。

必备成像质控仪表：成像质量检测乳腺模体，黑白光密度计，21 级铝梯（屏/片+自动洗片机系统用）。

3. 质控内容　X 线摄影是一种有损伤的检查，乳腺是辐射高感受性组织。为了最大限度降低辐射损伤风险，确保筛查实践的安全、有效，必须认真实施科学的影像质量控制程序。

实施乳腺 X 线摄影设备质控依据是：中华人民共和国国家卫生职业标准 GBZ186-2007"乳腺 X 线摄影质量检测规范"。

第八章　乳腺癌筛查与确诊的技术流程

一、筛查人员动员

本项工作是以人群为基础开展乳腺癌筛查，对北京市户籍 35~64 岁的女性进行宣教、动员。建议区（县）管理者从辖区派出所获得检查地区的总人口、适龄女性数，掌握接受乳腺癌筛查女性占适龄女性比例。合理计划和分配应接受筛查的女性人数，使适龄女性每 2 年接受一次乳腺癌筛查。

二、筛查人群的编号

1. 对所有接受筛查的个人资料进行统一编码。

2. 统一编码共计 12 位　第 1~2 位为年份编码；第 3~4 位为区县编码；第 5~6 位为街乡编码；第 7~8 位为社区编码；第 9~12 位为检查对象顺序编码（行政居委会/村内检查对象的顺序编码）。

三、健康教育与知识问卷调查

1. 在辖区内对乳腺癌防治的重要意义进行广泛宣传，逐步提高广大适龄女性对乳腺癌防治知识的知晓率和自我保健意识，促进健康素养形成，提高主动接受乳腺癌筛查的积极性。

2. 对接受乳腺癌筛查的部分女性，进行乳腺癌防治知识的问卷调查，知晓率调查评价。

3. 回答正确率达 70% 以上为知晓。

四、筛查流程

适龄女性签署知情同意书，筛查机构的专业人员对所有筛查女性进行登记建档并填写相关个案登记表，同时进行乳腺癌健康宣教、问卷调查，筛查高危人群。由经过培训的医师对全部受检女性进行乳腺的视诊和触诊，记录乳腺肿物大小和软硬度，特别应注意乳腺出现的一些不被重视的轻微异常症状和体征，由医师填写个案表中乳腺临床检查部分。

筛查机构负责对乳腺临床检查后的女性进行乳腺彩超筛查。超声医生负责填写个案登记表相关内容，并将筛查结果反馈给辖区内受检对象，通知高危人群及可疑阳性者到诊断机构进行进一步检查。

筛查机构或诊断机构负责对乳腺癌高危人群及可疑阳性者提供乳腺 X 线摄影检查。乳腺 X 线摄影检查阳性或可疑者建议其进一步诊治，并将检查结果进行登记，同时将结果反馈至受检对象所在筛查机构，使其完成个案登记表相关内容的填写，筛查机构负责将结果反馈给辖区内筛查对象。

筛查机构负责对可疑或确诊患者的筛查、诊断和治疗情况进行追访，并将追访结果记录在登记表内（筛查用表格见附件 2）。

五、乳腺临床检查

早期乳腺癌可以没有任何临床表现，仅有影像学检查的异常。月经规律者，乳腺临床检查时间最好选择在两次月经中间，检查时室内光线要充足，暴露要充分。检查时一般取坐位，两臂自然下垂或置于膝上，脱去上衣，与医师面对检查。乳房肥大下垂、肿物位置较深或下部肿瘤也可结合仰卧位检查，肩下垫一枕头使胸部隆起更好，乳房变平坦，便于发现较小病变。

（一）问诊

详细询问月经、生育、疾病及家族史等，鉴别乳腺癌高危人群。

乳腺癌高危人群：①有乳腺癌家族史；②曾患乳腺癌女性的对侧乳腺。③曾患乳腺良性疾病；④未生育或第一胎生育年龄大于 30 岁；⑤月经初潮年龄小于 12 岁或绝经在 55 岁以后；⑥进食过量的动物脂肪，绝经后体重超重；⑦长期（3 个月以上）口服或注射雌激素。

满足条数越多危险越高，医生应根据受检者年龄等具体情况决定是否转诊。

（二）视诊

视诊时让受检者双手先后下垂和上举，检查者从正面和左右两侧观察受检者乳腺，然后向前下牵拉受检者的双手，使其上身前倾，乳头指向地面，检查者再次观察受检者乳腺。

1. 外形轮廓　在充分暴露双乳后首先观察乳腺的发育情况，两侧乳腺是否对称，大小是否相似。

如大小明显异常应排除是否是先天性原因所致。因疾病所致的乳腺大小不一，多数是疾患一侧乳腺较大。每人各时期的正常乳腺外形虽然形态多样，但其外形轮廓都应始终浑圆，在任何角度观察外缘曲线应光滑平整。所以这种外形轮廓和几何曲线一样，任何一处的隆起或凹陷都说明该处乳腺内有病变的可能。

2. 乳腺皮肤 注意观察有无红肿、浅表静脉扩张、局限性隆起、"酒窝征""桔皮征"、溃破、慢性窦道等。

乳腺皮肤的红、肿、热、痛多见于急性炎症。双侧浅静脉扩张可见于妊娠后期和哺乳期，局部深静脉扩张多见于炎症、外伤、肉瘤或癌症。若乳腺表面浅静脉广泛扩张而不成放射状排列且延及胸壁，多数应为上、下腔静脉或门脉阻塞后侧支循环形成所致。如皮肤出现"桔皮征"（图 8-1）而无表面炎症现象则为乳癌的特征之一。乳腺局部皮肤出现"酒窝征"（图 8-2），说明该处皮下结缔组织纤维束缩短，可见于乳癌、结核，或术后瘢痕挛缩及外伤性局部脂肪萎缩。

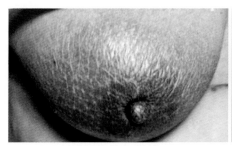

图 8-1 桔皮征

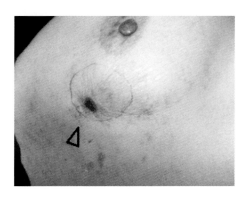

图 8-2 酒窝征

3. 乳头乳晕 注意观察颜色、形状，有无乳头溢液，有无脱屑、糜烂、湿疹，有无水肿，有无乳头抬高、偏斜或回缩。

正常乳晕虽大小不一，但两侧应为相等的正圆形。如出现椭圆形或肾形即为乳晕外形异常，说明缺损处或其附近的乳腺有病变。乳晕的改变常伴有乳头的改变。妊娠期乳头乳晕颜色加深，某些全身性疾病可使乳晕颜色加深，如 Addison 病，垂体前叶功能亢进症，多发性神经纤维瘤，黑棘皮病等。红外线或放射线局部照射或局部用药也可使其色素沉着。

正常乳头应位于乳腺圆顶中央的最高点，正面观乳头尖端与乳晕四周的距离皆相等；侧面观其中轴线的延长线应穿过乳腺半球的中心。一侧乳头抬高是该侧乳癌的一个特征，病理性的乳头抬高多伴有乳头偏斜或回缩，乳腺外形改变等。

乳头抬高的观测方法：用一条无伸缩性的软尺，一头固定于胸骨上切迹中点，另一头分别测其至两乳尖的距离。也可用两侧乳腺下半圆的最低点连线为标准来衡量两侧乳头是否等高。

一侧乳头偏斜亦是乳癌之特征，乳头显著偏斜时，乳头根部与乳晕交界处可显一凹沟，其位置与乳头偏斜方向一致。乳头回缩可见于乳癌，结核等。多乳头或多乳腺是先天性遗传性畸形。多余的乳头或乳腺可在乳线的任何一处出现。

（三）触诊

乳腺触诊是为了明确乳腺有无肿块及发现肿块后了解肿块的情况，有无明显不对称增厚变硬，有无乳头溢液及溢液的性质等问题。如发现肿块则需了解数目、大小、位置、质地、边界、表面状况、活动度等一般情况。

触诊检查前检查者要明确清晰告知受检者检查方法和受检者要配合做的体位及活动，询问受检者的体位是否舒适，检查前检查者应洗手或用消毒液擦洗双手。

乳腺触诊时检查者和受检者一般取坐位，面对面端坐，受检者两臂自然下垂或置于膝上，对于乳腺较大或乳腺明显下垂者取卧位检查，检查内侧象限时取平卧位，检查外侧象限和尾叶时，受检者稍向对侧侧卧，腰部垫小枕，使乳头指向天花板。采用卧位检查时，受检侧肩关节外展 90 度，手放于头部。

为便于检查和记录，以乳头为中心划一条纵线和一条与乳腺中心轴垂直的横线，将乳腺分为内上、内下、外上、外下四个象限和乳晕区、尾叶。以乳晕边缘为界，划三个等宽同心圆，将乳腺分为内带、中带和外带以及乳晕区和尾叶。检查者用中间三指的末节指腹来触诊，触诊时中间三指并拢，手指伸直或稍背曲，三指指腹同时作范围约一角硬币大小的圆周运动。触诊的力度包括轻度、中度和较重度三种力度，其中轻度力度触诊皮肤病损和表层乳腺组织、中度力度触诊中层乳腺组织、较重度力度触诊深层乳腺组织和胸壁病损。轻度力度触诊部位包括乳腺内上、内下、外下象限外带，中度力度触诊部位包括乳腺内上、内下、外下象限中带和外上象限外带、尾叶，较重度力度触诊部位包括乳腺内上、内下、外下象限内带、外上象限内带及中带和乳晕区。

各部位触诊的顺序是锁骨上淋巴结，锁骨下淋巴结，腋窝淋巴结，乳腺。

1. 锁骨上淋巴结、锁骨下淋巴结和腋窝淋巴结触诊法　淋巴结检查时注意有无肿大的淋巴结，如有应注意其数目、位置、大小、质地、表面状况和活动度等情况。

（1）锁骨上淋巴结触诊法：受检者双上肢自然下垂放于两侧，检查者在受检者对面用中间三指的末节指腹作一角硬币大小的圆周运动进行触诊，触诊的力度包括轻度、中度和较重度三种力度，触诊开始于胸骨边缘，向外结束于锁骨外侧端，触诊的三指做完一个圆周运动后，无名指向外移动两横指距离，然后其余两指跟进，始终保持有一指与受检部位皮肤接触，同时每次移动时都有重叠。

（2）锁骨下淋巴结触诊法：检查手法同上。触诊开始于胸骨边缘，向外结束于锁骨外侧端。

（3）腋窝淋巴结触诊法：检查者坐于受检者对面，左手检查右侧，右手检查左侧。检查者手指尽量伸入患者腋顶部，分别触摸腋窝的内侧、后侧、外侧和上部。

2. 乳腺触诊法　乳腺触诊范围：上至锁骨下、内到正中线、下界为乳腺下皱襞下方、外达腋中线。

（1）乳腺一般触诊法

坐位触诊：一般适用于中等大小及以下乳腺。坐位触诊时，检查者坐于受检者对面，用左手检查右侧乳腺，用右手检查左侧乳腺。从腋中线开始作由外向内连续带状运动，至正中线处再作由内向外连续带状运动，直至触诊全部上述触诊范围。检查者用中间三指的末节指腹来触诊，触诊时中间三指并拢，手指伸直或稍背曲，三指指腹同时作范围约一角硬币大小的圆周运动。触诊力度遵从上述规定，触诊三指做完一个圆周运动后，示指向内侧移动两横指宽的距离，其余两指跟进继续作圆周运动触诊，直至触诊到内侧边界，此时，中指和无名指保持不动，示指弯曲，示指指尖后退至中指第一指间关节处并保持不动，中指和无名指随后跟进，完成圆周运动触诊后，无名指向外侧移动两横指宽的距离，其余两指跟进继续上述触诊。如此往复，直至将上述规定的乳腺触诊范围全部触诊。轻轻挤压乳头根部乳晕区，观察有无乳头溢液（图 8-3）。

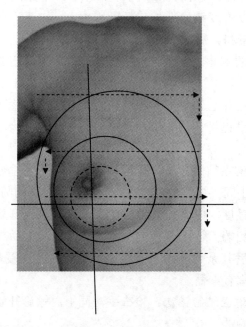

图 8-3 乳腺坐位触诊

仰卧位触诊：主要适用于肥大乳腺或明显下垂的乳腺。触诊的手法和手指横向及向掌侧移动的方法同坐位触诊，手指向指端侧移动的方法是中指和无名指保持不动，该两指稍向上弓起，示指指尖顺势移动至与中指指尖平齐并保持不动，中指和无名指随后跟进。

仰卧位触诊时，检查者站在受检者的右侧，从腋中线开始作由头侧向尾侧连续带状运动，至乳腺下皱襞下缘处再作由尾侧向头侧连续带状运动，如此往复，直至将上述规定的乳腺触诊范围全部触诊。轻轻挤压乳头根部乳晕区，观察有无乳头溢液。

触诊发现乳腺有肿块时，要记录肿块数目、大小、位置、质地、边界、表面状况、活动度、有无压痛等。触诊发现有不对称增厚时，要记录不对称增厚的位置、质地、范围、表面状况、活动度、有无压痛等。发现有乳头溢液时，要记录溢液乳孔的位置、单侧或双侧、单孔或多孔、溢液的性状及溢液量等。

触诊时中间三指要并拢，不要使用除末节指腹以外的手指其他部位触诊，尤其不要用指尖触诊。在触诊手指每次移动时要保证有重叠，以免遗漏病变。触诊的力度要适度，既能触诊到病变，又要防止造成受检者明显疼痛或损伤。手指移动前要恢复轻度力度。触诊的速度：一般1秒作一次圆周运动。在触诊时不可用手抓捏乳腺，以免将正常乳腺组织误认为肿块。乳腺临床检查时重点触诊乳腺，但不要放过腋窝和锁骨上淋巴结检查。初次触诊发现乳腺异常时，可两手配合进一步触诊。

（四）乳腺肿块

1. 乳腺小肿块的触诊法　一般触诊对较大肿块易于发现，但对于小于1cm的肿块则易于遗漏。因其肿块较小如卡在指缝中则不易触摸，因此对小肿块一经发现则应以一手示指加以固定，再用另一手的示指末节指腹触诊，或用两手示指轮换固定和触诊。但乳头和乳晕下的小肿块因有乳头阻碍有时亦难发现，故在触诊时应仔细加以辨别。

对小肿块的活动度检查可用左手示指按在肿块的一侧，右手示指压在其对侧，然后稍用力向左示指方向挤压。如受压后肿块滑到左示指指腹下说明其活动度大，如有粘连则无移动。此时亦可如法反向挤压，也可用单手食、中二指如上法检查。

2. 乳腺肿块与皮肤粘连检查法　一手固定乳腺，另一手拇、食二指捏起肿块部位的皮肤，如能捏起皮肤，肿块仍在深部则无粘连，如不能捏起，则有粘连。也可单手或双手将整个乳腺推挤向肿块部位，肿块处出现凹陷，说明有粘连，若无凹陷则无粘连。乳头、乳晕下的肿块有乳腺管穿过，与皮肤无法分开。

3. 肿块大小的测量及波动感检查法　一手固定肿块（尽量避开周围软组织），用一硬尺水平测量肿块最大径，在垂直于水平线测量最大径，即为肿块大小范围。此法测得的数值比实际大小略大些。

波动感的检查是用一手固定在乳腺肿块两侧，另一手示指在肿块中央反复按压数次，如有波动冲击感，则说明肿块有波动为囊性或脓肿。应注意按压时手指不能离开皮肤，否则成为叩诊而产生假性波动感。对较大肿块可用两指按压。

4. 乳头区肿块检查法　乳头区肿块检查应设法避开乳头。方法是患者坐位前倾或膝胸卧位使乳腺下垂，检查者一手托住乳腺下或对侧，另一手在对侧相对挤压，如有肿块双手皆有感觉，且不受乳头影响。

5. 乳腺移动度检查法　目的是检查乳腺深部和胸壁间的活动度是否因粘连而减弱或消失。

（1）坐位法：患者坐位两手插腰（勿用力，胸大肌放松）或两臂夹紧侧胸壁（胸大肌紧张）。检查者用一手握住整个乳腺向上下左右推动。正常乳腺活动度两臂夹紧侧胸壁比两手插腰小。当乳腺癌侵及胸大肌时活动度明显减小。

（2）卧位法：患者仰卧，双肩下垫一软枕使胸部挺起，双臂自然平放身旁。检查者先用一手推乳腺的一侧向上下左右，观察其移动度；再用双手捧起整个乳腺如上法测试。测试完毕再嘱患者双手上举过头顶，依上法测试，并比较两种体位的差别。卧位法可消除坐位时乳腺下坠的影响，因此比坐位更清楚。

正常乳腺其边缘尤其是内和下缘移动度最小，双臂上举体位时尤为明显。乳腺外上区活动度最大。

6. 乳头溢液检查法　此法主要是确定非哺乳期乳头有无自发溢液或挤压出"乳汁"及其溢液的性质。首先应检查患者胸前内衣上有无"乳汁"沾染的痕迹，如有说明为自溢。再用单手示指和拇指轻轻挤压乳头根部乳晕区，正确手法是先将乳晕向两侧撑开，再向胸部方向挤压乳晕区，观察有无液体或黏稠分泌物自乳腺导管口溢出。

注意：不可一手抓住乳腺的前半部挤压，因此法挤压了乳腺导管，有溢液亦不能挤出，同时若有癌肿还有造成扩散的危险。

如发现溢液应注意观察其颜色、性状、挤出还是自溢，是单个还是多个导管，是单侧还是双侧等，必要时还应作辅助检查，如溢液涂片细胞学检查，乳管造影或乳管镜检查等。浆液性、浆液血性或血性溢液多见于乳腺良性病变，也可见于乳癌。

（注：本乳腺临床检查方法是根据美国乳腺联盟乳腺临床检查方法结合中国实际情况编写）

六、乳腺超声检查

仪器应选用中高档彩色多普勒超声诊断仪，探头为高频线阵探头，探头频率 7.5~14MHz。深部较大的占位时，需选用 5MHz 探头频率，以利于乳腺及深部病变的显像；若肿块位置表浅，近场伪像多难以鉴别囊性或实性时，需要提高探头频率或使用谐波功能。

1. 检查方法

（1）体位：一般取仰卧位，双手上举至头上，以充分暴露乳腺及腋窝等部位，检查乳腺外上象限时，可调整为面向对侧的半侧卧位。检查乳腺下部时若乳腺较大需检查者用手向上托起腺体。

（2）方法：由于乳腺腺体范围较大，每位检查者可按一定程序进行扫查以免遗漏。一般先右后左，对于每一侧乳腺，有以下两种方法：①按顺时针或逆时针顺序，以乳头为中心向外作辐射状扫查；②按先横切后纵切的顺序，从上到下、从左到右逐一切面扫查。

总之，变换扫查位置时应与扫查切面有部分重叠，每一次扫查都应达到乳腺周围脂肪组织为止。最后还应扫查双侧腋窝处是否有副乳组织和肿大淋巴结，并做纵、横切面扫查。这样才能做到全面、完整的乳腺超声探查，防止漏诊。

（3）乳头-乳晕扫查法：乳头-乳晕处组织致密，可致后方衰减，乳头下方为病变好发部位，可多放一些耦合剂进行仔细探查。将探头置于乳头旁，使声束斜切入乳头下方，可避免干扰，使乳头-乳晕下重要结构如主导管等得以清晰显示。

（4）肿块扫查法：发现肿块后探头轻放于肿块表面（必要时检查者需用手指固定肿块），先确定肿块的长轴断面，将探头从肿块一侧移向另一侧，逐一切面扫查，然后旋转探头90°同样地进行横切扫查。

2. 注意事项

（1）探查乳腺时探头应轻放于皮肤上，不宜加压，以免改变肿块形态、位置等，特别是探查肿块内血流时，加压会使小血管血流信号不显示。

（2）探查乳腺腺体组织的同时，应观察前后脂肪层、Cooper 韧带等是否有病变或被累及，特别是周围脂肪伸入腺体层内，会造成类似肿块的假像，应仔细加以鉴别。

（3）实性肿物，如低回声结节，若其边缘有回声增强的周边（rim），其径线测量应包括回声增强周边的不规则外缘（勿限于低回声区）。

（4）对疑似占位性病变，不仅要仔细辨别二维图像，亦应观察可疑区域内部血流丰富与否，并测量动脉血流指数（RI），以利于难以辨别的微小肿瘤的检出。对高度怀疑恶性病变者，应建议被检者进一步检查（钼靶、核磁或穿刺活检）。

3. 超声观察内容

（1）双侧乳腺腺体形态，两侧是否对称，导管是否扩张。

（2）乳腺腺体内是否有占位性病变，单发还是多发，特别是触诊发现有肿块的部位更应仔细扫查。

（3）每一占位性病变的二维声像图特点

1）位置：对可触及的病变推荐使用象限定位法，即以乳头为中心将乳房分为外上、外下、内上和内下四个象限；对于不易触及的病变推荐使用时钟定位法。

2）大小及肿瘤长轴的方向：①大小：圆形及类圆形肿瘤可描述为直径 xx cm；椭圆形肿瘤应描述两个径线；不规则肿瘤必要时可描述两个径线（纵径与横径）；②肿瘤的长轴：长径的方向是否与皮肤平行。

3）内部回声、边缘及后方回声情况：内部回声是否均匀；边缘是否光滑或有否"蟹足样"改变，肿物周边是否有回声增强的晕带（rim），肿瘤后方回声是否增强或衰减等。

4）肿瘤内部是否有钙化灶，钙化灶的大小、形态和分布。

（4）乳腺周围、腋窝等部位是否有肿大淋巴结。对于较大占位性病变应观察有否皮肤及胸肌的浸润。

5. 超声报告示范　推荐采用美国放射学会（ACR）制定并为国际广泛采用的乳腺影像报告及数据系统（breast imaging reporting and data system, BI-RADS）对影像诊断结果进行分析。

（1）BI-RADS 分级标准

0 级：超声未能完成评价，建议钼靶或 MRI 进行检查

1 级：超声未见异常

2 级：符合良性声像图改变

3 级：良性可能性大，建议 6 个月后复查

4 级：有恶性可能，建议穿刺活检

5 级：符合恶性声像图改变

6 级：已行活检证实为癌

（2）正常报告单

超声检查所见：双侧乳腺未见明确占位。

CDFI：双侧乳腺内未见异常血流。

超声提示：双侧乳腺未见异常，BI-RADS 1 级。

（3）乳腺囊性增生

超声检查所见：双侧乳腺腺体结构紊乱，内见多数囊状无回声，最大 0.6cm×0.4cm。

CDFI：双侧乳腺内未见异常血流。

超声提示：双侧乳腺囊性增生，BI-RADS 2 级。

（4）乳腺纤维腺瘤

超声检查所见：右侧乳腺外上象限内见 1.8cm×1.5cm 低回声，内部回声均匀，边界光滑清晰，可见侧方声影，后方无衰减。

CDFI：上述低回声区内可探及少许动、静脉血流。

超声提示：右侧乳腺实性占位（纤维腺瘤可能性大），BI-RADS 3 级。

（5）不除外乳腺癌

超声检查所见：右侧乳腺外上象限可见 1.6cm×1.6cm 低回声灶，形态欠规则，部分边界欠清，内部回声不均匀，后方回声变化不大。右侧腋窝未见肿大淋巴结。

CDFI：上述低回声灶内可见少许点状血流信号，RI 0.70。

超声提示：右侧乳腺实性病灶，BI-RADS 4 级。

（6）乳腺癌

超声检查所见：右侧乳腺外上象限 1.5cm×1.8cm 低回声区，形态不规则，呈"蟹足样"改变，周边伴有显著的回声增强性晕带，后方轻度衰减，内部回声不均，可见点状强回声。右侧乳腺周围、腋窝等处未见异常低回声区。

CDFI：上述低回声区内可见较丰富的血流，走行及分布不规则，PW：RI 0.72。

超声提示：右侧乳腺实性占位病变，BI-RADS 5 级。

6. 乳腺正常声像图　由浅至深部为：①皮肤层为高回声带，厚 2～3mm；②浅筋膜为偏强回声带，皮下脂肪为低回声；③腺体层为中强回声中杂有中低回声，腺体厚薄因年龄不同而有不同，中青年为 1～1.5cm，老年人由于腺体萎缩约为 0.5cm；④深筋膜层；⑤胸大肌。

7. 乳腺超声检查要求

（1）检查者应细心、仔细、耐心。

（2）扫查速度适当。

（3）按乳腺各个象限仔细扫查，不可跳跃式扫查。

（4）发现病灶应作横断面、纵断面扫查。

（5）观察肿物大小、形态、边缘是否规则清楚、内部回声是否均匀、有无钙化。

（6）观察肿物内有无血流信号，是否丰富、血流形态是否规则。

（7）肿物内动脉血流指数。

（8）重点观察患侧腋下有无肿大淋巴结，淋巴结形态、血流是否丰富。

8. 超声检查乳腺的优点

（1）无放射性，对年轻女性，尤其是妊娠、哺乳期女性检查更为适宜，进行筛查和随访也很方便。

（2）对囊性或实性肿块鉴别意义大，超声可发现 2mm 大小的囊肿。

（3）超声对乳腺组织的层次显示清楚，定位较准。

（4）对致密型乳腺 X 线检查不满意，超声可以帮助排除和定位肿瘤。

（5）对腋窝和锁骨上淋巴结显示清楚。

9. 超声检查乳腺的不足

（1）X 线显示的特征性表现如微小钙化和小毛刺样改变，超声检查可显示不佳。

（2）超声检查和征象判别需要一定的经验和操作技巧，且费时较长。

超声检查还具有经济、简便、无痛苦、无损伤、患者容易接受等优点，只要使用得当，对乳腺疾病的检查可与 X 线互为补充，因此已逐渐成为乳腺癌早期诊断的主要辅助手段。

10. 超声检查乳腺疾病示例

（1）正常声像图

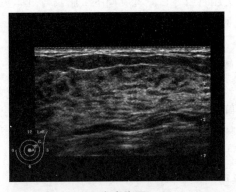

正常声像图

正常乳腺的声像图解由浅至深部见 137 页

（2）乳腺肿物超声表现

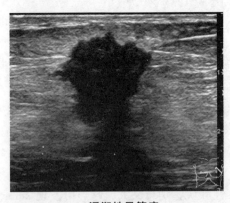

浸润性导管癌

左乳低回声肿物，形态不规则，呈小分叶状，边界尚清，内部回声均匀，病变后方声衰减。BI-RADS 5 级

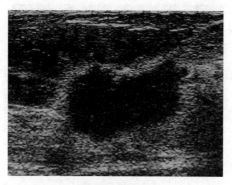

浸润性导管癌

　　肿物为低回声，形态不规则，呈分叶状，边缘可见强回声晕，内部回声尚均。BI-RADS 5 级

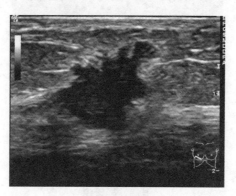

浸润性导管癌

　　低回声极不规则肿物，欠均，纵横比近似 1，后方略有声衰减。BI-RADS 5 级

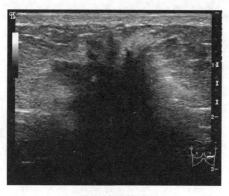

浸润性导管癌

　　肿物为低回声，长毛刺，边界不清，后方明显声衰减。BI-RADS 5 级

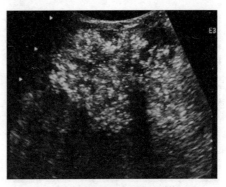

浸润性导管癌

肿物内见密集、点状高回声，无包膜，界限不清。BI-RADS 5 级

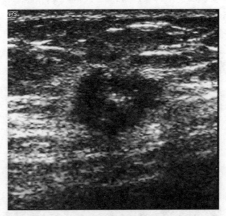

浸润性导管癌

低回声结节中心内簇状分布的点状强回声，肿物周边不规则。BI-RADS 5 级

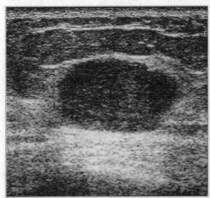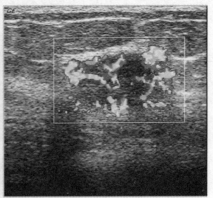

浸润性导管癌

肿物回声均匀，浅分叶，边界清楚，纵横比小于 1，病变后方回声增强。
CDFI：肿物内血流丰富，分布杂乱。BI-RADS 4 级

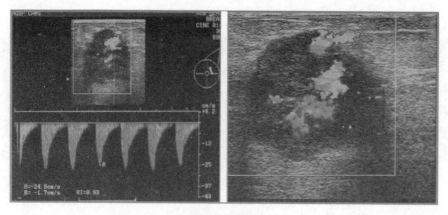

浸润性导管癌

低回声肿物，纵横比大于1，形态欠规则，中心血流丰富、紊乱，可采集到动脉频谱，RI：0.93。BI-RADS 5 级

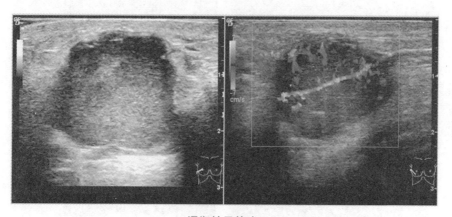

浸润性导管癌

肿物多个浅分叶，纵横比近似1，内部似可见多个点状强回声，肿物内部见粗大、丰富的血流信号。BI-RADS 4 级

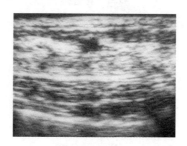

浸润性导管癌

极低回声小结节，形态不整，边界不清。BI-RADS 4 级

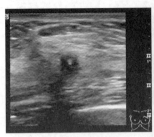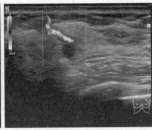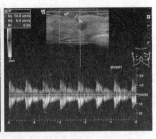

浸润性导管癌

低回声小结节，边界欠清，纵横比大于 1，内部见粗大血流，阻力指数偏高，BI-RADS 4 级

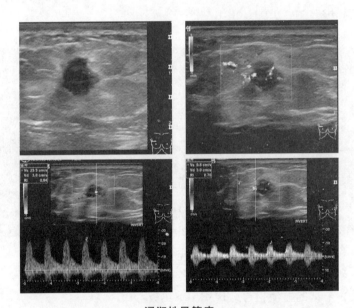

浸润性导管癌

低回声结节，形态不规则，纵横比大于 1，内部血流丰富，阻力指数增高，BI-RADS 5 级

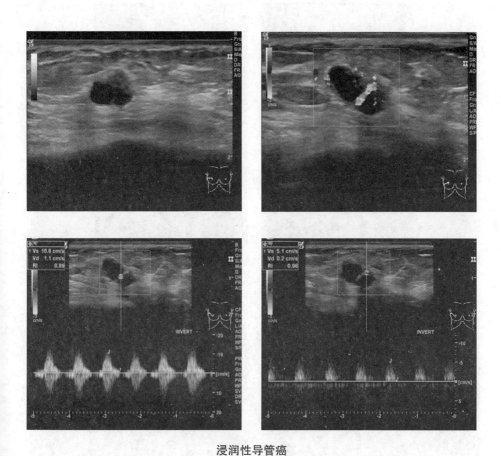

浸润性导管癌

低回声结节，形态不规则，纵横比大于 1，内部血流丰富，阻力指数增高，BI-RADS 5 级

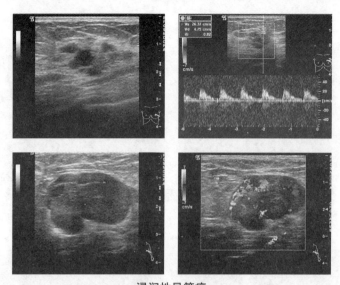

浸润性导管癌

低回声包块，呈分叶状，内部回声不均，血流极丰富，阻力增加，BI-RADS 4 级

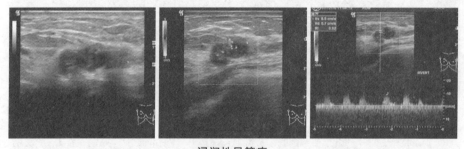

浸润性导管癌

低回声肿物，呈分叶状，内部回声不均，可见点状强回声，血流阻力大，BI-RADS 4 级

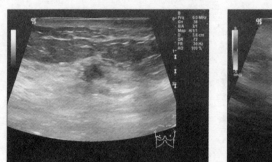
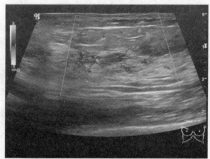

浸润性导管癌

低回声小结节，不规则，内部可见血流信号。BI-RADS4 级

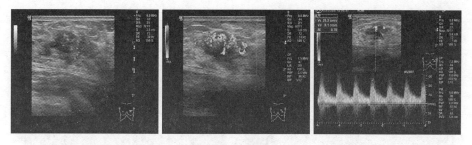

浸润性导管癌

低回声肿物，不规则，边界不清，回声不均，可见较密集点状强回声，BI-RADS 5 级

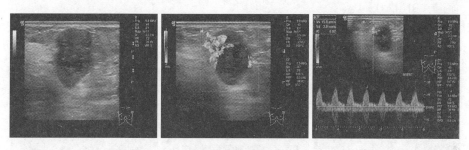

浸润性导管癌

低回声肿块，周边可见小毛刺，纵横比大于 1，内部回声不均，血流丰富，血流阻力指数增高。BI-RADS 5 级

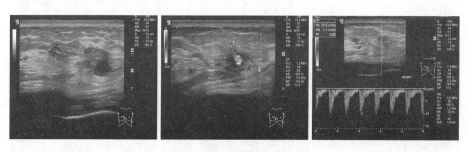

浸润性导管癌

50 岁，右乳头溢血 2 周，不均质回声结节，不规则，内部血流丰富，阻力指数增高。BI-RADS 4 级

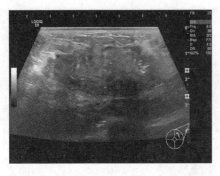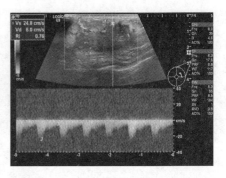

浸润性导管癌

31 岁，哺乳期发现肿物，中等偏低回声，不均匀，周边见高阻力动脉血流，BI-RADS 4 级

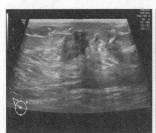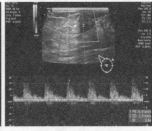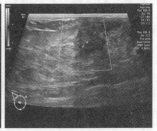

浸润性导管癌

不均质回声结节，周边呈毛刺样，纵横比大于 1，内部见高阻血流，BI-RADS 5 级

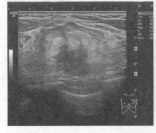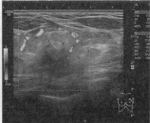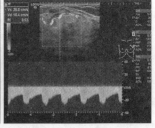

浸润性导管癌

不均质包块，边界不清，形态不规则，周边可见动脉血流。BI-RADS 4 级

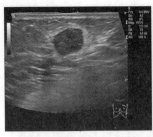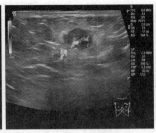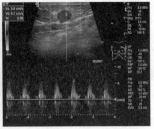

浸润性导管癌

　　低回声结节，边界清楚，周缘可见强回声晕，内部回声不均，内部血流丰富，血流阻力指数增高，BI-RADS 5 级

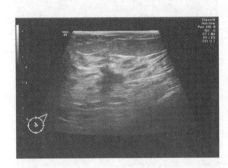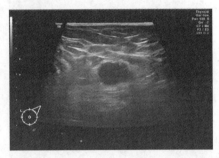

浸润性导管癌

　　低回声结节，形态极不规则，周边呈"蟹足"样，同侧腋窝淋巴结肿大。BI-RADS 5 级

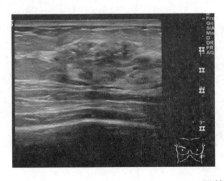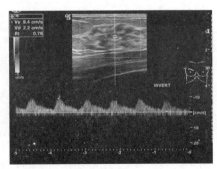

导管内癌

　　右乳上方局部结构紊乱，内部条样回声周围回声减低，边界不清，内部可见高阻动脉血流。BI-RADS 4 级

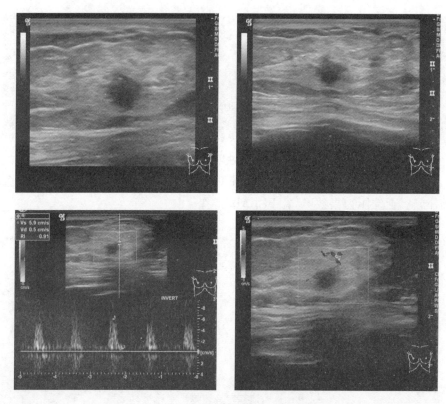

导管内癌

低回声小结节，周边呈毛刺样，纵横比大于 1，周边可见高阻动脉血流。BI-RADS 5 级

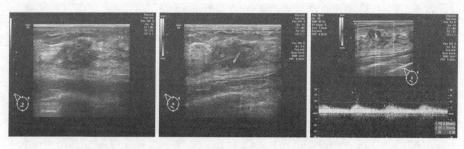

导管内癌

低回声结节，形态不规则，边界不清，内部回声不均，可见斑点状强回声，血流丰富。BI-RADS 5 级

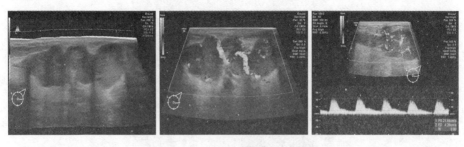

导管内癌

左乳肿物呈串珠状，形态不规则，回声不均匀，血流丰富。BI-RADS 5 级

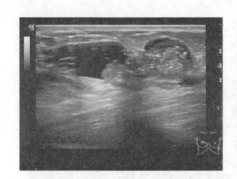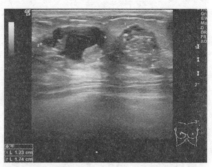

导管内癌

右乳内侧导管扩张，其内见实性肿物，形态不规则，可见密集分布的点状强回声。BI-RADS 5 级

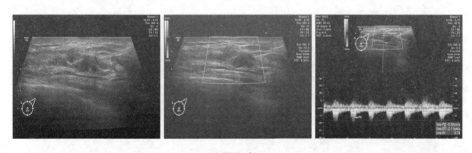

原位癌

左乳下方低回声结节，边界不清，内部可见动脉血流。BI-RADS 4 级

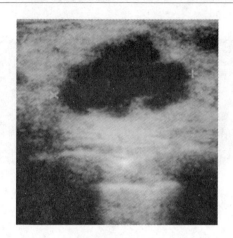

髓样癌

较大肿物，多分叶状，边界清楚，内部几乎无回声，后方回声增强。BI-RADS 4 级

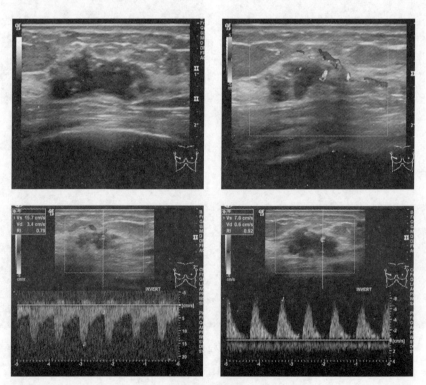

浸润性导管癌

极低回声肿块，周边呈毛刺样，内部回声不均，可见斑点状强回声，血流丰富，阻力指数增加。BI-RADS 5 级

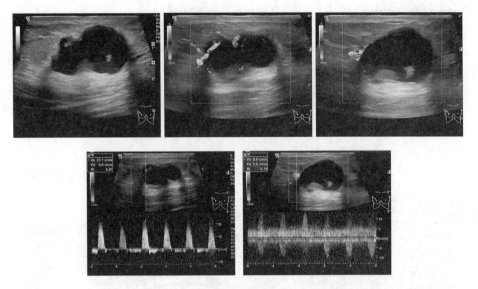

浸润性导管癌

极低回声肿块，多分叶状，内部及周边可见血流信号，阻力指数增高。BI-RADS 4 级

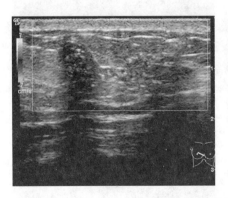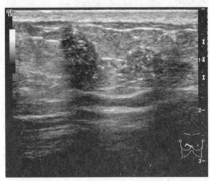

浸润性导管癌

低回声肿块，边界不清，纵横比大于 1，内部回声不均，可见密集点状强回声，BI-RADS 4 级

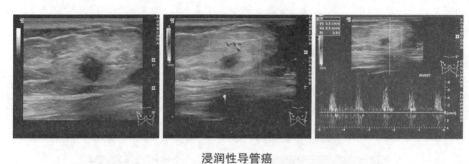

浸润性导管癌

低回声小结节，周边呈毛刺样，周边可见高阻动脉血流。BI-RADS 5 级

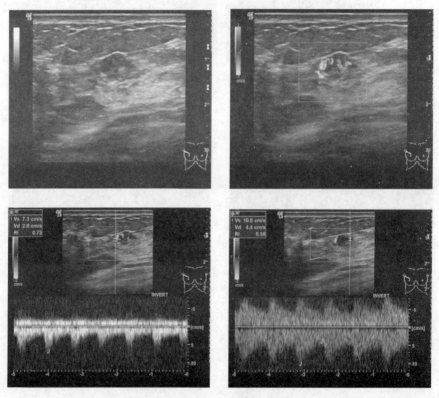

浸润性导管癌

低回声小结节，形态不规则，回声不均匀，内部血流信号极丰富。BI-RADS 5 级

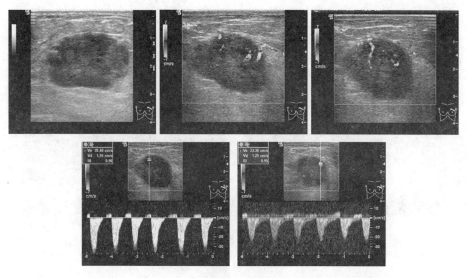

浸润性导管癌

低回声包块，呈小分叶状，内部回声不均，血流丰富，阻力指数增高。
BI-RADS 5 级

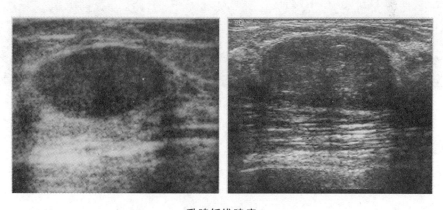

乳腺纤维腺瘤

低回声肿物，形态规则，呈椭圆形，周边光滑，病变后方回声增强。
BI-RADS 3 级

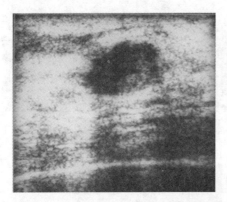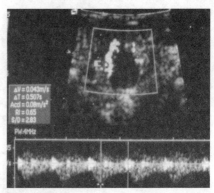

乳腺纤维腺瘤

低回声肿物，周边不光滑，形态欠规则，周边可见血流。BI-RADS 4 级

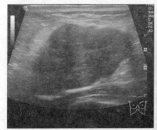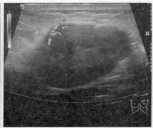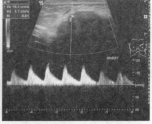

纤维腺瘤

28 岁，低回声肿物，周边光滑，形态欠规则，周边可见血流。BI-RADS 4 级

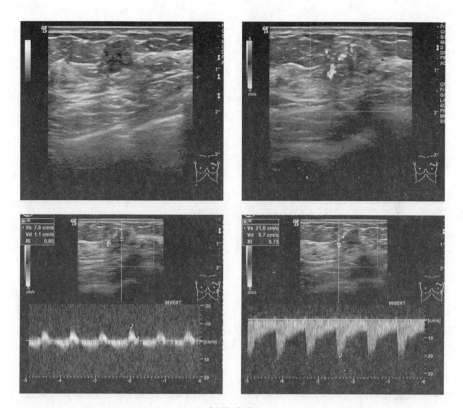

纤维腺瘤

　　低回声小结节，形态欠规整，边界尚清，内部及周边可见较丰富血流信号。BI-RADS 4 级

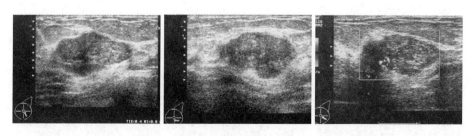

纤维腺瘤

　　27 岁，中等偏低回声肿块，形态呈大分叶状，表面光滑，内部少许血流。BI-RADS 3 级

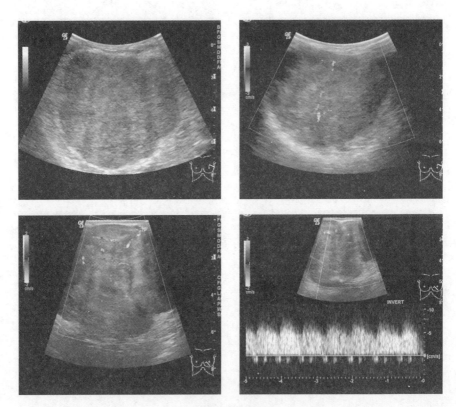

巨大纤维腺瘤

较大肿块，形态欠规则，表面光滑，内部动脉血流呈低阻型。BI-RADS 3 级

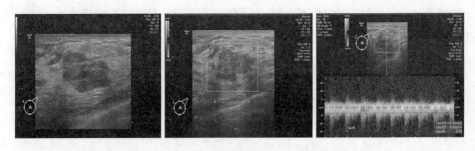

纤维腺瘤

23 岁 自己摸到结节，无症状，内部可见分隔样回声，欠规则，表面尚光滑。BI-RADS 3 级

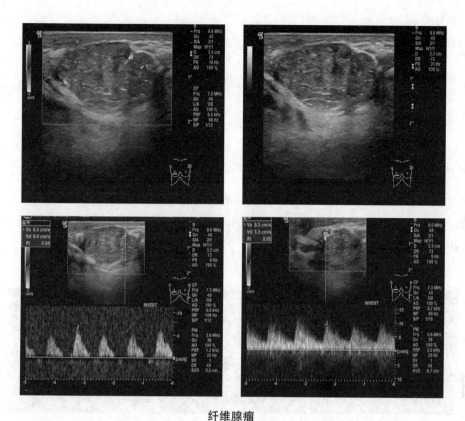

纤维腺瘤

38 岁，自己摸到肿块，无症状，形态规则。BI-RADS 3 级

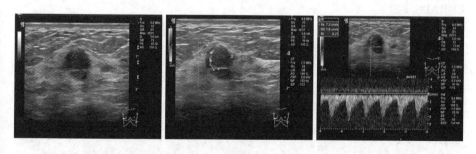

腺瘤

43 岁，体检发现右乳肿物，形态规则，低回声，纵横比大于 1，BI-RADS 4 级

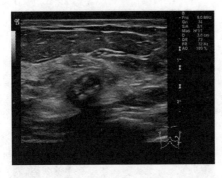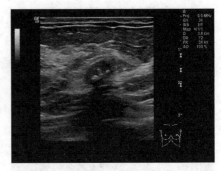

腺瘤

56 岁，自己摸到结节，形态规则，边界清楚，内部可见斑状强回声。BI-RADS 3 级

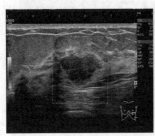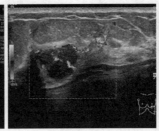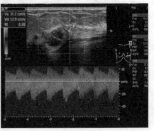

纤维腺瘤伴腺病

29 岁，体检发现结节，低回声，边界清楚，血流丰富，阻力指数较低。BI-RADS 4 级

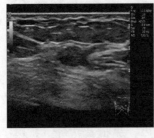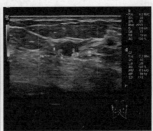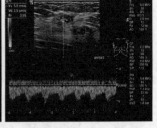

纤维腺瘤

50 岁，体检发现结节，低回声，形态规则，边界清楚，血流丰富。BI-RADS 4 级

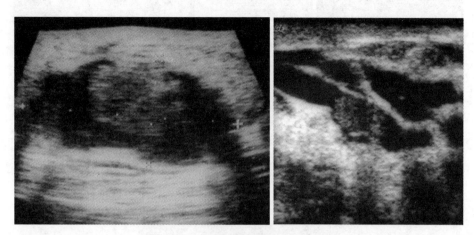

大导管内乳头状瘤

乳导管扩张，管腔内有实性结节，血流不丰富。BI-RADS 3 级

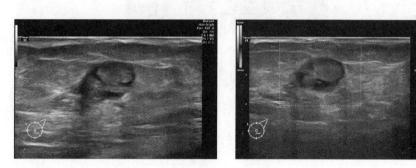

导管内乳头状瘤

66 岁，乳头溢液半年。BI-RADS 3 级

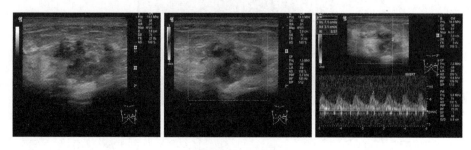

导管内乳头状瘤

46 岁，自己摸到肿块，扩张的导管内可见实性病灶，周边可见血流信号。BI-RADS 3 级

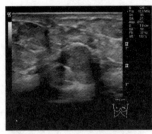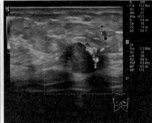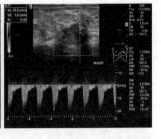

导管内乳头状瘤

66 岁，体检发现结节，扩张的导管内可见实性结节，可探及高阻动脉血流。BI-RADS 4 级

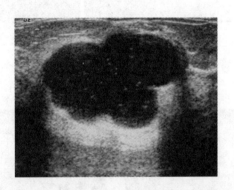

复合性囊肿

囊性肿物，呈分叶状，无回声，后方回声显著增强。BI-RADS 3 级

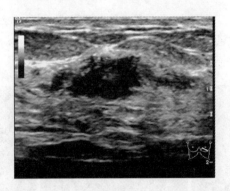

腺　病

不均匀低回声结节，形态不规则，可见腺体强回声伸入结节内。BI-RADS 3 级

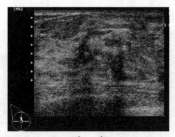

腺　病

不均质回声病灶，边界不清，未见血流信号。BI-RADS 3 级

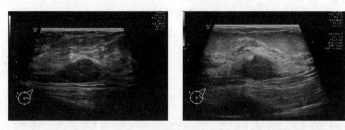

腺病

低回声病灶，边界清楚，与皮肤平行生长，内部未见血流信号。BI-RADS 2 级

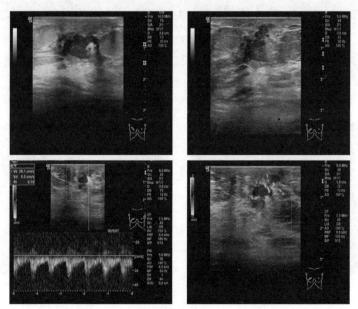

乳腺炎

哺乳期，不规则病灶，内部呈液性，透声差，周边血流丰富。BI-RADS 2 级

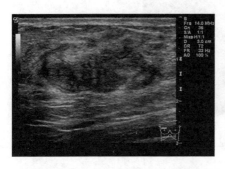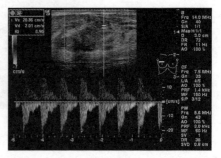

脓肿及肉芽肿形成

哺乳期，有疼痛症状，不均质回声病灶，内有透声区，周边实性回声内可见动脉血流信号。BI-RADS 2 级

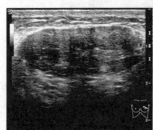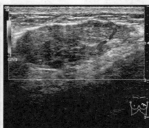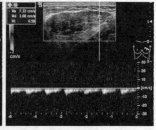

纤维腺瘤

中等回声包块，形态规则，边界清楚，横向生长，可见低阻动脉血流。BI-RADS 2 级

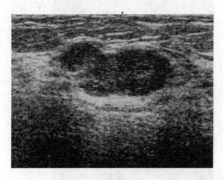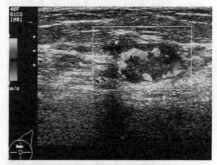

纤维腺瘤

低回声包块，呈大分叶状，边界清楚，血流丰富。BI-RADS 2 级

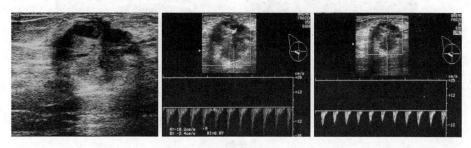

纤维腺瘤

不均质回声包块，呈多叶状，内部可见高阻动脉血流。BI-RADS 4 级

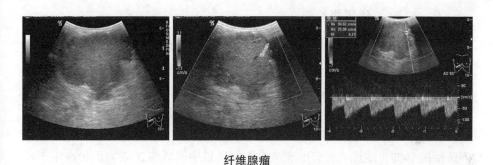

纤维腺瘤

中等回声包块，分叶状，边界清楚，内部可见低阻动脉血流。BI-RADS 4 级

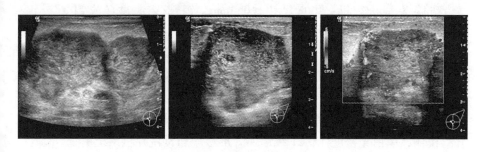

纤维腺瘤

中等回声包块，边界清楚，血流较丰富。BI-RADS 4 级

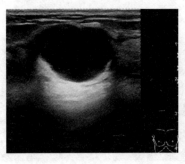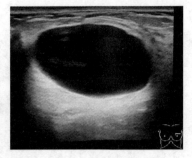

囊肿

较大囊肿，壁薄光滑，后方回声显著增强。BI-RADS 2 级

七、乳腺 X 线摄影检查

乳腺 X 线摄影是乳腺癌筛查最重要的手段。早期乳腺癌的 X 线表现主要包括结节影、微小钙化和局部乳腺结构紊乱。结节多呈分叶状、边缘模糊或毛刺状；恶性钙化多为直径<0.5mm 的细小多形性、细线样或细线分支样，呈线样、节段性或簇状分布；乳腺结构紊乱主要指不对称的密度增高影。乳腺 X 线摄影能诊断乳腺的良、恶性疾病，并能发现临床上尚触摸不到肿块的早期乳腺癌。北京市乳腺癌筛查项目中，乳腺 X 线摄影检查用于高危人群及乳腺临床、超声筛查出的可疑病例。

（一）检查方法

1. 设备　乳腺 X 射线摄影机（年度检测合格）。

乳腺 X 线摄影机：焦点尺寸≤0.3mm，钼靶/钼滤过（或钼/铑、钨/铑），具有自动曝光控制功能。

成像系统：高对比屏/片+自动洗片机成像或高分辨数字采集成像系统（50 微米像素 CR 或 70~100 微米像素 DR +乳腺 X 线摄影专用激光打印或 5M 数屏）；可调亮度、带遮幅装置的高亮度观片灯（最高亮度不低于 3000cd/m²），CR/DR 软阅读 5M 数屏；必备成像质控仪表：成像质量检测乳腺模体，黑白光密度计，21 级铝梯（屏/片+自动洗片机系统用）。

2. 操作步骤

患者体位：常规采用立位或坐位投摄。

投照位置：常规摄片以内外斜位和上下位为主，辅以侧位、局部加压、放大摄影等各种辅助方法。内外斜位：内外斜位是最常用的投摄体位，此投摄位所暴露出的乳腺组织最多。内外斜位投摄时，将胶片置于乳房的外下方，X 线束自乳房的内上方以 45°角向外下方投射。上下位：又称头尾位或轴位。将 X 线胶片置于托板内，欲投摄的乳房置于托板上，身体尽量前靠，X 线束自上向下投射。侧位：X 线架旋转 90°，将胶片置于欲投摄的乳房的外侧，X 线束自内向外投射。

乳房压迫：在乳房摄影时，必须用压迫板对乳房施加压力，使乳房厚度均匀一致后再行曝光。

胶片冲洗：传统乳腺 X 线摄影采用乳腺专用单面药膜 X 线胶片和与之相匹配的专用单面增感屏、专用暗盒；冲洗胶片采用乳腺专用的洗片机。数字化 X 线摄影影像信息采用激光相机打印胶片。

（二）诊断报告及建议

推荐采用美国放射学会（ACR）制定并为国际广泛采用的乳腺影像报告及数据系统（BI-RADS）对影像诊断结果进行分析。

1. 临床病史。

2. 乳腺 X 线所见

乳腺类型：脂肪为主型、少量腺体型、中量腺体型、致密型。

病变描述：肿块、钙化、结构扭曲、不对称致密、其他伴随征象。

肿块：在两个不同投照位置均可见的占位性病变。需描述肿块大小、形状、边缘、密度。

形状：圆形、卵圆形、分叶形和不规则形。

边缘：①清晰：至少 75% 的肿块边界与周围正常组织分界清晰、锐利，其余部分边缘可被周围腺体遮盖，但无浸润或毛刺征象；若任何边缘有浸润或毛刺的肿块，应判断为下述 4 或 5 类；②微小分叶：边缘呈小波浪状改变；③模糊：肿块被重叠或邻近的正常组织遮盖，无法对其作进一步判断，阅片医师认为这个肿块的边界是清晰的，只是被周围腺体遮盖；④浸润：病灶本身向周围浸润而引起的边界不规则，而不是由于周围腺体遮盖所致；⑤毛刺：从肿块边缘发出的放射状线影。

密度：与肿块周围相同体积的乳腺组织相比较，可分为：高密度、等密度、低密度（不含脂肪）、含脂肪密度。

钙化：需描述钙化形态及分布。

形态：①典型良性钙化：包括皮肤钙化、血管钙化、粗糙或爆米花样钙化、杆状钙化、圆点状钙化、中心透亮的钙化、蛋壳状钙化、钙乳的钙化、缝线钙化等；②中间性钙化（可疑恶性钙化）：包括不定形或模糊不清的钙化、粗糙不均质钙化 2 种；③高度可疑恶性的钙化：包括细小多形性钙化（直径常小于 0.5mm）、细小线样或细小分支状钙化；后者常提示被乳腺癌侵犯的导管腔内钙化。

分布：①弥漫或散在分布；②区域性分布：较大范围内分布的钙化，不符合导管分布，常超过一个象限的范围，这种钙化分布的性质需结合形态综合考虑；③成簇分布：在一个较小的范围内（<1cm²）至少有5枚钙化；④线样分布：钙化排列成线状，提示位于导管内，多为恶性改变；⑤段样分布：常提示病变来源于一个导管及其分支，也可能发生在一叶或一个段叶上的多灶性癌，尽管良性分泌性病变也会有段样分布的钙化，但如果钙化的形态不是特征性良性时，首先考虑其为恶性钙化。

结构扭曲：是指正常结构被扭曲但无明确的肿块可见，包括从一点发出的放射状影和局灶性收缩，或者在实质的边缘扭曲。

特殊征象：①不对称管状结构/单个扩张的导管：管状或分支样结构可能代表扩张或增粗的导管。如果不同时伴有其他可疑的临床或影像征象，其意义不大。②乳腺内淋巴结：典型表现为肾形，可见有淋巴结门脂肪所致的透亮切迹，常小于1cm。当淋巴结较大，但其大部分为脂肪替代时，仍为良性改变。通常位于乳腺的外上部，偶尔也可出现在其他区域。③球形不对称：与对侧乳腺组织比较做出判断，范围较大至少达一个象限。无局灶性肿块形成，无结构扭曲，无伴随钙化。常代表一正常变异，或为替代性激素治疗的结果。但当有相应的临床触诊异常时，可能有意义。④局灶性不对称：所见不符合肿块标准，表现为局限的不对称。两个投摄位置均显示，但缺少真性肿块特有的边缘改变。它可能代表的是一个正常的乳腺岛，尤其当其中含有脂肪时。但在缺乏良性特征时，应提醒进一步检查。

伴随征象：常与肿块或钙化征象合并，或为不伴有其他异常征象的唯一所见。包括：皮肤凹陷、乳头凹陷、皮肤增厚、小梁增粗、皮肤病变、腋淋巴结肿大、结构扭曲和钙化。

病灶部位：①部位：先注明左侧、右侧或双侧，用钟面标明；外上象限、内上象限、外下象限、内下象限；乳晕下、中央区、腋尾；②深度：自乳头向后，用前、中、后1/3描述深度。

3. 与既往片比较。

4. 诊断印象

0级：现有影像未能完成评价，需要增加其他影像检查，包括加压点片、加压放大、加拍其他体位，或行超声检查。

1级：正常，乳腺摄片无异常发现。

2级：良性发现，存在明确的良性改变，无恶性征象。

3级：良性可能大的病灶。

4级：可疑恶性的病灶，但不具备典型的恶性征象。

5 级：高度提示恶性的病灶，有典型乳腺癌的影像学特征。

6 级：已行活检证实为癌。

5. 建议

BI-RADS 1~2 级：无需特殊处理，继续随诊。

BI-RADS 3 级：ACR 建议在此后 6 个月时对病灶侧乳腺进行 X 线摄影复查，第 12 个月与 24 个月时对双侧乳腺进行 X 线摄影复查，如果病灶保持稳定，则可继续随诊；若随诊过程中病灶有进展，应考虑活检。

BI-RADS 4~5 级：建议进行活检。

（三）注意事项

1. 重视乳腺 X 线摄影的质量控制，定期进行质量控制检测。

2. 在保证必要的诊断影像质量前提下，应充分重视受检者的辐射安全。

3. 对青春期、妊娠期、哺乳期女性应避免使用乳腺 X 线摄影。

4. 乳腺摄影的放射技师及诊断医师均应接受专业培训。

5. 摄片及阅片均必须结合临床查体。

八、乳腺病理检查

（一）乳腺常见肿瘤病理诊断（原则按 WHO2003 年乳腺肿瘤分类）

1. 导管内乳头状瘤

（1）中央型：位于乳晕下区大导管内，纤维血管轴心被覆上皮、肌上皮 2 层细胞，在导管内形成树枝状结构。

（2）周围型：常多发，可见钙化，源自终末导管小叶单位（TDLU），基本类似中央型乳头状瘤，更常伴发普通型导管上皮增生、非典型导管上皮增生和导管原位癌或浸润癌。

2. 腺病　常发生于 20~40 岁女性，是一种常见的良性增生性疾病，主要影响乳腺实质的小叶，可以合并纤维化，类似乳腺浸润癌。腺病通常小，可在显微镜下见到，也可广泛分布。

3. 纤维上皮性肿瘤　根据病变特点分为两大类，即纤维腺瘤和叶状肿瘤。

（1）纤维腺瘤：是一种良性双向分化肿瘤，常发生在生育期女性，尤其 30 岁以下。

（2）叶状肿瘤：是一组具有叶状结构及间质过度增生的双向分化的肿瘤。分良性、交界性和恶性，复发常见。

4. 小叶瘤变　又称非典型小叶增生或小叶原位癌。指发生于终末导管小叶单位（TDLU）的肿瘤性病变，是发生浸润癌的前驱病变，小叶瘤变其后发生浸润癌的相对危险性是无小叶瘤变的 6.9~12 倍。

5. 乳腺导管增生性病变　是细胞学形态和组织学结构多样的一组增生病变。绝大多数乳腺导管增生性病变发生于终末导管小叶单位（TDLU），包括：普通型导管增生（UDH）、平坦上皮不典型增生（FEA）、非典型导管增生（ADH）和导管原位癌（DCIS）。

6. 导管原位癌　是一种肿瘤性导管内病变，有发展为浸润性癌倾向，但不一定会进展为浸润乳腺癌。同义词有导管内癌、导管上皮内瘤变（DIN 1C~DIN 3）。乳腺癌前病变通常包括小叶瘤变（不典型小叶增生及小叶原位癌）和导管上皮内瘤变（平坦上皮非典型增生、非典型导管增生和导管原位癌）。依据细胞核的异型程度、管腔内坏死、核分裂象和钙化，通常将DCIS 分为 3 级，见表 8-1。

表 8-1　导管原位癌病理特点

	低级别 DCIS	中级别 DCIS	高级别 DCIS
生长方式	拱形、微乳头、筛状或实性	拱形、微乳头、筛状或实性	通常>5mm，由高度异型的单层细胞组成、粉刺型
细胞特点	低级别核级，核大小一致，分裂象罕见	中级别核级，偶见核仁或粗大染色质	高级别核级，染色质粗，核仁明显，核分裂象常见
其他	可见砂砾体样钙化，一般无坏死	可见钙化和坏死	可有粉刺样坏死

7. 微小浸润性癌　肿瘤主要为非浸润性病变，但在非特化的小叶间质中存在一处或多处明确的、离散的、镜下小灶性浸润。

病理诊断标准：尚未完全统一。有人提出微小浸润癌单个浸润灶最大直径≤2mm，或在 2~3 个病灶中最大直径≤1mm。还有作者提出微小浸润癌应要求浸润性肿瘤细胞超出特化的小叶间质。

预后：真正的乳腺微小浸润癌极少发生腋窝淋巴结转移，临床常按DCIS 处理。

8. 浸润性乳腺癌　是一组起源于终末导管小叶单位的恶性上皮性肿瘤，具有明显的局部浸润和远处转移倾向，大多数属于腺癌。有多种组织类型，因而可有不同临床特点和预后意义。

浸润癌的分级：通过对肿瘤①腺体/腺管形成②核多形性③核分裂计数的评估来进行分级。将三组数值加在一起，可得到 3~9 的积分结果。

相应组织学级别如下：

Ⅰ级（grade 1）：高分化，3~5 分。

Ⅱ级（grade 2）：中分化，6~7分；

Ⅲ级（grade 3）：低分化，8~9分。

浸润性导管癌（IDC），非特殊型（invasive ductal carcinoma, not otherwise specified, NOS）：属于浸润性乳腺癌中的最大一组（40%~75%）。

混合型癌：也归类于非特殊型浸润性导管癌，非特殊部分必须超过50%。如果非特殊型浸润性导管癌成分在肿瘤中占10%~49%，其余可识别的特殊类型成分，则归类为混合组的某一型。如混合型导管-小叶癌。

浸润性小叶癌（invasive lobularcarcinoma, ILC）：占浸润性乳腺癌5%~15%。平均年龄较浸润性导管癌（IDC）年长1~3岁，ILC双侧发生率较IDC高。组织学的经典形态：缺乏黏附性的小细胞增生为特征，散在分布于纤维结缔组织中，或呈单行索条状排列，核分裂象较少，多数可见小叶原位癌结构，见表8-2。

表8-2　浸润性导管癌与浸润性小叶癌特点比较

	镜下形态	转移特征	E-Cadherin 及 P120
浸润性导管癌（50%~80%）	腺管、巢状、索条状排列，可见导管原位癌。	常见腋窝淋巴结、肺转移	E-Cadherin 及 P120 膜阳性
浸润性小叶癌（5%~15%）	主要呈单排条索状，少有腺管。可见小叶原位癌。	常见骨、胃肠道、子宫、卵巢、脑膜、浆膜转移，少见腋窝	E-Cadherin 阴性，P120 胞质阳性

特殊类型癌：包括小管癌、浸润性筛状癌、髓样癌、黏液癌、神经内分泌癌、浸润性乳头状癌、浸润性微乳头状癌、大汗腺癌、化生性癌、富于脂质的癌、分泌型癌、嗜酸细胞癌、腺样囊性癌、腺泡细胞癌、富于糖原的透明细胞癌、皮脂腺癌、炎症型癌等。

9. 免疫组化染色　全部浸润性乳腺癌均应作 ER、PR、HER2、Ki-67的免疫组织化学染色检测。HER2（2+）者应做 FISH 基因扩增检查。

（二）影响浸润性乳腺癌预后的有关因素

年龄：患者年龄、停经期情况对预后的意义仍有争议。

妊娠：发生于妊娠期的乳腺癌一般预后较差，但尚不能确定是否为独立因素。

形态学因素：尽管受到基因表达谱的挑战，但传统病理学指标，如肿瘤大小、组织学类型、组织学分级、瘤细胞增殖指数、脉管侵犯、淋巴结受累等仍是乳腺癌最有价值的预后指标。

附　件

附件 1　北京市两癌筛查方案

北京市卫生局、北京市财政局、北京市妇联
关于印发《北京市适龄妇女宫颈癌、乳腺癌
免费筛查实施方案》的通知

各区县卫生局、财政局、妇联，各有关单位：

为落实深化北京市医药卫生体制改革有关要求，依据卫生部、全国妇联《农村妇女"两癌"检查项目管理方案》，结合市卫生局《北京市为户籍适龄妇女提供子宫颈癌、乳腺癌免费筛查实施方案》（京卫妇社字【2009】5 号），市卫生局、市财政局、市妇联联合制定了《北京市适龄妇女宫颈癌、乳腺癌免费筛查实施方案》，现印发给你们，请认真贯彻落实。

二〇一一年四月七日

北京市适龄妇女宫颈癌、乳腺癌免费筛查实施方案

为贯彻落实《北京市 2010～2011 年深化医药卫生体制改革实施方案》，提高北京市妇女宫颈癌和乳腺癌（以下简称"两癌"）的早诊早治率，降低死亡率，提高广大妇女健康水平，在卫生部和全国妇联农村妇女两癌检查项目和北京市 2008～2009 年度为户籍适龄妇女提供子宫颈癌、乳腺癌免费筛查工作基础上，市卫生局、财政局、妇联决定自 2011 年开始在全市开展户籍适龄自愿免费两癌筛查工作，特制定本实施方案。

一、工作目标

（一）总体目标

本项目通过宣传、健康教育，为全市户籍适龄妇女进行两癌筛查，提高两癌早诊早治率，降低死亡率，探索建立政府主导，部门协作，资源整合，全社会参与的妇女两癌防治模式，逐步形成两癌筛查的制度化、规范化、长效化的工作机制，提高广大妇女自我保健意识和健康水平。

（二）具体目标

1. 提高医务人员的技术水平和服务质量，承担妇女两癌筛查医务人员培训覆盖率达到 90% 以上。

2. 妇女两癌防治知识的知晓率达 95% 以上。

3. 掌握全市适龄妇女妇科及乳腺常见病患病情况。

4. 建立全市两癌筛查网络、可疑病例转诊、重点疾病防治绿色通道。

二、项目内容

（一）筛查人群及周期

北京市户籍 35~59 岁妇女，每两年自愿参加一次免费宫颈癌、乳腺癌筛查。

各用人单位应继续严格执行《关于加强北京市女职工妇科健康检查工作的通知》（京卫妇字【2002】10 号），已按此规定参加用人单位组织的涵盖两癌筛查相应项目的健康检查，则不再重复进行北京市两癌免费筛查。

（二）项目内容

1. 宫颈癌筛查

（1）妇科检查：包括盆腔检查及阴道分泌物（滴虫、假丝酵母菌、线索细胞、阴道清洁度）检查。

（2）宫颈脱落细胞学巴氏检查（或液基细胞学检查）：包括取材、涂片、固定、巴氏染色以及采用 TBS 报告系统对宫颈细胞进行评价。

（3）阴道镜检查：妇科及宫颈脱落细胞学检查结果阳性者（约占10%），进行阴道镜检查。

（4）组织病理学检查：阴道镜检查结果异常者（约占50%）进行组织病理学检查。

2. 乳腺癌筛查

（1）乳腺临床检查（手诊）：所有适龄女性均进行乳腺的视诊、触诊，并筛选出乳腺高危人群。

（2）乳腺彩超筛查：乳腺临床检查后进行乳腺彩超检查。

（3）乳腺 X 线摄影检查：乳腺癌高危人群及乳腺临床、乳腺超声筛查出可疑病例（约占30%），进行乳腺 X 线摄影检查。

3. 人员培训

（1）管理人员培训内容：管理方法、职责、实施方案、质量控制（包括管理制度和具体要求等，如工作计划、信息上报和相关要求，财务管理的要求等）。

（2）医疗技术人员培训内容

1）妇科相关专业知识（宫颈病变及生殖道感染流行病学、临床筛查方法及诊断标准、转诊随访要求等）。

2）宫颈细胞学检查取材、制作方法和要点、TBS 分类方法、阴道镜等检查的操作方法、注意事项、诊断标准及组织病理学的诊断标准、筛查报告填写要求等。

3）乳腺癌的相关专业知识（流行病学、临床检查方法及诊断标准、组织病理等）。

4）乳腺彩色超声检查、乳腺 X 线摄影检查的操作方法、注意事项、影像诊断标准、筛查报告填写要求等。

4. 健康教育与社会宣传　开展多种形式的妇女两癌健康教育和社会宣传，提高健康知识知晓率。各级妇联充分利用妇联网络体系，深入社区、家庭，开展社会宣传，动员妇女参加两癌筛查项目。利用网络、电视等媒体，播放公益广告和专题片、开辟专栏，广泛开展农村妇女两癌筛查项目相关政策和妇女健康知识宣传，扩大活动的覆盖面和社会影响力。通过群众喜闻乐见的形式，如印发妇女健康知识宣传册、招贴画，开展健康知识竞赛，举办健康大讲堂和千村妇女健康课堂等活动，提高妇女健康意识，帮助广大农村妇女树立文明健康理念，培养良好的生活方式。

三、组织与实施

（一）组织与领导

北京市卫生局、北京市财政局、北京市妇联共同成立北京市适龄女性两癌筛查项目工作小组（附件 1.1），工作小组办公室设在市卫生局，承担两癌筛查工作的领导、组织、协调、监督、管理工作。区县级卫生行政部门、财政、妇联等相关部门组成本地区适龄女性两癌筛查项目工作小组，负责辖区内项目工作的组织、协调和监督指导。

（二）部门职责

1. 卫生行政部门　北京市卫生局负责组织制定全市实施方案；成立市级专家技术指导组，联合相关部门，对两癌筛查情况进行督导。区县卫生行政部门负责制定项目实施细则；成立区县级专家技术指导组；确定两癌筛查及诊断机构，建立转诊机制和网络。

2. 财政部门　市级财政负责落实市级宣传、培训考核、质量控制、印刷等工作经费。区县级财政按照"当年纳入预算、次年考核结算、差额多退少补"原则，负责落实适龄女性两癌筛查相应筛查费用、组织管理、必要设备购置以及区级宣传、培训、质控、信息录入、印刷等费用。

3. 妇联组织　北京市妇联负责组织两癌筛查项目宣传动员工作。宣传报道保障广大女性健康的政策，开展两癌筛查健康知识宣传教育活动。基层妇联组织负责入户动员宣教，发放宣传资料，提高适龄女性两癌知识知晓率及筛查率。

4. 街道办事处、乡镇政府、居（村）委会 各街道办事处、乡镇政府负责落实辖区内户籍适龄女性两癌免费筛查工作的组织动员，将筛查率纳入政府绩效考核指标。各居（村）委会负责辖区内适龄女性两癌筛查工作的具体组织、协调，保证辖区内适龄女性筛查率的落实。对辖区内适龄女性进行登记，发放"自愿免费筛查三联卡"等，组织适龄妇女到指定的医疗保健机构筛查。

5. 妇幼保健机构 北京妇幼保健院协助市两癌筛查项目工作小组开展工作。负责两癌筛查工作的技术指导，制定技术与管理规范和质控标准；组织对承担两癌筛查及诊断的医务人员的技术培训及考核；组织市级专家组对筛查工作进行质控；对相关数据进行收集、分析、总结。定期向北京市适龄妇女两癌筛查项目工作小组汇报进展情况。

区县妇幼保健机构负责辖区内两癌筛查日常管理工作，对辖区内参与两癌筛查工作的相关人员进行培训；组织区县级专家组对筛查医疗机构进行区级质量控制，接受市级专家组的指导；对辖区内相关数据进行收集、分析、总结，定期向区县工作小组及北京妇幼保健院上报工作总结及数据信息。

6. 承担筛查工作的医疗保健机构 成立两癌筛查工作小组，制定院内筛查及质控流程，统筹安排筛查时间和工作进度；接受妇幼保健机构的技术指导、监督、管理，及时将个案数据录入信息系统并按要求上报相关数据；指导可疑病例到两癌筛查诊断机构接受进一步诊治并进行追访。

7. 承担诊断工作的医疗保健机构 负责接诊转诊的可疑病例，建立绿色通道，做到及时诊断、及时治疗，并将诊断治疗结果及时反馈到筛查医疗机构或区县妇幼保健院。

（三）筛查医疗机构和人员基本要求

承担妇科盆腔检查、阴道分泌物湿片显微镜检查/革兰染色检查、宫颈细胞学取材、固定、染色及阅片和乳腺手诊、乳腺超声检查的医疗机构（以下简称筛查机构），应具备妇科、超声、检验等科室及《乳腺癌筛查技术与管理手册》《宫颈癌筛查技术与管理手册》所要求的仪器设备；从事妇科及乳腺筛查的医务人员应具备相应专业执业资质，按要求参加北京妇幼保健院组织的培训及考核。各区县两癌筛查机构由区县级卫生行政部门确认合格后方能开展相关工作。

承担阴道镜检查、组织病理学诊断、乳腺 X 线摄影检查的医疗机构（以下简称诊断机构），应具备阴道镜、乳腺 X 线摄影机等相应的仪器设备和开展阴道镜检查、组织病理学诊断、X 线检查的经验及相应的诊治能力；

相关医疗技术人员须具备职业资质及中级以上职称，具备相关领域上岗证书，并经北京妇幼保健院培训、考核合格。各区县两癌筛查诊断机构需经区县级卫生行政部门验收合格后方能开展相关工作。

（四）工作流程

1. 筛查流程

（1）宫颈癌筛查流程（附件 1.2）

1）适龄妇女按照通知的时间，携带身份证、户口簿、社保卡（医联码本）到指定筛查机构，签署知情同意书后，接受宫颈癌健康宣教及问卷调查。筛查机构负责对受检妇女进行妇科盆腔检查、阴道分泌物湿片显微镜检查/革兰染色检查和宫颈脱落细胞学的取材、涂片、固定、染色及 TBS 描述性报告，并填写相关登记表、个案表及反馈卡，将筛查结果反馈给辖区内受检对象，对筛查出的可疑阳性病例进行登记，并通知其到诊断机构进一步检查。

2）诊断机构负责对宫颈脱落细胞学检查结果为阳性的妇女提供阴道镜检查。对阴道镜检查可疑阳性者，取宫颈活检，进行组织病理学检查，并将阴道镜和病理结果进行登记，同时将结果反馈至受检对象所在辖区的筛查机构，使其完成个案登记表相关内容的填写。筛查机构负责将结果反馈给辖区内受检对象，并督促患者进行随访或治疗。

3）筛查机构负责对可疑阳性患者的筛查、诊断和治疗情况进行追访，并将追访结果记录在个案表内。

（2）乳腺癌筛查流程（附件 1.3）

1）适龄妇女签署知情同意书后，筛查机构的专业人员对所有受检妇女进行登记建档并填写相关个案表，同时进行乳腺癌健康宣教、问卷调查。由经过培训的乳腺医生进行问诊，筛选出高危人群，并对全部筛查妇女进行乳腺的视诊和触诊，记录乳腺大小和软硬度，特别应注意乳腺出现的一些不被重视的轻微异常症状和体征，由医生填写个案表中乳腺临床检查部分。

2）筛查机构负责对所有筛查对象进行乳腺彩超检查。超声医生负责填写个案表相关内容，将检查结果反馈给受检对象，登记并通知高危人群及可疑和阳性者到诊断机构进行乳腺 X 线检查。

3）诊断机构负责对高危人群、乳腺临床及超声检查结果为可疑或阳性的妇女提供乳腺 X 线检查。对 X 检查可疑或阳性者建议其进一步确诊检查或治疗，并将检查结果进行登记，同时将结果反馈至受检对象所在筛查机构，使其完成个案表相关内容的填写，筛查机构负责将结果反馈给辖区内受检对象，并督促患者进行进一步的随访、治疗。

4）筛查机构负责对可疑或确诊患者的筛查、诊断和治疗情况进行追访，并将追访结果记录在个案表内。

（五）信息收集和管理

筛查机构应妥善保存个人的筛查资料，做好保密工作，承担两癌筛查工作的医疗保健机构（具备相应设施及条件的机构），使用扫描设备读取社保卡（医联码或身份证）条码，将基本信息导入，无相应设备的机构直接将个案基本信息录入"北京市两癌筛查信息系统"，并填写筛查结果，个案信息每天进行录入并随时上传至平台，利用身份证号、社保卡（医联码）对可疑病例进行随访，并及时补录随访信息。每年的 10 月 20 日前，将上一年 10~12 月及本年 1~9 月的数据报表报本区县妇幼保健院（所），区县妇幼保健院（所）每年 11 月 20 日前，将全区县汇总报表及工作总结报送北京妇幼保健院女性多发病防治管理科。北京妇幼保健院审核、统计、汇总后于 12 月 25 日前报市两癌筛查项目工作小组办公室。

（六）质量控制

为了保证两癌筛查工作质量，规范两癌筛查技术标准，妇幼保健机构组织专家团队，对所有承担两癌筛查任务的机构开展市区两级质控工作。

1. 全市统一制定两癌筛查技术与管理手册，规范操作与筛查流程。

2. 统一培训从事两癌筛查的医务人员，宫颈细胞学阅片、阴道镜及乳腺超声、乳腺 X 线检查人员需经北京妇幼保健院组织的理论及实际操作考核合格后持证上岗。

3. 市、区县两级专家定期对各筛查医疗保健机构进行质控，规范操作流程，复核筛查结果。

4. 定期召开质控工作会议，对筛查质量进行通报并提出改进措施。

5. 质控标准及方法

宫颈细胞学质控：阳性涂片按 20% 的比例抽查，阴性涂片按 5%~10% 抽查，抽取涂片全部由专家复核。

妇科质控：筛查现场环境、设施、物品准备等状况，观察妇科筛查医生的操作流程及表卡册填写情况，现场复核 5%~10% 的筛查妇女，诊断符合率达到 80%。

阴道镜筛查质控：观察医生的操作、临床处理及出具的报告是否符合规范。

组织病理学质控：抽取 10%~20% 两癌筛查组织病理切片，专家进行复核，诊断符合率达到 90%。

乳腺临床筛查质控：专家抽取质控当日 5%~10% 的筛查妇女现场复核，诊断符合率达到 80%。

乳腺超声质控：现场观察超声医生的操作，专家抽取质控当日 5%~10% 的受检女性现场复核，诊断符合率达到 80%。

乳腺 X 线摄影筛查质控：专家抽取质控当日 5%~10% 的乳腺 X 线片进行复核，诊断结果符合率达到 80%。

可疑病例追访：对筛查中发现的可疑病例进行追访，追访率达到 90%。

（七）经费管理与使用（附件 1.4、1.5）

1. 承担两癌筛查及区县指定诊断机构，定期向区县级卫生部门报送筛查人数和筛查项目等情况，经区县卫生、财政部门审核批准后，由区县财政部门将专项补助资金通过集中支付方式按工作量直接拨付给相应医疗机构。

2. 专项补助资金必须用于专项筛查工作，任何单位和个人不得以任何形式截留、挤占和挪用专项补助资金。对故意虚报有关数字和情况骗取专项补助资金，或截留、挤占和挪用专项补助资金的，要按照有关法律法规，除责令改正、追回有关财政资金外，还要按规定追究有关单位和人员责任。

四、监督和评估

1. 北京市卫生局、北京市财政局、北京市妇联制定督导评估方案，定期对项目的管理、资金运转、实施情况、质量控制及效果进行督导和评估。

2. 各级两癌筛查工作领导小组，定期组织检查，对项目实施情况进行检查，建立例会制度，发现问题及时协调解决，保证此项工作顺利如期完成。

附件 1.1　北京市适龄妇女两癌筛查项目工作小组成员名单

姓　名	工作单位	职务/职称
邓小虹	北京市卫生局	副局长
师淑英	北京市财政局	副巡视员
王淑存	北京市妇联	副局级协调员
吕　璠	北京市卫生局妇幼与精神卫生处	处长
谢　辉	北京市卫生局疾控处	处长
刘建民	北京市卫生局财务处	处长
许峻峰	北京市卫生局基层卫生处	处长
谷　水	北京市公共卫生信息中心	主任
马祥伟	北京市财政局社会保障处	处长
刘　玲	北京市妇联女性发展部	部长

附件 1.2 北京市适龄妇女宫颈癌筛查流程图

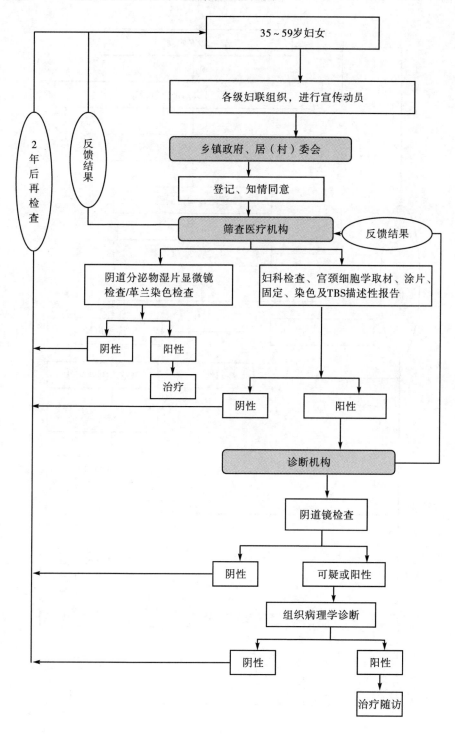

附件 1.3 北京市适龄妇女乳腺癌筛查流程图

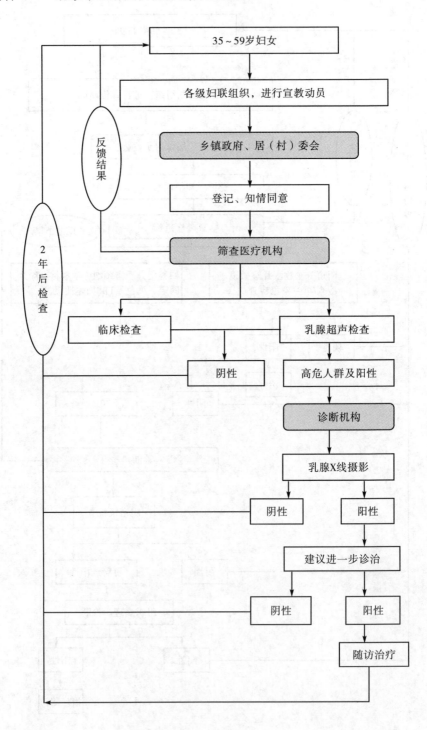

附件1.4　北京市适龄妇女乳腺癌筛查费用测算

城区	年龄段	乳腺癌手诊		B超检查		钼靶检查（可疑及高危人群约30%）		乳腺筛查合计		按两年一周期，30%女性参加检查，测算经费
		人数	费用（4元/人）	人数	费用（70元/人）	人数	费用（200元/人）	人数	费用（元）	费用（元）
新东城	35~59	213 140	852 560	213 140	14 919 800	63 942	12 788 400	213 140	28 560 760	4 284 114.00
新西城	35~59	288 925	1 155 700	288 925	20 224 750	86 678	17 335 600	288 925	38 716 050	5 807 407.50
朝阳	35~59	386 978	1 547 912	386 978	27 088 460	116 093	23 218 600	386 978	51 854 972	7 778 245.80
海淀	35~59	395 475	1 581 900	395 475	27 683 250	118 643	23 728 600	395 475	52 993 750	7 949 062.50
丰台	35~59	232 350	929 400	232 350	16 264 500	69 705	13 941 000	232 350	31 134 900	4 670 235.00
石景山	3559	79 152	316 608	79 152	5 540 640	23 746	4 749 200	79 152	10 606 448	1 590 967.20
门头沟	35~59	54 481	217 924	54 481	3 813 670	16 344	3 268 800	54 481	7 300 394	1 095 059.10
房山	35~59	168 150	672 600	168 150	11 770 500	50 445	10 089 000	168 150	22 532 100	3 379 815.00
昌平	35~59	109 905	439 620	109 905	7 693 350	32 972	6 594 400	109 905	14 727 370	2 209 105.50
大兴	35~59	124 335	497 340	124 335	8 703 450	37 301	7460 200	124 335	16 660 990	2 499 148.50
通州	35~59	144 848	579 392	144 848	10 139 360	43 454	8 690 800	144 848	19 409 552	2 911 432.80
顺义	35~59	126 056	504 224	126 056	8 823 920	37 817	7 563 400	126 056	16 891 544	2 533 731.60
怀柔	35~59	63 900	255 600	63 900	4 473 000	19 170	3 834 000	63 900	8 562 600	1 284 390.00
密云	35~59	97 796	391 184	97 796	6 845 720	29 339	5 867 800	97 796	13 104 704	1 965 705.60
平谷	35~59	83 093	332 372	83 093	5 816 510	24 928	4 985 600	83 093	11 134 482	1 670 172.30
延庆	35~59	62 234	248 936	62 234	4 356 380	18 670	3 734 000	62 234	8 339 316	1 250 897.40
合计	35~59	263 0818	10 523 272	2 630 818	184 157 260	78 9247	157 849 400	2 630 818	352 529 932	52 879 490.00

注：此预算按照全市平均水平进行测算，仅供参考。各区县可结合自身特点，按照实际情况进行测算

附件1.5 北京市适龄妇女宫颈癌筛查费用测算

| 城区 | 年龄段 | 宫颈癌筛查 | | | | | | | | | | 合计 | | 按两年一周期，30%妇女参加检查，测算经费 |
| | | 妇科及生殖道感染检查 | | 宫颈癌巴氏细胞学检查 巴氏取材、涂片、固定 | | 染色及TBS描述性报告 | | 阴道镜检查（宫颈癌巴氏细胞学检查后10%的人） | | 组织病理学检查（阴道镜检查后50%的人） | | | | |
		人数	费用（15元/人）	人数	费用（5元/人）	人数	费用（15元/人）	人数	费用（60元/人）	人数	费用（160元/人）	宫颈癌筛查人数	合计费用（元）	费用（元）
新东城	35~59	213 140	3 197 100	213 140	1 065 700	213 140	3 197 100	21 314	1 278 840	10 657	1 705 120	213 140	10443860	1 566 579.00
新西城	35~59	288 925	4 333 875	288 925	1 444 625	288 925	4 333 875	28 893	1733 580	14 447	2 311 520	288 925	14 157 475	2 123 621.25
朝阳	35~59	386 978	5 804 670	386 978	1 934 890	386 978	5 804 670	38 698	2 321 880	19 349	3 095 840	386 978	18 961 950	2 844 292.50
海淀	35~59	395 475	5 932 125	395 475	1 977 375	395 475	5 932 125	39 548	2 372 880	19 774	3 163 840	395 475	19 378 345	2 906 751.75
丰台	35~59	232 350	3 485 250	232350	1 161 750	232 350	3 485 250	23 235	1 394 100	11 618	1 858 880	232 350	11 385 230	1 707 784.50
石景山	35~59	79 152	1 187 280	79 152	395760	79 152	1 187 280	7915	474 900	3958	633 280	79 152	3 878 500	581 775.00
门头沟	35~59	54 481	817 215	54 481	272 405	54 481	817 215	5448	326 880	2724	435840	54 481	2 669 555	400 433.25
房山	35~59	168 150	2 522 250	168150	840 750	168 150	2 522 250	16 815	1 008 900	8408	1345 280	168 150	8 239 430	1 235 914.50
昌平	35~59	109 905	1 648 575	109905	549 525	109 905	1 648 575	10 991	659 460	5496	879 360	109 905	5 385 495	807 824.25
大兴	35~59	124 335	1 865 025	124335	621 675	124 335	1 865 025	12 434	746 040	6217	994 720	124 335	6 092 485	913 872.75
通州	35~59	144 848	2 172 720	144 848	724 240	144 848	2 172 720	14 485	869 100	7243	1 158 880	144 848	7 097 660	1 064 649.00
顺义	35~59	126 056	1 890 840	126 056	630 280	126 056	1 890 840	12 606	756 360	6303	1 008 480	126 056	6 176 800	926 520.00
怀柔	35~59	63 900	958 500	63 900	319 500	63 900	958 500	6390	383 400	3195	511 200	63 900	3 131 100	469 665.00
密云	35~59	97 796	1 466 940	97 796	488 980	97 796	1 466 940	9780	586 800	4890	782 400	97 796	4 792 060	718 809.00
平谷	35~59	83 093	1 246 395	83 093	415 465	83 093	1 246 395	8309	498 540	4155	664 800	83 093	4 071 595	610 739.25
延庆	35~59	62 234	933 510	62 234	311 170	62 234	933 510	6223	373 380	3112	497 920	62 234	3 049 490	457 423.50
合计	35~59	2 630 818	39 462 270	2 630 818	13 154 090	2 630 818	39 462 270	263 084	15 785 040	131 546	21 047 360	2 630 818	128 911 030	19 336 654.50

注：此测算按照全市平均水平进行测算，仅供参考。各区县可结合自身特点，按照实际情况进行测算。

附件 2 筛查质控方案

筛查质控方案

为保障广大妇女的生殖健康，早期发现、早期诊断、早期治疗严重危害妇女健康的乳腺癌、子宫颈癌，北京市自 2011 年开始进行"免费为户籍适龄妇女进行子宫颈癌、乳腺癌筛查"工作。为确保筛查工作达到预期目标，使筛查工作按照预定的筛查程序进行，特制定本质控方案。

一、目标

总目标：通过对两癌筛查工作的现场检查与复核，保障筛查的效果，提高筛查质量，确保筛查资料的完整性和正确性。

具体目标：

1. 提高筛查资料的完整性，筛查项目（包括表格和相关检查数据）的资料记录完整率大于 95%。

2. 提高筛查的准确性，专家复核符合率达 80%。

二、质控对象

1. 两癌筛查、诊断治疗医疗机构、阅片公司。

2. 参与两癌筛查的相关技术与管理人员。

3. 筛查对象。

4. 所有表卡册及信息系统数据录入情况。

三、质控方法

1. 通过抽查、现场调查、现场观察、专家复核等方法进行。

2. 数据资料的检查采用手工检查和计算机检查的方法进行。手工检查包括自我检查（自查）、相互检查（抽查）和抽样检查。计算机检查包括数值范围检查和逻辑检查。采用上述办法，各级工作人员应对填写的各种原始资料进行认真检查，核查各种原始表卡之间的关系，检查其正确性。

3. 技术质控主要采用专家现场复核的方式进行。宫颈细胞学、病理切片按比例随机抽取玻片专家复核。

四、质控的内容

（一）筛查组织管理

1. 宣传 宣传的次数、方式及效果。

2. 组织　建立组织、召开会议、工作落实情况；社区与筛查医疗机构的配合与联系，对于筛查人员不踊跃的解决方法。

3. 筛查计划　是否有具体、可操作的工作计划，包括筛查的时间、人员、负责人等，筛查各环节是否都有人负责，计划是否宣传落实到个人；对于因事未能按时参加筛查的，是否有补救计划安排。

4. 筛查地点　筛查医院是否做好准备，是否安排人员接待、发放问卷、检查问卷、回收问卷是否有专人负责，是否专人现场协调、解释。

5. 是否有针对不愿参加筛查人员的调查，是否根据影响筛查的主要因素对筛查方案进行调整。

6. 是否有资料收集、整理和录入的工作计划与安排。

7. 是否有对检查阴性者的宣传计划，包括通知时间、内容和方式；是否有对检查阳性者的随访计划，包括通知时间、内容、方式、责任人，进一步检查或治疗的工作计划。

（二）筛查资料的完整性（对筛查资料进行复核，核对资料的完整性）。

1. 询问参加者，筛查人员是否对如何填写表格给予指导。

2. 是否强调资料完整性的意义。

3. 调查员培训中，是否专门强调资料必须完整的要求。

4. 缺漏项超过10%或关键项目缺少5%可视为废表。

5. 必须检查项缺漏可视为此记录作废。

6. 是否有缺漏项检查的要求，如调查员检查，是否有复查员。是否规定了录入人员对缺漏项目的处理方式。一旦发现缺漏项的应对办法，如打电话询问等。

（三）筛查的准确性（对参加筛查医生者进行复核，比较准确性）

1. 筛查人员培训　筛查人员是否参加培训及现场操作和考核，是否持证上岗。

2. 资料填写　宣传资料是否对调查内容有简单和明确的说明；筛查对象是否能够理解和正确填写相关内容，对于没有能力自填的人是否有帮助措施；在筛查或填表前，是否有集中宣传和讲解，是否有人现场指导。

3. 查错办法　录入软件中是否设计了逻辑检错，对于特殊情况是否有处理方式。是否有查错的办法，发现错误后的补救措施。

4. 市、区、筛查机构三级质控　北京市及各区县、筛查医疗机构是否有质控措施。

5. 妇科质控　筛查现场环境、设施、物品准备等状况，观察所有妇科筛查人员的操作流程及表卡册填写情况，现场复核5%~10%的筛查女性，诊断符合率达到 80%。

6. 宫颈细胞学检查质控 阳性涂片要永久留存，按 20% 的比例抽查，鳞状上皮内病变及癌的阳性符合率不低于 80%；阴性涂片保留一年，按 5%~10% 抽查，鳞状上皮内病变及癌的漏诊率低于 3%。

7. 阴道镜筛查质控 观察医生的操作、临床处理及出具的报告是否符合规范。

8. 组织病理学质控 抽取 10%~20% 两癌筛查组织病理切片，专家进行复核，诊断符合率达到 90%。

9. 乳腺临床筛查质控 专家抽取质控当日 5%~10% 的筛查妇女现场复核，诊断符合率达到 80%。

10. 乳腺超声质控 观察所有超声医生的操作，专家抽取质控当日 5%~10% 的受检妇女现场复核，诊断符合率达到 80%。

11. 乳腺 X 线筛查质控 专家抽取质控当日 5%~10% 的乳腺 X 线片进行复核，诊断结果符合率达到 80%。

12. 可疑病例追访 对筛查中发现的可疑病例进行追访，追访率达到 90%。

13. 质控反馈 定期召开质控会议，对发现的问题及时提出改进意见及整改实施情况。

（四）筛查工作的时间进度

1. 是否制定合理的筛查进度计划。

2. 是否按时完成筛查计划。

六、质控组织

聘请妇科、乳腺外科、超声科、病理科、放射科、宫颈细胞学、阴道镜和流病统计等领域知名专家作为北京市两癌筛查专家组成员，负责全市两癌筛查的质控工作。各区县组织相应人员，成立区县质控组及筛查点质控组，按照质控方案完成区县内部的相应质控工作。

七、质控时间

筛查工作开始各区县专家组及时对各筛查医疗机构进行质控，规范操作流程，复核筛查结果。北京妇幼保健院定期组织市级专家对筛查医疗机构的工作及医务人员的技术水平等进行抽查质控。每季度召开质控工作会议，对工作进度及工作质量进行通报并提出改进措施。定期向市卫生局汇报筛查进展情况及需要解决的问题。

附件2.1 北京市宫颈癌筛查现场质控表格

北京市宫颈癌筛查现场质控表格

检查医疗机构： 　　分数： 　　质控日期：

评价项目	评价方法	分数	扣分原因	实得分	专家意见
一、筛查流程和管理		20分			
1. 建立两癌检查领导小组，由主管领导负责召开全院有关人员会议，分工明确，安排合理	询问及查看会议记录	5分	无领导小组、分工不明确扣5分		
2. 流程合理，应详细告知受检人员。合理安排体检时间，各检查室分布合理	现场查看，并要看到流程图，各检查室门口有明显标识，现场健康宣教。检查室安全、秩序良好，保护被筛查女性隐私	5分	无明显标识扣1分，无宣教扣2分，科室布局不合理扣2分		
3. 物品准备充足，消毒物品在有效期内，检查床及操作台清洁、整齐	现场查看：一次性物品：窥器、臀垫、毛刷（刮板）、手套（合格）、棉球；消毒物品：镊子、长棉签；其他：蛇皮灯、生理盐水、95%酒精、黄色医疗垃圾袋、登记本、笔、小号氮器、耦合剂、卫生纸、生殖道感染试验用品；操作台表面清洁，物品摆放合理	5分	物品准备不齐、少一项或1分；物品不合格，未在消毒期限内扣5分，台摆放不整齐扣2分		
4. 上转流程明确并有登记	现场查看：上转流程和登记本；诊断机构有上转人数的统计及反馈流程	5分	无流程图扣2分，无登记本扣2分，无人数统计扣1分		

续 表

评价项目	评价方法	分数	扣分原因	实得分	专家意见
二、信息上报		15分			
1. 专人负责上机录入	现场查看、询问	5分	无专人负责扣5分		
2. 信息上报及时、准确、完整、符合逻辑	按照要求录入、上报	10分	一项不符合要求扣2分		
三、妇科检查	评价方法	50分	扣分原因	实得分	专家意见
1. 医护配比合理，医生态度和蔼、操作规范	现场查看：单台操作间至少有2名护人员，其中医生不少于1人；双台操作间至少有2名医生、1名护士。医生须经过市级培训，并考核合格，熟悉操作流程。现场查看接诊过程	5分	未经培训考核扣2分，流程不合理扣3分		
2. 外阴阴道检查	外阴以视诊、触诊为主。窥器斜行沿阴道后壁缓缓进入至阴道1/2时，逐渐转至宫颈前方，摆正后，缓缓张开两叶，观察阴道及宫颈情况	5分	操作不规范扣5分		
3. 宫颈细胞学	传统涂片的取材、涂片、固定；遵守液基取材规范（按照各公司取材要求）	10分	取材不规范扣5分，涂片不规范扣3分，未及时固定或固定液未及时更换扣2分		
4. 生殖道感染检查	取材	5分	取材不规范扣5分		

续　表

评价项目	评价方法	分数	扣分原因	实得分	专家意见
5. 盆腔检查	双合诊（必要时三合诊），诊断是否正确	10分	操作不规范扣5分，诊断错误扣5分		
6. 污物处理符合要求	现场查看：装黄色垃圾袋，送污物处理或焚烧	2分	不符合要求扣2分		
7. 个案卡填写规范，无漏项，诊断合理	现场查看5份病历	5分	1份不符合要求扣1分		
8. 检查结果反馈及可疑病例追访	现场查看记录，询问	8分	未反馈扣3分，未进行追访扣5分，追访率达到90%		

质控病例数：____ 例　　诊断符合数：____ 例　　质控病例数：____ 例　　诊断符合数：____ 例

专家意见：

筛查医生：____　　筛查医生：____　　筛查医生：____

专家签字：

续　表

评价项目	评价方法	分数	扣分原因	实得分	专家意见
四、生殖道感染（检验）					
1. 专人负责，医生（检验人员）经过市级培训，并通过考核；现场问答	现场查看，询问	15 分 2	未经培训考核扣 2 分；现场问答不合格扣 2 分		
2. 清洁度、滴虫、检测（试教片）	操作是否熟练，检测是否准确	5	操作不规范扣 1 分，不能准确判断清洁度扣 2 分，不会识别滴虫扣 2 分		
3. 革兰氏染色	染液配置是否符合要求	2	不符合要求扣 2 分		
4. 线索细胞、假菌丝或芽生孢子检测（试教片）	镜下是否可以准确找到典型目标细胞	6	不能识别线索细胞扣 3 分，不能识别念珠菌扣 3 分		

质控病例数：＿＿例　诊断符合数：＿＿例　筛查医生：＿＿

质控病例数：＿＿例　诊断符合数：＿＿例　筛查医生：＿＿

专家意见：

存在问题汇总：

改进措施：

记录人：　　　　　　　　　　筛查医生：

专家签字：

附件 2.2 北京市乳腺癌筛查现场质控表格

北京市乳腺癌筛查现场质控表格

检查医疗机构：　　　　　分数：　　　　　质控日期：

评价项目	评价方法	分数	扣分原因	实得分	专家意见
一、筛查管理		15 分			
1. 建立两癌检查领导小组，由主管领导负责召开全院有关人员会议，分工明确，安排合理	询问及查看会议记录	5 分	分工不明确扣 5 分		
2. 流程合理，应详细告知受检人员。合理安排体检时间，各检查室分布合理	现场查看，并要看到流程图，各检查室门口有明显标识，现场健康宣教。各检查室安全，保护筛查女性隐私	5 分	无明显标识扣 1 分，无宣教扣 2 分，科室布局不合理扣 2 分		
3. 上转流程明确并有登记	现场查看：上转流程图和登记本；诊断机构有上转人数的统计及反馈流程	5 分	无流程图扣 2 分，无登记本扣 2 分，无人数统计扣 1 分		
二、信息上报		15 分			
1. 专人负责上机录入	现场查看、询问	5 分	无专人负责扣 5 分		
2. 信息上报及时、准确、完整，符合逻辑	按照要求录人、上报，现场上机查看	10 分	一项不符合要求扣 2 分		

质控病例数：＿＿ 例　　诊断符合数：＿＿ 例　　筛查医生：＿＿　　质控病例数：＿＿ 例　　诊断符合数：＿＿ 例　　筛查医生：＿＿

专家意见：

专家签字：

评价项目	评价方法	分数	扣分原因	实得分	专家意见
三、乳腺临床检查		35分		实得分	专家意见
1. 乳腺临床检查专人负责，医生经过市级培训，并通过考核	现场查看、询问，相关知识提问	10分	未经培训考核扣5分，现场问答不合格扣5分		
2. 乳腺临床检查流程	医生操作流程是否规范、手法是否正确、检查范围是否全面、病史询问、初步诊断是否准确	15分	一项不合格扣3分		
3. 病例记录及可疑转诊	现场查看病例记录是否完整、可疑病例是否正确转诊	10分	病例书写不完整、不规范扣2分，可疑病例判断有误扣5分，下一步建议有误扣3分		

质控病例数：___例　诊断符合数：___例　筛查医生：___　诊断符合数：___例　筛查医生：___　诊断符合数：___例

专家意见：

质控病例数：___例　诊断符合数：___例　筛查医生：___

专家意见：

记录人：　　　　　专家签字：
存在问题汇总：
改进措施：

续 表

评价项目	评价方法	分数	扣分原因	实得分	专家意见
四、乳腺超声检查		35分			
1. 乳腺超声检查有专人负责，医生经过市级培训，并通过考核，已取证	现场查看、询问	10分	未经培训考核扣5分，未取证扣10分		
2. 乳腺超声仪器及仪器调节	仪器是否符合检查要求，是否进行必要调节	5分	仪器或探头不符合要求扣3分，未进行调节扣2分		
3. 检查流程规范	查看医生操作手法和熟练程度、扫查范围、淋巴结扫查、图像认识、病例填写、与病人交流情况	10分	一项操作不规范扣2分（正常解剖图像现场提问）		
4. 图像存储	有无超声工作站、有无超声机图像存贮、是否体表未标记、切应方向	5分	异常图像未存储扣4分，体表未标记扣1分		
5. 检查结果、病例记录及上机	检查结果判断是否准确、病例记录完整并上机	5分	诊断不准确扣3分，未按照要求填写病例及上机扣2分		

质控病例数：___例　诊断符合数：___例　筛查医生：___

质控病例数：___　诊断符合数：___　筛查医生：___　诊断符合数：___例　质控病例数：___例　筛查医生：___

专家意见：

专家签字：

存在问题汇总：

改进措施：

记录人：

附件2.3 细胞学及病理质控表格

XX单位阅片质控记录表（细胞学及病理）

序号	细胞学/病理号	卡号	姓名	年龄	筛查医院阅片机构	满意度	诊断	阅片人	专家质控结果
1									
2									
3									
4									
5									
6									
7									
8									
9									
10									
11									
12									

细胞学阅片质控专家意见

被质控单位：

专家意见：

专家签名：

日期：

包括：复阅阴性及阳性片数；染色、制片、满意度评价；假阴性数（漏诊非典型鳞状上皮细胞、低度病变、高度病变、鳞癌及腺细胞异常数）；假阳性片数；整改意见。

组织病理学阅片质控专家意见

被质控单位：

专家意见：

专家签名：

日期：

包括：复阅阴性及阳性片数；染色、制片、满意度评价；假阴性数（漏诊 CIN Ⅰ、Ⅱ、Ⅲ，AIS，宫颈鳞癌及腺癌、乳腺癌及癌前病变数）；假阳性片数；整改意见。

附件 2.4 北京市两癌筛查诊断机构现场质控表格

北京市两癌筛查诊断机构现场质控表格

医疗机构：____ 分数：____

一、阴道镜检查	评价方法		扣分原因	实得分	专家意见
1. 专人负责，医生经过市级培训并通过考核，已取证，现场提问回答正确	现场查看、询问	50 分			
		10 分	未取证扣 10 分，现场回答正确率不足 70%扣 5 分		
2. 接诊与候诊的环境、阴道镜诊室、手术室等	现场查看接诊环境是否符合要求：诊室挂牌、布局合理、操作方便、计时装置、试剂	7 分	诊室不符合规范要求扣 2 分，无计时设备扣 1 分，阴道镜检查试剂不规范扣 1 分		
3. 阴道镜工作站、LEEP 工作站及其他辅助仪器设备	现场查看阴道镜设备是否满足诊断基本要求	7 分	仪器不能满足诊断要求扣 7 分，色彩失真扣 3 分，放大倍数不够扣 3 分		
4. 阴道镜检查及操作流程	现场检查阴道镜检查的操作流程是否合规范	10 分	各环节检查及操作流程不规范扣 5 分，无检查指征扣 2 分，无医患沟通扣 2 分		
5. 阴道镜检查结果判断和下一步建议	现场检查检查结果判断是否准确	10 分	图像识别、结果判断不准确扣 5 分，下一步建议不正确扣 5 分		
6. 阴道镜图文报告	现场检查图像存储及图文报告是否规范	6 分	未按要求留存图像扣 2 分，图像不清晰扣 2 分，报告不规范扣 2 分		

质控病例数：____ 例 筛查医生：____ 诊断符合数：____ 例

质控病例数：____ 例 质控病例数：____ 例 诊断符合数：____ 例 筛查医生：____

专家意见：

专家签字：

续　表

二、乳腺 X 线摄影检查	评价方法	50分	扣分原因	实得分	专家意见
1. 专人负责、医生经过市级培训并通过考核，已取证	现场查看、询问	10分	未取证扣10分，现场问答正确率不足70%扣5分		
2. 仪器设备	仪器是否符合检查要求，是否有质控程序并有实施记录	10分	图像质量不合格扣10分，仪器一项不合格扣2分，无年检报告扣2分，无质控扣5分		
3. 摆位规范	查看技师操作是否规范	10分	一项操作不规范扣5分		
4. 检查结果	检查结果判断是否准确，下一步建议是否合理	15分	诊断和分级不准确扣10分，下一步建议不准确扣5分		
5. 病例填写和登记、定期结果反馈给初筛机构，有明确筛查流程	病例填写是否完整，登记和反馈是否及时准确，流程是否名确	5分	缺一项扣5分		

质控病例数：___例　筛查医生：___　诊断符合数：___例　筛查医生：___

质控病例数：___例　诊断符合数：___例　记录人：

存在问题汇总：

改进措施：

专家意见：

专家签字：

附件2.5 北京市宫颈癌筛查宫颈细胞学阅片及质控要求

北京市宫颈癌筛查宫颈细胞学阅片及质控要求

1. 阅片单位应当建立健全各项规章制度、岗位职责，按照《北京市宫颈癌筛查技术手册》及管理办法要求，规范操作，并严格遵守执行，保证宫颈细胞学阅片诊断质量。

2. 阅片单位使用的仪器、试剂和耗材应当符合国家有关规定，对需要校准的仪器设备和对诊断结果有影响的辅助设备应当进行定期校准。试剂耗材应根据要求及时更新。

3. 建立管理记录，包括标本接收、核对、标记、制片、储存、处理、诊断、报告发放以及内部质控、外部质评结果等内容。管理记录保存期限至少为2年。

4. 宫颈细胞学阅片人员应掌握宫颈细胞学筛查技术，具有国家承认的医学专业学历，具备相应职业资质，同时具有两年以上宫颈细胞学阅片工作经验。需经北京妇幼保健院培训，考核合格，持证上岗。

5. 原则上每日阅片限量，每人≤80张。

6. 加强对宫颈细胞学报告单的管理，有效保护患者隐私，并负责对出具的报告提供解释说明。报告应当使用 TBS 诊断通用的规范术语，阅片结果要求1~2周内进行反馈，阅片单位除提供细胞学报告外，还需要按照要求提供每位筛查女性阅片结果的电子表格。

7. 阅片单位应当加强对宫颈细胞学涂片的保存和管理，阳性涂片保留15年，阴性涂片至少保留一年。

8. 阅片单位加强内部质量控制和管理，认真开展室内质控，指定专（兼）职人员负责阅片质量控制。每周要进行内部质控并留有质控文字记录。

9. 按照每个筛查机构的计划任务，每完成1000张片子需要进行市级或区县级质控，阅片单位应积极配合，按照要求提供相关资料及涂片。阳性涂片按20%的比例抽查；阴性涂片按5%~10%比例抽查。质控结果对各阅片单位涂片符合率进行比较，并在全市公布结果。对于有争议的涂片，结合病理诊断结果，由北京妇幼保健院组织专家阅片会共同讨论。

10. 阅片单位应当制定阅片诊断差错的识别、报告、调查和处理的制度，及时发现差错，分析产生的原因，防止再次发生。

附件 3　培训方案

培 训 方 案

北京市开展适龄妇女进行宫颈癌、乳腺癌筛查，医疗机构专业人员的技术水平是实现筛查目标的关键。由于此项目不同于既往的妇女病普查，它是将生殖道感染检测、宫颈脱落细胞巴氏检查、阴道镜、乳腺临床、超声、X线摄影和病理检查整合为一体的项目，因此对专业人员的技术水平要求较高。但目前相关专业人员特别是基层人员的理论和实践技能极为不足，亟需开展相关培训。为提高医疗卫生机构的服务能力，锻炼筛查队伍，提高筛查质量，特制定本方案。

一、培训目标

1. 培养一支从事两癌筛查的基层队伍。
2. 规范和提高两癌筛查专业技术人员和保健管理人员的基本技能。
3. 探索基层适宜技术培训考核的模式方法。

二、培训对象和培训要求

1. 培训对象　从事妇科、阴道分泌物、宫颈细胞学、阴道镜、乳腺临床、乳腺超声、乳腺X线摄影、组织病理检查的相关医务人员及管理人员
2. 培训要求　每两年轮训一次，记入筛查人员个人档案。宫颈细胞学、阴道镜、乳腺超声、乳腺X线摄影医生需经过实践操作考核，考核合格持证上岗，每三年换证一次，换证需重新考核。
3. 培训形式　以讲座、示教、见习和理论培训及实践操作考核为主。
4. 培训组织管理单位：
主管单位：北京市卫生局
执行单位：北京妇幼保健院、区县妇幼保健院（所）

三、培训内容

1. 女性外阴、阴道、宫颈正常解剖和生理及异常改变及检查方法。
2. 生殖道感染疾病诊治。
3. 组织学确诊的宫颈癌前病变的规范化处理。
4. 宫颈细胞学取材和阅片。
5. 阴道镜检查。
6. 宫颈癌筛查组织病理学取材和阅片。

7. 宫颈癌流行病学、管理方案、质量控制、信息上报等。

8. 乳腺临床检查方法与乳腺常见病的诊治。

9. 乳腺超声检查操作方法、注意事项、影像标准与 BI-RADS 分级。

10. 乳腺 X 线摄影检查操作方法、注意事项、影像标准与诊断。

11. 乳腺组织病理学诊断标准。

12. 乳腺流行病学、管理方案、质量控制、信息上报等

四、时间安排

每年上、下半年各一次理论轮训及培训后考核，依据情况确定取证考核具体时间。

五、培训大纲

（一）生殖道感染疾病诊治培训大纲

1. 目的　提高常见生殖道感染的诊断和处理能力，正确区分 RTI 和 STI。

2. 要求

（1）掌握滴虫性阴道炎、外阴阴道念珠菌病、细菌性阴道病的诊断、鉴别诊断和正确的处理。

（2）掌握宫颈炎的致病原因、诊断及处理。

（3）掌握盆腔炎的诊断和处理。

3. 授课计划

内　容	方法	教具	考核
外阴阴道感染	讲课	投影仪	理论
宫颈炎	讲课	投影仪	理论
盆腔炎	讲课	投影仪	理论

4. 考核

（二）女性外阴、阴道、宫颈的正常解剖生理及异常改变培训大纲

1. 目的　认识正常宫颈解剖学结构与生理学变化。认识女性阴道、宫颈的异常改变。

2. 要求

（1）熟悉女性盆腔器官的解剖结构。

（2）掌握宫颈解剖学结构。

（3）掌握宫颈转化区。

（4）掌握宫颈生理学变化。

（5）了解宫颈解剖学变化与生理学之间的关系。

（6）熟悉女性常见的下生殖道感染。

（7）熟悉女性的阴道异常改变。

（8）掌握女性宫颈的异常改变。

（9）掌握 HPV 感染与子宫颈癌前病变及子宫颈癌的关系。

（10）掌握宫颈癌的自然病史。

（11）掌握妇科盆腔检查方法。

3. 授课计划

内　容	方法	教具	考核
女性外阴、阴道、宫颈的正常解剖和生理	讲课	投影仪	理论
女性外阴、阴道、宫颈的异常改变	讲课	投影仪	理论

4. 考核

（三）组织学确诊的宫颈癌前病变的规范化处理培训大纲

1. 目的　正确处理组织学确诊的宫颈癌前病变。

2. 要求

（1）熟悉宫颈癌前病变的发病史。

（2）掌握宫颈癌前病变的基本处理原则。

（3）熟悉 CIN 的个性化处理。

（4）掌握 AIS 的处理原则。

（5）掌握宫颈癌前病变治疗方法。

3. 授课计划

内　容	方法	教具	考核
组织学确诊的宫颈癌前病变的规范化处理	讲课	投影仪	理论

4. 考核

（四）宫颈细胞学取材培训大纲

1. 目的　掌握宫颈脱落细胞学取材。

2. 要求

（1）掌握宫颈脱落细胞取材前准备。

（2）掌握宫颈脱落细胞取材要点。

（3）熟悉宫颈细胞学取材对判读结果的影响。

3. 授课计划

内　容	方法	教具	考核
宫颈细胞学取材	讲课	投影仪	理论或提问

4. 考核

（五）阴道镜检查培训大纲

1. 目的　胜任阴道镜检查操作，并能识别正常及异常阴道镜所见。

2. 要求

（1）了解阴道镜检查的主要形态学基础。

（2）掌握阴道镜检查的适应证。

（3）了解阴道镜检查优缺点。

（4）掌握阴道镜检查步骤。

（5）掌握醋酸试验和碘试验原理及意义。

（6）掌握阴道镜检查时间。

（7）掌握阴道镜检查禁忌证

（8）掌握阴道镜检查注意事项。

（9）掌握阴道镜诊断标准。

（10）掌握正常宫颈阴道镜所见。

（11）掌握宫颈病变异常阴道镜所见。

（12）掌握阴道镜直视下宫颈活检指征。

（13）掌握宫颈管刮术指征。

（14）掌握阴道镜检查图文报告要求 。

（15）掌握阴道镜所见术语（筛查版）。

3. 授课计划

内　容	方法	教具	考核
阴道镜检查临床应用	讲课	投影仪	理论考核
阴道镜仪器使用和图文报告	讲课	投影仪	现场质控
阴道镜随访登记	讲课	投影仪	现场质控

4. 考核

（六）细胞学培训计划

1. 目的　提高对宫颈细胞学 TBS 系统的认识及判读能力。

2. 要求　掌握宫颈细胞学制片技术。

（1）掌握宫颈细胞学标本满意度的判断标准。

（2）掌握鳞状上皮细胞不正常的分类及各类的判读标准。

（3）掌握腺上皮细胞不正常的分类及各类的判读标准。

（4）掌握非瘤变发现的类别及细胞形态学。

（5）掌握各类病原体的形态学特点。

（6）了解相关的鉴别诊断内容。

3. 培训计划

（1）大课理论培训并现场考核（每年 1~2 次）

内　容	方法	教具	考核
宫颈细胞学制片技术	讲课	投影仪	提问
宫颈细胞学 TBS 判读	讲课及阅片示教	投影仪	理论和阅片

（2）宫颈细胞学阅片会

1）针对区县骨干，每两月一期，每期 18 人，一个区县一个人，为区级专家，人员相对固定，分两次进行每次 9 人，以读片交流为主，需自带片子，多头镜带教。

2）针对基层读片人员，每月一期，每期 18 人，一个区县一个人，分两次进行，每次 9 人，每期有一个主题，从染色制片讲起，循序渐进，每个区县固定人员参加。

（3）基层人员宫颈细胞学培训班：每年 1 次，每次一周，尽量保证所有阅片人员均得到轮训，系统讲解培训同时阅读大量片子。每年内容大致相同。

（4）取证考核：每年安排读片考核，区县组织医师报名，北京妇幼保健院负责安排考核，每人考 40 张片子，70 分为合格，考试合格发证书后上岗承担筛查工作。每三年重新考一次进行换证。

编号	读片结果	专家复核
1		
2		
3		
...		

(七) 宫颈癌筛查组织病理学

1. 目的　培训侧重两大方面：规范病理技术操作和统一宫颈癌和癌前病变的病理诊断标准。

2. 要求

（1）病理技术操作

1）采用正确的浓度的固定液，充分固定标本。

2）掌握标本取材，包括活检小标本和锥切标本的取材。

3）按照规定流程脱水包埋组织块。

4）掌握正确的组织块包埋方向。

5）注重切片的完整、连续性。

6）按照规定流程进行染色封片。

（2）病理诊断标准：按 WHO 妇科肿瘤分类进行诊断：

1）了解正常宫颈黏膜的组织学改变，特别注重移行区（转化带）的组织学和生理学特征。

2）了解急慢性宫颈炎症以及常见病原体感染所致宫颈病变的病理学特征。

3）重点掌握宫颈癌前期病变的命名、分级以及病理组织学特征。注意需与之鉴别的病变。

4）掌握 CGIN 及宫颈原位腺癌的病理形态学特征，注意需与之鉴别的良性病变。

5）掌握微小浸润性鳞状细胞癌的诊断标准，了解浸润深度和宽度的测量方法。

6）了解浸润性鳞状细胞癌的组织学类型。

7）了解浸润性腺癌的组织学类型。

3. 授课计划

内　容	方法	教具	考核
病理制片技术操作	讲课	投影仪	理论及提问
宫颈病变病理学诊断	讲课及阅片示教	投影仪	理论和阅片

（八）乳腺临床检查与乳腺常见病诊治

1. 目的　提高常见乳腺疾病的诊断和处理能力，正确检出可疑病例并转诊。

2. 要求

（1）复习乳腺解剖结构。

（2）掌握乳腺临床检查方法。

（3）掌握乳腺常见病的诊断及处理。

（4）掌握乳腺可疑病例的转诊及随访。

（5）掌握乳腺癌的诊断和处理。

3. 安排

内　容	方法	教具	考核
乳腺解剖、临床检查方法	讲课	投影仪	理论
乳腺常见疾病的诊治	讲课	投影仪	理论及病例

4. 考核

（九）乳腺超声

1. 目的　能够胜任乳腺超声检查及操作，及时检出可疑病例。

2. 要求

（1）掌握乳腺超声操作方法、注意事项，识别乳腺超声正常声像图。

（2）掌握乳腺超声影像标准与 BI-RADS 分级。

3. 安排

内　容	方法	教具	考核
乳腺超声操作方法、注意事项	讲课	投影仪	理论
影像标准与 BI-RADS 分级	讲课	图片、投影仪	理论、15 张图片考核及操作考核

4. 考核

（十）乳腺 X 线摄影检查

1. 目的　掌握乳腺 X 线摄影检查操作方法，正确读片，识别异常。

2. 要求

（1）掌握乳腺 X 线摄影检查的操作方法、注意事项。

（2）掌握影像标准与诊断处理。

3. 安排

内　容	方法	教具	考核
乳腺 X 线摄影操作方法、步骤、注意事项	讲课	投影仪	理论
影像报告的诊断与处理	讲课	图片、投影仪	理论、15 张图片考核及操作考核

4. 考核

（十一）乳腺组织病理学检查

1. 目的　规范病理技术操作、统一乳腺癌、早期癌和癌前期病变的病理诊断标准。

2. 要求

（1）病理技术操作

1）采用 10%中性福尔马林为固定液，充分固定标本 6~48 小时。

2）掌握标本取材，包括活检小标本。

3）按照规定流程脱水包埋组织块。

4）掌握正确的组织块包埋方向。

5）注重切片的完整、连续性。

6）按照规定流程进行染色封片。

（2）病理诊断标准

1）掌握乳腺常见疾病及肿瘤病理诊断标准，按 WHO 乳腺肿瘤组织学分类。

2）重点掌握乳腺癌前病变、原位癌、浸润癌诊断标准；熟悉微小浸润癌的诊断标准。

3. 安排

内　容	方法	教具	考核
病理技术操作	讲课	投影仪	理论
乳腺常见疾病及肿瘤病理诊断标准	讲课	投影仪	理论
乳腺癌前病变、原位癌、微小浸润癌、浸润癌诊断标准	讲课	图片、投影仪	理论、阅片

4. 考核

附件 3.1 妇科操作考核记录表

妇科考核记录表

姓　名	区县	工作单位	职称	从事妇科年限

理论考核情况	合格　　不合格

操作考核情况	物品准备：全面　不全面 医患交流：好　较好　不好 基本操作流程掌握：熟练　基本熟练　不熟练 宫颈细胞学取材：规范　不规范 涂片：规范　不规范 固定：及时　不及时 盆腔检查：全面　基本全面　不全面 诊断：　　正确　基本正确　不正确 其他：

专家意见	考核结果评价： 　　　　　　合格　　基本合格　不合格 　　　　　　专家签字： 　　　　　　日期：

附件 3.2 阴道镜检查操作人员考核记录表

医疗机构阴道镜检查操作人员考核

区县_____ 医疗机构名称_____

一、操作人员基本信息

姓名：____年龄：_____ 技术职称：_____

工作年限：__从事阴道镜工作年限：____每年诊治新病例数：____

二、理论考核成绩 合格：_____不合格：__

三、现场考核情况

检查项目	结果		
	合格	不合格	不足之处（描述）
接诊与候诊的环境、阴道镜诊室、手术室等硬件设施			
阴道镜设备			
操作流程			
阴道镜图文报告			
现场问答			
随访登记			
阴道镜诊断	正确	不正确	正确诊断
第一例			
第二例			
第三例			
专家意见	合格　　　　　　　　　　　　不合格　　　　　　　　　　　　　　　　　　　　专家签字：　　　　　　　　　　　　　日　　期：		

附件 3.3.1 乳腺超声考核记录表

乳腺超声考核记录表

姓　名	区县	工作单位	职称	从事乳腺超声年限
理论考核情况：		合格　　基本合格　　不合格		
操作考核情况：		仪器调节：熟练　基本熟练　不熟练 （深浅度、聚焦点的数目和位置、探头频率［乳腺及腋下］、二维增益、血流增益、取样框大小、取样门大小） 操作手法和熟练程度：　熟练　基本熟练　不熟练 扫查范围（淋巴结扫查）：全面　基本全面　不全面 图像认识：正确　基本正确　不正确 其他：		
专家意见：		考核结果评价： 　　　　合格　　基本合格　　不合格 　　　　专家签字： 　　　　日期：		

附件 3.3.2 乳腺超声读片考核记录表

乳腺超声读片考核记录表

姓名：　　　　工作单位：　　　　　考核结果：

编号	读片结果	专家复核
1		
2		
3		
4		
5		
6		
7		
8		
9		
10		
11		
12		
13		
14		
15		

附件 3.4.1 乳腺 X 线摄影检查设备质控检查记录表

乳腺 X 线摄影质控检查记录表

医疗机构名称	

设 备 技 术 状 态				
乳腺摄影机	**DR/CR**	**屏胶**	**暗室**	**观片灯/软阅读**
1. X 线机型号、厂家 2. AEC 功能 3. 压迫器压力指示 4. 靶/滤过 5. 平均乳腺剂量 6. 状态检测	1. 读出器型号、厂家 2. 标称像素尺寸 3. 专用重建处理程序 4. 专用打印机 5. 保修	1. 屏/胶型号 2. 套药品牌 3. 换药周期 4. 21 级楔光片	1. 红灯安全性 2. 避光、通风 3. 冲洗机质量 4. 卫生	1. 观片灯亮度 2. 遮幅 3. 图像工作站分辨率 4. 室内照度

质 控 情 况				
质控计划/程序	**仪表配备**	**质控记录**	**观片灯/阅片室**	**标准模体图像质量**
专家意见	专家签名： 日期：			

附件 3.4.2　乳腺 X 线摄影检查技术考核记录表

乳腺 X 线摄影技术考核表

医疗机构名称			
操作者工作年限			
设备：		屏胶　　CR　　DR	
操作情况：	摆位：	规范　　不规范	
	压迫：	规范　　不规范	
胶片质量：	好　　合格　　不合格		
医师阅片	基本阅片程序	好　　合格　　不合格	
	发现病变	有　　无	
	病例描述：		
	诊断及进一步建议：		
专家意见	专家签字：		

附件 3.4.3　乳腺 X 线摄影检查读片考核记录表

乳腺 X 线摄影检查读片考核记录表

姓名：　　　工作单位：　　　　　　职称：　　从事本专业年限：　考核结果：

编号	读片结果（注明 BI-RADS 分级）	专家复核
1		
2		
3		
4		
5		
6		
7		
8		
9		
10		
11		
12		
13		
14		
15		

附件4 重大项目督导方案

北京市重大公共卫生服务项目两癌筛查工作督导方案

为贯彻落实深化医药卫生体制改革有关精神，落实北京市两癌筛查工作方案，了解工作完成情况、实施效果、经验及存在的问题，对北京市各区县开展工作情况进行北京市财政、妇联、北京市卫生局等相关部门的联合督导。

一、督导内容

（一）组织管理情况

区县政府及相关部门对工作的重视程度，组织协调力度，多部门参与机制的建立，管理制度及实施方案的制订，资金的管理与落实等。

（二）项目实施情况

项目管理和执行单位相关工作制度的建立和落实，资金的使用情况，机构和人员的资质和能力，服务的数量和质量，信息数据的管理等。

（三）项目实施效果

主要包括项目任务的完成情况，健康指标的改善，服务对象医疗负担的减轻和满意度的提高等。

（四）项目实施的经验、主要问题和建议

二、督导方法

采取听取汇报、查阅文件和工作记录、个人访谈、问卷调查、现场考核和检查等方法。

三、督导范围

各区县卫生、财政、妇联等相关行政部门；区县妇幼保健院；每区（县）选取1至2个承担筛查任务务的医疗保健机构，抽取1个社区或村作为调研单位（知晓率及满意度调查）。

四、督导流程

（一）区县级行政部门

了解卫生、财政、妇联等管理部门的组织管理、资金管理、宣传动员和执行情况。通过听取相关部门的工作汇报，查阅相关资料及访谈等形式进行。

（二）区县级妇幼保健院、筛查机构、街乡部门

1. 了解妇幼保健机构，全区筛查的组织管理、宣传动员及执行进度。通过听取工作汇报，查阅相关资料及访谈等形式进行。

2. 了解筛查医疗保健机构的项目的资金使用、机构管理、服务提供、人员培训和信息管理等情况。

3. 了解社区、村级妇幼人员包括村医或妇女主任等，开展宣传动员情况，访谈筛查对象，掌握知晓率及满意度。

北京市重大公共卫生项目——妇女两癌筛查督导评估标准

评估对象	内容	考核要点	分值分配	总分值	考核方法	评分标准
区县政府及卫生、妇联等行政部门	组织管理	成立专家技术指导+组	10	55	查阅政府相关文件资料，并到相关机构核实	未成立专家技术指导组扣10分
		明确各部门职责	5			未明确各部门职责扣5分，一个部门未履职扣2分，总扣分不超过5分
		建立各部门合作机制	5			各部门门合作机制不完善，或未进行有效合作扣5分
		制定项目实施方案（区县下发）；制定农村两癌项目督导评估方案（项目地区）	20			未制定下发项目实施方案扣20分（项目区县未制定辖区内项目督导评估方案扣20分）
	资金管理	制定年度项目工作计划及实施细则	15	120	查阅相关文件资料	未制定年度项目工作计划扣10分，未制定具体年度实施细则扣5分
		落实地方财政调查、管理等经费及时拨付项目资金	95		查阅政府相关文件、卫生部门财政预算、资金划拨单、进账单	地方财政筛查经费未下拨至相关医疗机构扣45分（其中卫生部农村项目目，需要查看2010、2011年国家及地方财政救援情况如未拨付45分）；2011年经费预算尚未批准扣30分（以方案为准），无相应组织管理经费扣20分。
		严格管理、落实专专款专用，无经费挪用	15			财务管理不严格，专项经费挪用扣15分
		各项财务单据保存完整	10			无资金划拨单，进账单等，每缺一项扣5分
	宣传动员	组织相关部门（包括媒体），每年至少开展3次面向社会的宣传活动	30	30	查阅活动通知、宣传材料、活动影像资料等	未按要求次数开展活动扣30分，无开展活动的材料及影像资料扣10分
	建立转诊机制	制定工作流程	10	40	查阅相关制度和文件资料；实地考察宫颈癌、乳腺癌检查现场，并询问相关人员	未制定辖区工作流程扣10分
		制定各级转诊制度和转诊流程	10			未制定辖区转诊制度和转诊流程扣10分
		建立辖区转诊网络	20			未建立辖区转诊网络扣10分，网络不健全、未起到转诊作用，结果反馈不顺畅扣10分

续 表

评估对象	内容	考核要点	分值分配	总分值	考核方法	评分标准
项目管理和执行单位	资金使用	按照项目要求确定服务对象	30		查阅项目相关信息表和保存单据及服务对象名单，现场查看，随机抽查服务人员对象进行核实	未按照项目要求确定服务对象扣30分
		定期向社会公布补助资金的管理用及补助对象的情况	10			未定期向社会公布补助资金的管理用及补助对象使用的情况扣10分
		建立群众监督制度及监督方法（如设立监督电话或意见箱）	10	70		无群众监督制度扣5分；未设立监督电话或意见箱扣5分
		按项目要求使用经费	20		查看服务对象检查个案表10份，确定是否提供规范服务	未按项目要求使用经费，减少项目或检查内容扣20分
项目管理和执行单位	服务能力	具备相应的设施设备	10		现场查看	不具备开展检查项目的相应设施设备扣10分，缺少相应设施扣5分，设施设备较陈旧，不能完全满足检查需要扣5分
		符合工作开展的环境（有相应诊室，良好的照明条件、确保检查保护隐私的情况下进行等）	10			工作环境不符合要求，无良好的照明条件、无相应诊室，环境布置混乱扣5分；未注意妇女女性隐私保护扣5分
		制定宫颈癌、乳腺癌检查工作制度	12		查看相关文件资料记录	未制定本单位宫颈癌、乳腺癌检查工作制度扣6分
		制定异常转诊工作制度	6			未制定本单位异常转诊工作制度扣6分
		制定高危人群宣传制度	6			未制定高危人群宣传制度扣6分
		制定合理的转诊流程	6			未制定合理的转诊流程扣6分
		制定合理健康教育宣传流程	10			未制定本单位健康教育宣传流程扣10分
		按照项目技术要求提供规范筛查服务	10	285	查阅相关文本资料，并到相关机构核实	按照项目技术要求进行筛查服务，有一项筛查项目不符合规范要求扣10分
		按照项目要求提供规范筛查服务	40		抽查个案登记表	宫颈细胞学涂片结果合格率低于80%扣25分
		宫颈细胞涂片结果合格率达到80%	25		抽查宫颈细胞学涂片、宫颈组织学切片，乳腺组织学切片，交付病理学专家审核	组织病理学检查结果符合率低于90%扣25分
		组织病理学检查结果合格率达到90%	25			阴道镜检查报告结果规范率低于90%扣20分
		阴道镜检查报告结果规范率达到90%	20		抽查阴道镜检查报告核实	乳腺超声诊断符合率低于80%扣20分
		乳腺超声诊断符合率达80%	20		与专家现场质控比较	钼靶诊断符合率低于90%扣20分
		钼靶诊断符合率达90%	20		与专家现场质控比较	可疑病例随访率不足90%扣35分
		可疑病例随访率达到90%以上	35		查阅登记册，并询问筛查结果可疑的服务对象	开展不同形式的健康教育活动少于2次扣20分
		开展不同形式的健康教育活动至少至2次	20		查阅相关文本资料，并询问服务对象	健康教育材料未发放给服务对象扣10分
		健康教育材料发放给服务对象	10			

续　表

评估对象	内容	考核要点	分值分配	总分值	考核方法	评分标准
	人员培训	举办相应区级培训班	20	80	查看卫生局或区妇幼保健机构相关文件资料和相关档案	未进行相关培训扣 20 分
		相关人员具备合格证书	15		培训班相关档案（通知、签到、教材、课程表、考试卷等资料，并到相关机构核实）	参加超声、宫颈细胞学、阴道镜检查的人员未经考核合格即上岗扣 15 分
		培训班档案齐全	5			培训班档案不齐全扣 5 分
		项目县专业技术人员培训覆盖率达到 90%	20		查阅相关文件资料，到现场进行核实	项目县所有参加检查的专业技术人员培训覆盖率未达到 90% 扣 20 分
		医务人员知识掌握程度达到 80% 以上（规范乳腺筛查服务对象）	20		模拟考核或问卷，现场考核医务人员，询问相关人员，分数 80 分以上计合格	医务人员相关知识（规范筛查服务内容及服务对象）掌握程度未达到 80% 扣 20 分（妇科及乳腺临床医生）
项目管理和执行单位	信息管理	建立项目信息管理工作制度（信息报告、管理、质量控制、信息安全制度）	10	70	查阅相关制度，工作制度和分析报告等资料；到现场考察，询问相关人员	未建立项目信息管理工作制度（信息报告、管理、质量控制、信息安全制度）扣 10 分
		建立项目信息管理工作规范	10			未建立项目信息管理工作规范扣 10 分
		各项原始资料、个案登记表和汇总报表完整、保存完好	20		查阅上报资料，抽取各类登记表册进行检查	各项原始资料、个案登记表和汇总报表记录不完整扣 10 分，未保存完好扣 10 分
		信息上报及时	10		查阅上报资料	信息未按要求及时上报或报送的信息存在错误扣 10 分
		数据错漏项小于 5%	10			数据错漏项大于 5% 扣 10 分
		数据完整率达到 95%	10			数据填写不完整、不正确，不符合逻辑关系，正确率小于 95% 扣 10 分
	督导质控	制定质量控制方案和评估标准	10	50	查看相关文件资料和记录	未制定质量控制方案和评估标准扣 10 分
		医疗卫生机构定期开展自查	20			医疗卫生机构未定期开展自查扣 10 分；无自查记录扣 10 分
		区县每季度进行评估	10			区县妇幼保健院每季度进行评估扣 10 分
		北京市妇幼保健院每季度对 1~2 个区县进行评估	10			北京市妇幼保健院对评估后，医疗机构对存在问题未进行整改扣 10 分

续 表

评估对象	内容	考核要点	分值分配	总分值	考核方法	评分标准
效果评估		达到阶段性两癌检查完成率	50			未按照规定时限阶段性完成两癌检查工作扣 50 分
		达到阶段性女性两癌防治知识知晓率	50	200	查阅妇幼卫生年报等相关资料,及医院相关资料;电话调查 10 位适龄妇女	妇女两癌防治知识知晓率应大于 90%,每低 5 个百分点扣 10 分,最多扣 50 分
		乳腺癌、宫颈癌早诊率在前一年的基础上每年提高 10%	50			未进行乳腺癌、宫颈癌早期诊断扣 25 分,早诊率在前一年的基础上未提高 10% 扣 25 分(已达 90% 除外)
		服务对象的满意度 70% 以上	50		随机调查服务对象 10 人	服务对象的满意度低于 70%,每低 5 个百分点扣 10 分,最多扣 50 分(满意度 100%)
合计			1000	1000		

1. 防治知识知晓率=防治知识知晓人数/调查人数×100%
2. 服务对象满意度=满意人数/调查人数×100%
3. 宫颈癌早诊率=[CINI+CINIII或CINIII或原位癌+早期浸润癌（微小浸润癌或临床分期为Ia1期）]/（CINII及以上病变）
4. 乳腺癌早诊率=（癌前及原位癌+乳腺微小浸润癌）/（癌前及以上病变）

附件5 关于加强两癌筛查管理的通知

关于进一步加强北京市适龄妇女
宫颈癌乳腺癌免费筛查管理工作的通知

各区县卫生局、财政局、工会、妇联，各相关单位：

为落实医改重大公共卫生项目，加强我市两癌筛查管理工作，确保筛查工作有效开展，提高北京市适龄女性宫颈癌、乳腺癌的早诊、早治率，降低死亡率，提升广大妇女健康水平，现将有关事宜通知如下：

一、加强组织管理，明确职责分工

1. 北京市卫生局、北京市财政局、北京市总工会、北京市妇女联合会共同组成北京市适龄妇女两癌筛查项目工作小组，小组办公室设在市卫生局，负责两癌筛查工作的领导、协调和监督管理工作。区县级卫生、财政、工会、妇联等相关部门组成本区县适龄妇女两癌筛查项目工作小组，工作小组办公室设在区县卫生局，负责本辖区内两癌筛查工作的具体组织实施和监督管理。各级妇幼保健机构协助项目工作小组开展工作。

2. 各级卫生行政部门负责两癌筛查技术保障；各级工会、妇联组织负责宣传、组织、动员。各相关部门职责详见《北京市适龄妇女宫颈癌、乳腺癌免费筛查实施方案》。

二、重视宣传教育，扩大受益人群

1. 各部门相互配合开展多种形式的妇女两癌健康教育和社会宣传，提高群众健康知识知晓率。各级工会组织针对用人单位女职工宣传两癌防治知识，帮助广大妇女树立文明健康理念，主动参与定期检查，培养良好的生活方式。各级妇联充分利用妇联网络体系，深入社区、家庭，开展社会宣传，提高妇女参加两癌筛查项目的主动性。利用网络、电视等媒体，播放公益广告和专题片、开辟专栏，广泛开展妇女两癌筛查项目相关政策和妇女健康知识宣传，扩大活动的覆盖面和社会影响力。通过群众喜闻乐见的形式，如印发妇女健康知识宣传册、招贴画，开展健康知识竞赛，举办健康大讲堂和千村妇女健康课堂等活动，提高妇女健康意识。

2. 按照卫生统一部署，逐步扩大妇女享有免费"两癌"筛查服务的范围，实现公共卫生服务均等化。参照卫生部农村妇女两癌检查项目目标并结合北京市不同年龄段两癌发病趋势，调整筛查年龄为35~64岁。

三、严格实施要求，确保筛查效果

两癌筛查工作应遵循知情选择原则，在知情同意基础上，按照工作实施方案要求提供筛查服务。凡在本市开展两癌免费筛查及诊断工作的医疗机构及其专业技术人员，均应遵守两癌筛查技术手册和管理手册要求。凡未达到北京市两癌筛查技术基本标准，以及未经所在区县卫生行政部门认可的医疗机构，不得从事北京市两癌筛查工作。逐步将两癌筛查、妇女病普查、女职工妇女特殊疾病检查统筹进行管理。

（一）筛查诊断机构要求

每区县设立 2~3 家医疗机构，长期为辖区内妇女提供两癌筛查和诊断服务，同时根据需要，指定部分机构参与阶段性筛查和诊断工作。

1. 筛查机构基本要求

（1）承担妇科盆腔检查、阴道分泌物湿片显微镜检查/革兰染色检查、宫颈细胞学取材、固定、染色及阅片和乳腺手诊、乳腺超声检查的医疗机构（以下简称筛查机构），应具备妇科、超声、检验等科室及《北京市乳腺癌筛查技术手册》《北京市宫颈癌筛查技术手册》所要求的仪器设备。

（2）筛查机构成立两癌筛查工作小组，制定院内筛查及质控流程，统筹安排筛查时间和工作进度，建立预约制度。

（3）配置局域网络及二代身份证扫描仪、计算机、打印机等数据录入设备，及时将个案数据录入信息系统，并按要求上报相关数据。

（4）接受妇幼保健机构的技术指导、监督、管理，制定相关制度，定期开展自查。指导可疑病例到两癌筛查诊断机构接受进一步诊治，并负责追访。

2. 诊断机构基本要求

（1）承担阴道镜检查、组织病理学诊断、乳腺 X 线摄影检查的医疗机构（以下简称诊断机构），应具备阴道镜、乳腺 X 线摄影机等相应的仪器设备和开展阴道镜检查、组织病理学诊断、X 线检查的经验及相应的诊治能力。

（2）负责接诊转诊的可疑病例，本次转诊的挂号费由各区（县）财政承担，与筛查经费一起统一下拨。诊断机构需建立绿色通道，及时对可疑病例进行诊断，并指导其进一步治疗。

（3）负责将诊断治疗结果录入信息系统，并及时反馈到筛查医疗机构。

（二）筛查及诊断机构人员要求

筛查医疗机构应根据筛查计划及检查项目，成立专门筛查团队，配备相应的专业医护人员，人员需固定，并建立筛查医务人员档案。

1. 从事筛查工作的医师应具有国家承认的医学专业学历，持有《医师执业证书》或《助理医师执业证书》；其他辅助检查专业人员应具备相应的资质和技术能力；应设一名主治医师以上技术职称的人员负责组织和管理筛查工作。

2. 从事妇科检查、阴道分泌物检查、细胞学阅片、阴道镜检查、乳腺临床检查及超声、乳腺 X 线摄影、组织病理检查的医师需经市或区县妇幼保健机构统一培训，细胞学阅片、乳腺超声、阴道镜、乳腺 X 线摄影医师应经北京妇幼保健院培训考核合格，并持证上岗，要求每 3 年复训一次，考核合格换发新证。

（三）培训质控工作要求

按照培训方案要求进行相关人员培训，北京妇幼保健院负责各区县两癌筛查专家组的师资培训，区县妇幼保健机构负责本辖区筛查人员培训。每次培训应有通知、签到、课件、考核记录、培训纪要及影像资料等，培训资料保存完整。

各筛查机构要建立健全两癌筛查质控工作方案，进行定期自查，发现问题予以记录并及时纠正。区县妇幼保健机构负责组织区县级两癌筛查专家组对辖区内所有筛查医疗机构进行管理及技术质控，北京妇幼保健院负责组织市级专家进行抽检，质控时应记录过程并进行评分，质控结果应书面反馈被查机构，对发现的问题限期整改，被质控单位一个月内向质控主管单位提供整改报告。三次整改仍不合格的医疗机构，将被取消承担两癌筛查工作资格。

（四）信息管理要求

1. 承担两癌筛查工作的医疗机构将个案信息录入指定信息系统，诊断机构随时补录诊断结果。个案信息要求每天进行录入并随时上传至平台。

2. 每年的 10 月 20 日前，将前一年 10~12 月及本年 1~9 月（妇幼年）的数据报表报送本区县妇幼保健机构，区县妇幼保健机构每年 11 月 20 日前，将全区汇总报表及工作总结报送北京妇幼保健院。北京妇幼保健院对全市报表进行统计汇总后，于 12 月 25 日前报市两癌筛查项目工作小组。

3. 本年度筛查工作结束后，筛查机构将"北京市适龄妇女检查个案登记卡"返回社区卫生服务机构，归存在居民个人健康档案中。

四、重视经费管理，保障工作开展

地方财政负责落实辖区内两癌筛查及相关工作经费。两癌筛查及诊断机构，应定期向区县妇幼保健院及卫生行政部门报送筛查人数、筛查项目等情况，经区县卫生、财政部门审核批准后，由区县财政部门将专项补助资金按工作量及时拨付给相应医疗机构。专项补助资金必须用于专项筛查工作，按项目要求使用经费，任何单位和个人不得以任何形式截留、挤占和挪用专项补助资金。各项财务单据保存完整，对故意虚报有关数据和情况骗取专项补助资金，或截留、挤占和挪用专项补助资金的，按照规定予以处理。定期向社会公布补助资金使用情况，接受社会监督。

五、加强督导评估，提高管理水平

北京市卫生局、财政局、工会、妇联等部门建立联合督导评估机制，定期对两癌筛查项目进行督导，按照各自职责分别针对相关内容进行考核评估。

二〇一二年六月十八日

附件 5.1 "妇女病及两癌筛查管理子系统"应用与管理职责

"妇女病及两癌筛查管理子系统"应用与管理职责

一、筛查医疗机构

1. 筛查登记人员负责建立筛查适龄妇女基础档案，要求信息完整准确，无错漏项。

2. 筛查医护人员负责将乳腺和宫颈筛查结果在筛查现场即时录入信息系统，根据需要打印个案病例或转诊反馈卡。

3. 指定专人负责每周查看阅片机构是否将宫颈细胞学结果导入信息系统，并查看数据导入是否正确，如有异常，及时通知阅片机构重新导入。

4. 专人负责定期查看诊断机构是否将诊断结果定期录入信息系统，查看"可疑随访提醒"中的个案，督促相关人员完成追访工作。

5. 筛查医护人员负责将本机构筛查，但未到指定诊断机构就诊的可疑病例追访结果录入信息系统。

6. 专人负责完成对完整个案的审核及结案工作，包括未见异常个案和需转诊的个案。核对个案生成报表的准确性及逻辑关系，发现问题及时修改。

7. 两癌筛查机构业务管理部门负责定期对筛查数据的及时性、准确性、完整性进行质控，质控标准详见质控方案，数据质控结果要进行文字记录。

8. 由专人负责定期汇总数据、审核报表，并按要求上报统计报表。

9. 设定系统运行维护管理人员一名，负责机构内应用系统的稳定运行。发现问题及时解决，无法解决的问题及时联系上级管理机构。

二、宫颈细胞学阅片机构

1. 专人负责将筛查妇女的宫颈细胞学结果录入或导出成系统规定格式的 Excel 表格。

2. 专人负责每周将核对完整、正确的阅片数据导入妇女病及两癌筛查管理子系统，查看导入的数据是否与系统内基本信息一一对应。不得修改系统内的数据，确保数据信息的安全。

3. 由于数据格式等问题，不能成功将阅片数据导入系统，阅片机构应负责按照要求进行修改，最终完成数据导入。

4. 设定系统运行维护管理人员一名，负责机构内应用系统的稳定运行。发现问题及时解决，无法解决的问题及时联系上级管理机构。

三、诊断机构

1. 信息录入人员负责仔细核对转诊卡中筛查妇女基础信息，扫描或输入转诊卡上的条码或卡号，每周将阴道镜和（或）乳腺 X 线摄影检查结果录入信息系统。

2. 只能浏览筛查妇女基本信息及筛查结果信息，不能进行修改，确保信息安全。

3. 设定系统运行维护管理人员一名，负责机构内应用系统的稳定运行。发现问题及时解决，无法解决的问题及时联系上级管理机构。

四、区级/市级管理机构

1. 负责"妇女病及两癌筛查管理子系统"用户管理与维护。

2. 负责子系统应用的培训考核与业务指导。

3. 负责定期了解筛查机构、阅片机构、诊断机构信息录入的主要问题，并协助反馈或解决。

4. 负责审核个案信息、报表的及时性、准确性及逻辑关系，利用综合查询及报表分析等功能定期进行数据质控，并有文字记录。对于数据录入滞后，错漏项超过 5% 等问题较多的单位，将在全市工作例会进行通报。

5. 由专人负责定期汇总数据、审核报表，并按要求上报统计报表。

6. 设定系统运行维护管理人员 1 名，负责机构内应用系统的稳定运行。发现问题及时解决，无法解决的问题及时联系上级管理机构。

附件 5.2　两癌检查项目转诊及随访制度

两癌检查项目转诊及随访制度

一、宫颈癌检查转诊标准和随访

检查医疗机构对下述可疑病例进行转诊，转至诊断治疗医疗机构进一步诊断治疗，按以下要求进行随访并将追访结果记录在"可疑病例登记册"。随访结果尽量是明确（病理）的诊断结果（拒绝检查及治疗者除外），随访时限为一年，知道明确的诊断就可以停止随访。追访率达到90%。

1. 宫颈细胞学检查结果异常

（1）非典型鳞状上皮细胞-意义不明（ASC-US）：以下可任选一种方法。

1）直接转诊，进行阴道镜检查。

2）一年内每6个月重复1次宫颈细胞学检查，连续2次结果正常后，转入每年的常规筛查；若检查结果≥ASC-US，则转诊，进行阴道镜检查。

3）有条件者，行高危型HPV-DNA分型实验：结果为（-）者，12个月重复宫颈细胞学检查；结果为（+）者，转诊，进行阴道镜检查。

（2）非典型鳞状细胞-不能除外上皮内高度病变（ASC-H）：无诊断条件的筛查机构必须转诊，进行阴道镜检查。并在阴道镜指引下行宫颈多点活检，送病理检查确诊。

（3）上皮内低度病变及以上者：无诊断条件的筛查机构必须转诊，进行阴道镜检查。必要时在阴道镜指引下行宫颈多点活检和（或）宫颈管内膜搔刮术，送病理检查确诊。

（4）非典型腺细胞及以上者：无诊断条件的筛查机构必须转诊，进行阴道镜检查。并在阴道镜指引下行宫颈管内膜搔刮术，送病理检查确诊。

2. 子宫肌瘤　子宫≥妊娠子宫10周者；或子宫虽小于10孕周，但症状明显或继发贫血或疑有恶变者。无条件的医疗机构需转诊手术治疗。对于无手术适应证的子宫肌瘤者第一次随访为三个月，此后1年内进行最后一次随访，随访结果应详细记录。

3. 盆腔包块　凡盆腔包块≥5cm，需做超声检查，并作进一步转诊、追踪治疗；绝经后可及卵巢者，应严密追踪，并视具体情况，选择肿瘤标志物、盆腔CT等检查，进一步明确诊断。对于可观察的盆腔包块第一次随访为三个月，以后视情况每3~6月复查，随访结果应详细记录。对于需手术治疗者，无条件的医疗机构需转诊手术治疗。

4. 可疑生殖器恶性肿瘤　无确诊条件的单位应立即转诊。

5. 尖锐湿疣、淋病　无确诊条件的单位应立即转诊，并应随访或有转诊记录。

6. 发现其他生殖道感染或器质性病变无确诊条件亦应转诊。

7. 裸眼检查发现宫颈溃、肿块或可疑宫颈浸润癌，应转诊。

二、乳腺癌检查转诊标准和随访要求

有乳腺癌高危因素者、乳腺临床检查、乳腺超声（BI-RAIDS 分级 0 级、3 级以上者）、乳腺 X 线摄影检查发现疑有恶性倾向表现以及怀疑乳腺癌者，影像全部留存，进行转诊，依据症状体征，考虑年龄等因素进行下一步诊断。第一次随访为 1~3 个月，此后 1 年内进行最后一次随访。

三、转诊流程

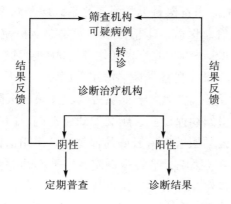

附件5.3 诊断治疗医疗机构管理制度

诊断治疗医疗机构管理制度

为保障广大妇女的生殖健康，早期发现、诊断、治疗严重危害妇女健康的子宫颈癌、乳腺癌，确保两癌筛查后续诊断治疗工作的顺利实施，北京市卫生局在全市确定了41家两癌筛查后续诊断治疗医疗机构，对筛查医疗机构转诊的可疑病例，设立绿色通道，做到及时诊断治疗，并将诊断治疗结果及时反馈到诊治对象所在区的妇幼保健机构，保障筛查工作的正常运行。

一、诊断治疗医疗机构

北京大学人民医院、北京大学第一医院、北京大学第三医院、首都医科大学附属北京友谊医院、首都医科大学附属北京宣武医院、首都医科大学附属北京同仁医院、首都医科大学附属北京天坛医院、北京军区总医院、北京隆福医院、民航总医院、华信医院、武警总队医院、中日友好医院、海淀妇幼保健院、309医院、北京老年医院、304医院、北京世纪坛医院、301医院、721医院、北京肿瘤医院、海军总医院、航天总医院、北京大学首钢医院、石景山医院、清华大学玉泉医院、大兴区医院、大兴妇幼保健院、潞河医院、通州妇幼保健院、顺义妇幼保健院、门头沟区医院、门头沟妇幼保健院、密云县医院、密云妇幼保健院、房山医院、良乡医院、平谷妇幼保健院、平谷区医院、平谷中医院、昌平妇幼保健院、怀柔妇幼保健院、延庆妇幼保健院。各区县初次审核要求整改的医疗机构，整改后需再次评估，每年接受市级质控一次。以上名单根据实际情况随时调整。

二、诊断治疗医疗机构的工作制度及职责

1. 承担两癌筛查可疑病例的进一步诊断治疗工作。

2. 建立绿色通道，设立专门门诊或利用已有相关科室，每周不少于2个半天接诊持有"宫颈癌（乳腺癌）筛查反馈卡"的可疑病例，提供方便快捷的诊断和治疗。对于筛查出的高度可疑异常者，应在1个月内为患者安排后续诊断检查。

3. 建立工作流程，医务处确立一名联系人负责信息上报及相关事宜的沟通。

4. 诊断治疗机构的相关科室查验可疑病例的"宫颈癌（乳腺癌）筛查反馈及转诊卡"，依据检查结果做出诊断并将结果填写在转诊卡上。接诊医

师应以积极、主动、认真的态度对待病人，不能推诿，交代病情要耐心、细致。

5. 诊断机构指定相关人员，负责仔细核对转诊卡中筛查妇女基础信息，通过扫描或输入转诊卡上的条码或卡号，每周将阴道镜、组织病理和（或）乳腺 X 线摄影检查结果录入指定信息系统，实现筛查与诊断结果的正确对接。

6. 各诊断治疗中心推荐专家作为市级和区级两癌筛查专家组成员，负责定期对筛查医疗保健机构的工作及医务人员的技术水平进行质控。

附件 6 筛查机构与人员调研及访谈结果

为收集各利益相关者对筛查技术方法，组织管理体系、筛查工作内容和工作流程的改进意见和建议，分别对项目地区卫生局及筛查机构的相关领导和项目管理人员进行深入访谈。

项目管理人员访谈

某区县：

日　　期：2012 年 3 月 13 日　　　　地　　点：远郊某妇幼保健院
访 谈 者：×××　　　　　　　　　　记 录 人：×××
开始时间：9：00　　　　　　　　　结束时间：10：00
访谈对象：妇幼保健院副院长、卫生局防保科科长

1. 项目开展以来，区县政府出台了哪些政策或举措来保障和促进项目的开展？

区卫生局发文，出台文件，区政府和镇长亲自参加启动会，并出资购买高端彩超两台，电视台和报纸参与宣传，两癌工作列入政府为民办事实的考核项目。

2. 项目执行过程中取得的成绩、经验有哪些？请举例说明（如何开展人员能力建设；如何促进目标人群对服务的利用；如何进行信息系统建设？）。

16 家社区各专业大夫得到培训、进修，实践操作性得到提高，人户分离较严重，喇叭沟门、宝山寺、长哨营、琉璃庙等交通较方便的乡镇女性参与意识较强，其他偏远地区女性积极性不高。

3. 项目开展后，本区县女性保健服务状况的变化（如服务人员的技术能力、组织能力等）。

桥梓、中医院、区医院、妇幼、庙城卫生院阅片人员通过两癌工作，技术提高很快，经验得以积累，现在承担怀柔区两癌阅片工作。

4. 有哪些社会影响（如女性对服务的利用、当地民众对健康的意识、行为和态度等）？

通过宣教及两癌筛查，使广大女性更加关心自己的健康问题，增强了自我保健意识，同时也在社会中产生共鸣，引起了各级政府对女性健康的广泛关注，营造了理解、尊重、关心、支持、积极参与女性健康事业的良好社会氛围，促进了社会和谐。

5. 遇到哪些影响项目管理、运行的因素（如政策、流程、人员编制、资金、房屋、设施设备等）？原因是什么？

人员编制不够，筛查期间只能互借大夫，技术力量相对来说还是存在很多不足。

6. 遇到哪些影响服务的因素（队伍建设、能力）？为什么？

筛查设备标准、技术与城区有差距，应根据县级状况定出不同的筛查目标，筛查手段应不同，钼靶任务无法完成。乳腺超声人员的业务熟练程度不够，个别病例可能造成漏诊或过度诊断的现象。

7. 遇到哪些来自服务对象的障碍和困难（如群众的态度）？你们采取了哪些措施？请举例说明。

现场排队等候时间较长，老百姓有时会有不满。另一部分人觉得自身没有症状、没有疾病，觉得体检是一件很麻烦的事情不愿意来。居委会反应：对于反馈筛查的结果，老百姓拿到结果后没有人能给予疾病的解释，不知道如何治疗及预防。

8. 请您对两癌检查项目进行一个总体评价（包括政府层面和本地实施的层面）。

是一个很好的项目，百姓很得益。但是全面铺开后政策、质控、流程没有很好的得以跟进。参与筛查的医疗机构准备不充分，内涵建设不够，筛查都是集中在很短时间内完成，质量无法得到保证。人员也都是在开展筛查后才开始培训、考核。像是在完成一项任务。

区妇幼保健院服务人员小组讨论记录

讨论时间：2012 年 3 月 13 日

讨论地点：区妇幼保健院会议室

参加人员：检验科医生、放射科医生、病理科医生、妇科医生、乳腺外科医生、超声科医生、妇保科医生、妇产科医生

访 谈 者：×××　×××

记 录 人：×××

小组讨论录音整理

2008 年两癌筛查在怀柔试点，开展效果不错，为后来全市两癌筛查的顺利开展起到了很好的带头作用，之后，我们怀柔又承担了卫生部的农村两癌筛查，也取得了很好的效果。现在北京市两癌筛查已经历经近四年的时间，北京市科委想了解两癌筛查工作开展的效果，以及两癌筛查的评估情况，包括经济效益、实际社会效益等方面。今天我们主要探讨以下几个方面的内容：首先，从你的工作经历来谈一下，在项目开展的过程中有哪

些成绩和经验；其次，从我们自身的角度来谈一下，咱医务人员的服务能力和技术水平是否有一定的提高，如果没有提高，没有提高的障碍、问题是什么？

超声科医生： 2008 年开始筛查时，我们发现了好多乳腺癌患者，之后的筛查，发现乳腺癌患者数量减少了。我认为第一年比以后筛查出的乳腺癌多的原因可能有以下几点：首先，第一年是由我们科的人下乡去筛查的，之后，开展的筛查大多数由基层医疗机构承担，我们科的人员比较有经验，筛查技术水平能保证，在基层，短期培训完之后，大夫就上岗了，可能经验没有我们丰富，同时，我们的仪器要比基层的分辨率好一点，而且筛查的人数也比较多；其次，可能是第一年筛查的缘故，之后，随着筛查的开展，乳腺癌的发病确实逐年减少；再次，郊区的适龄女性的乳房较大、较肥胖，相对来说，诊断更困难一些。

再一个问题就是：政府已经投入了这么大的人力、物力，能不能再给我们配几台稍微高档的机器，几个乡镇轮着用，如今天在这个乡镇进行筛查，第二天信息已经存在里面了，机器里面有记录，将来机子再来的时候，想查一下就可以查出来，有一个规范的管理。现在，我感觉我们的管理还不是很规范，虽然，现在我们也存储了图片，但是，存储的图再用的时候，不能立即就调出来了，现在图片大部分保存在硬盘里面，看的时候，需要解压，不太方便看。将来政府在机器方面投入力度再大一点，建立一个工作站，有一个统一的管理。因为，有一些在农村的、却在单位上班的人员，他们经常重复检查，在农村查了，在单位也检查了，自己还到某个社区再查一遍，以前我们也发现这种重复检查的情况，怎么杜绝这种现象呢，如果有一个系统的管理，如果她已经查了，将她的信息一输进机器里，机器就会提示，可能就发现她已经查过了。

最后，就是超声大夫人员补助的问题，本身机器分辨率不是太高，工作量也挺大的，基本上平均每天筛查 80 人，郊县女性的乳腺又偏大，检查起来较困难，所以，是不是应该适当的给咱超声大夫一点补助呢？因为，一天查下来确实挺累的，以前，我一天看了 80 多人，就感觉浑身挺疼，特别难受，到晚上我就发烧了，所以，她们很辛苦。

访谈者： 收入方面不是有你们医院里解决吗？

超声科医生： 收入方面是由院里解决，原来有补助，但是，后来没有了，我想提一下，有没有专门给操作人员的补助呢？

访谈者： 现在老百姓就重影像这方面，看得见摸得着。你刚才说农村女性的乳腺大，是不是因为胖的人多？

超声科医生：因为他们肥胖的人比较多，如我们第一年在庙城筛查时，他们属于平原地区，生活水平较高一些，人胖的多，乳房也较肥胖，乳腺癌的发病率也较高一些，而到山区里，适龄女性胖的人少了，乳腺癌的发病也少一些。

访谈者：2008年到现在，你们总共发现多少例乳腺癌或者可疑病例？

超声科医生：2008年，我们只筛查了三个乡镇，就发现了十几例，因为庙城就发现了8例左右；平原发病较高，山区长哨营就少，现在，我们区的筛查工作都下放到基层了，我们这边发现乳腺癌的例数就少了，去年筛查发现了11例乳腺癌，从我们门诊来看，乳腺癌的发病确实减少了，以前一年得20~30例，现在，一年就没有这么多了，说明我们的筛查效果还是不错的。

访谈者：我觉得您提的三个建议确实挺好的，从今年开始，我们正在进行《关于加强两癌筛查的通知》，这里面明确规定，为了更好地完成区县两癌筛查工作，我们将固定筛查医疗机构和筛查人员，也包括您刚才说的仪器，仪器、人员等必须达到某一标准，才能够成为固定的筛查医疗机构，不像以前，只要有个人、有个地方，想开展筛查就可以开展的。

超声科医生：我认为要买机器就买高档一点的，因为一台机器可以用十几年，基层人员的技术水平相对差一点，如果机器好，筛查效果应该是不错的。

访谈者：以后两癌筛查将会是一种标准化管理。

访谈者：这些方面，我们以后都会考虑，都有相应规定。您说的重复筛查的问题，实际上，现在咱们的信息系统可以解决这个问题，因为此系统可以查重的，如果不是两年参加一次筛查，它会自动挑出来提示您一下，这样，可以问一下病人，是信息输错了，还是确实是多检查了，现在，这方面，我们可以限制。

超声科医生：现在，咱们全部查完之后，才能将患者的相关检查信息入机，

访谈者：明年妇幼二期上线后，就可以解决这些问题，二期信息系统要求我们先输入患者信息，如二代身份证扫描等方式，比较方便，之后再进行筛查，这样就可以核对、查重了。再就是费用的问题，咱目前申请的费用只是筛查经费，管理人员经费市财政没有批，各区县可能也都申报了一些，但都没批，咱这边还算不错，因为参加筛查的医务人员，院里还给一点补助，但是，在其他很多地方，真的一点补助都没有，我也知道大家都很辛苦，应该给参与两癌筛查的医务人员相应的经费补助，这方面，以

后再逐步申请吧。

访谈者：国家的整个经济下滑以后，项目经费也受到影响，特别北京，报预算是 1000 多亿，最后削减到了 200 多亿。以后，我们的经费可能越来越少了，在今后的五年当中，我们可能会有新的困惑和挑战。

超声科医生：现在下边社区医务人员是全额绩效，他们的工资比我们的还高，但是，他们的工作量比我们的少多了，我们是常年的工作，他们不像我们，他们可以突击，我们不行。我们人员本来就少，还承担着这么大的工作量，确实挺辛苦的，如果在基层再配置机器，就配好一点的，他们不只做乳腺超声，他们还做别的，如血管等，所以，要买就买高档的机器。

乳腺外科医生：首先，我很赞同建立彩超工作站，刚才说的彩超工作站的问题，我也有同感，我们接收的很多是转诊过来的患者，如果有工作站，我们同时可以看到她的彩超图，不是转诊的倒没什么事，因为转诊上来的患者，就只有一个转诊条和一个简单的描述，如有几个结节，大小多少等，有的还写上边界是否规则，有无血流，如果写了，还引起我的重视，如果没写，忙了，很容易漏诊，有的就写哪有个结节，但是没有影像，我有时就不能确定病情，要是我们医院的，我可以去彩超那儿看看，但是基层转过来的，我没办法，我只能让她再做一个彩超，虽然我们医院有钼靶，但有时候，钼靶图像和彩超不能完全吻合，已经做过一次了，这次再做彩超肯定是自费的，造成重复交费，也增加了她们的经济负担。我知道，两癌筛查确实很惠民，很给老百姓办实事，因为，我们查出来几例，虽然她的彩超照的有结节，但是没有提示典型恶性，是按常规转诊上来的，这种的不能再免费做彩超，我们就建议她再做钼靶定位，结果活检显示：早期癌，我们发现了 2~3 例这样的患者，所以我觉得，这种情况还挺有必要，转诊时要带着彩超图或者更理想的是建立一个彩超工作站。

其次，筛查年龄是经过专家考证，最后确定的筛查年龄段，但是，在我们临床工作中，60 岁以上患乳腺癌的人还挺多，但是，60 岁以上的，咱两癌筛查就不给查了，前几天，我查出两例乳腺癌，一位 61 岁，另一位 68 岁，我问她们难道没有参加我们区里组织的两癌筛查吗？她们说：没人管我们了，我们老了，不在这个岁数范围里了。而且，现在年龄大一点的，60 多岁的老太太的乳房不像她们这一年龄的乳房，乳房没有完全萎缩，有的老太太还正常来月经，每月一次，很正常，这个 68 岁的老太太的乳房没有瘪瘪的萎缩，所以，这样的老太太，虽然不列入两癌筛查年龄段，但是，如果她们去了，就给检查一下，我不知道这方面的政策该从哪里落实，但是，临床上确实存在这个问题。

访谈者：刚才您说的年龄段的问题，实际上，我们当初将终止筛查年龄设计为 75 岁，根据北京乳腺癌的发病率，80 岁女性的乳腺癌发病率依然能够达到 10/10 万左右，年龄较大的女性，发病率实际上挺高的，而且这部分人员基数少，更符合成本效益，更容易筛检出癌。

病理科医生：不要求这一年龄段的人非得去检查，但是，如果她们来了，我们就给她们查一下呗！

访谈者：这涉及经费的问题，谁为她们承担这部分费用呢，对于一些人，我们好心给她们查了，但可能也是白查了，因为到时候，可能要核对人数及人名，不在这一年龄段的女性，后续的检查也不能包括在内。以后新修订方案时，我们期望市财政能允许我们筛查年龄再后延一些，我们之所以定这个年龄段，是市财政修改的，他们建议我们依照卫生部的农村女性两癌筛查的筛查方案确定筛查年龄段。卫生部的筛查年龄就截止到 59 岁，据说，卫生部今年也重新调整筛查方案。

病理科医生：其实 35 岁以下的女性乳腺癌的发病率也挺高的。

访谈者：两癌筛查毕竟是国家的项目，我们不可能把全人群都包括在里面，我们只能检查发病相对较高的、较集中的一个年龄段，实际上 25～35 岁年龄段的女性乳腺癌的发病率在 8/10 万左右，相比其他年龄段，发病率偏低一些，再加上，这个年龄段的女性大多在单位上班，流动性很大，而且她们大多数认为自己比较健康、年轻，没有什么疾病，就是把它们纳入筛查年龄，她们可能也不来参加筛查，但是，因为这年龄段的人群，却把我们整体的发病率都降下来了。以后随着经济的发展，政府投入的更多一些，有可能全人群都能纳入到我们筛查的范围之内。

乳腺外科医生：韩主任，您觉得图像可以解决吗？工作站可以建立吗？

访谈者：其实，我们要求筛查医疗机构必须建立图像工作站，但很多人都打印出来，打印一张 30 元，但是，因为我们免费的项目中没包括这部分费用，虽然超声的费用涨到 70 元了，但是费用也很紧张，毕竟这牵扯到费用的问题，财政只给筛查机构拨 70 元，有的区县可能还要进一步压缩费用。

乳腺外科医生：能不能基层转诊时，发现情况不好的，就给打一张彩超？

访谈者：基层的医务人员如果能判断出良性还是恶性，好还是不好，她们也就不转诊了。转诊原因，一方面，她们辨别不清患者的病情，害怕漏诊；另一方面，可能跟他们的筛查机器分辨率有关。以后，慢慢的完善吧。

乳腺外科医生：有时，实性的结节还可以，遇到囊性结节的患者，我只能好好跟患者说，让他们再重新做一张彩超，但该缴费的还得缴费。

访谈者：以后慢慢完善吧，这还涉及筛查医疗机构的问题，刚才我们也说了，以后我们固定筛查医疗机构，有资质、有能力承担筛查任务的机构才能成为我们的固定筛查医疗机构，这样管理更加规范。

病理科医生：怀柔从 2008 年就开始筛查试点工作，从组织上，我觉得我们宣传的力度挺大的，组织的效果也挺好的，但我觉得，有的病人有时让您觉得挺痛心的，有的病人在我们筛查年龄段之内，发现疾病了才检查治疗，我们问她：你为什么不参加两癌筛查呢？她说：我在城里上班，我觉得我很健康，从来没有检查过。以后，我们能不能动员政府，全国范围内大力度的宣传，现在宣传手段多样，可以打广告、电视宣传、媒体等。我们保健科经常下乡苦口婆心的劝说老百姓参加我们的两癌筛查。我认为应该取得政府的支持，就靠我们保健系统，还有您和丁院长，我们的力量太有限了。

最近，我们这边发现两例癌，其中一例患者是我的同事，她年年都检查，虽然不是在我们这儿查的，就没发现病变，现在阴道镜检查，非常厉害，已经浸润到阴道、子宫体、宫旁、淋巴结等部位。

访谈者：她年年检查，是在乡镇查的，还是参加的职工体检或者计生的检查呢？

病理科医生：我看了一下她最后一次检查是在长哨营查的孕情检查。所以，我们做宣传的时候，不能肯定的说，她们每一年都查，就能保证她们肯定没事。分化较高的患者的刮片看起来不明显。

我们发现的另一例患者，她前几次 TCT 都在我们这儿做的，我找出来看了一下，我们以前都按照 ASCUS 上报的，回头看她拍的这些片子，第一次有可能作为 ASCUS 还比较勉强，但是，结果她现在发展为癌了。所以，有时候，细胞学并一定肯定能够筛出东西，以后，如果有条件，我们能不能把 HPV 检查也加到我们的免费项目内呢？

再次，这几年，我们可以做阴道镜组织活检，我们搞组织病理学的，现在有很多困惑，CIN I ~ II 级别的患者，我们拿着他们的片子到不同的三级医院，会有不同的答案，虽然差别不很大，但是，不同的医院还是有差别的，所以，在组织学方面，以后能不能加大培训力度，告诉我们，大概我们该向着哪一个标准发展，我觉得，这一方面，我们还有待进一步提高。

最后，我认为乳腺癌筛查没有宫颈癌做的超前，现在有的人一来检查，或是小块结节或是大块结节，我不知道其他医疗机构如何检查，我们这儿现在可以做细针穿刺，咱们市里已经组织专家给我们培训过了，但是，只是简单的培训，自己做不了，所以，能否长远的储备技术力量，最好病理科的大夫去参加培训，因为，我们现在做穿刺，不到100块钱，很快就出结果了，这可以避免假阴性的情况，我觉得这也是一个比较好的方法，可以尝试着推广一下。

访谈者： 咱们北京原来好像打算建立一个统一的病理中心，在欧洲、美国已经建立了，如果建立起来，人员培训统一由病理中心组织，所有的片子都按照中心的标准阅片，所有的病理片子会诊都由中心承担，虽然建立起来有一定的难度，但是，咱可做一个创新的设想，争取政府建构费用的支持，不能只蹉跎在两癌的三五年之间，要让我们的两癌筛查逐步规范化，标准化。

检验科医生： 我从事检验工作好多年了，到怀柔基层转的比较多，比较了解基层。首先，我认为显微镜的档次参差不齐，有的单位的显微镜确实挺好的，有的就比较差，从事检验工作的人员，显微镜就相当于他们的眼睛，如果显微镜不好，医务人员的技术水平再高，也可能看不清楚。

其次，染色方面总体难度不高，但是操作人员的重视程度不够，再加上基础条件较简陋，还存在漏诊的情况，所以以后应该进一步加强培训，鼓励用多透显微镜进行交流，去年有到我们单位进修的，我跟他说这就是滴虫，这就是真菌，他只是"哦"了一声，因为平时挺忙的，你只能根据他答应了一声就认为他看到了，其实，他可能找不到滴虫、真菌，可能需要坐在一起，大家一块看片子，相互交流一下，这样效果比较明显。

再次，工作的环境温度的问题，尤其是两癌筛查一般春天开始，初春还比较冷，对于分泌物找滴虫有影响，可能影响动力，因为咱直接看它的动力，这对检出率有一定的影响。去年李老师带我们下去督导，我们也给下边的单位提过这个问题，建议他们买个电暖器，有条件的，最好放在有暖器的屋子里，从而保证检出率。

最后，我觉得筛查工作量挺大的，不要突击性的堆在几个月之内完成，建议把筛查战线拉长一点，我们的工作压力可以相应缓解一些。

访谈者： 现在，我们也一直在提，不要把两癌筛查工作作为一个突击性的工作，以后，变成常年的日常性的工作。

访谈者： 现在政府的领导好多不是专门从事保健工作的，他有时候在社会和媒体的簇拥下，把医学的很多细节的、知识层面的、技术层面的东西给低俗化了，认为两癌一查就能查出来，一治就能治好，这些都是简单的对应我们，但是我们是复杂的；所以有时候，很多决策制定的非常快捷、非常迅速，要报告要的也特别急，因此，我们现在有一个问题：宣传做得不充分。医生是一种多元化的、不确定性的职业，现在媒体给我们的机会全部是：你要给我查出来，是阴性、是阳性，都要给我解释的明明白白，医学本身就是变化的，没准今天接种了这种疫苗，明天病毒又变异了。现在我们宣传力度不够，很多时候，我们在完成政府的工作的同时，还要做宣传，让外界了解我们不是完美的，我们也有缺陷，就跟写文章一样，存在一定的缺陷，完美是不存在的。现在我们宣传很不足，特别是医疗职能部门，包括一些政府人员，把医学简单化、低度化了，这是不可以的，因为医学是不确定的，而且疾病也是在变化、发展的，当然，癌一般是10~15年的发展过程，而且现在我们做的很多事情也不是一蹴而就的，以后，一定要加大宣传，让更多的人了解我们。

检验科医生：再一个，在基层，从事两癌筛查的医务人员应该相对固定一些，否则，今年负责两癌的一部分工作，积累一定的经验了，明年可能不由他负责这项工作了，又换成别的人，这样不利于我们工作质量的控制；最后，统计表或者统计本能否统一格式，这个难度不大，但是看起来挺整齐的。细胞学方面，我再插几句，一个农村的女性，在城里上班，她婆婆说：你回来体检吧，是免费的。她不愿意回来，她婆婆说：你回来检查吧，反正也不用花钱；结果这人查完是高度病变，后来做活检结果是：不除外早浸，以前有过这么一例患者，她幸亏参加了我们的筛查，否则，可能就真会发展为晚期了，这位女性，不愿意做全子宫切除，做的锥切，到现在她依然挺好的，所以，这一例患者让我体会挺深的。

放射科医生：我从事钼靶也好多年了，两癌筛查中存在一些情况，如有的医疗机构只是走过场似的，不认真对待，可能有漏诊；再有，就跟前边大夫说的，一些农村的居民在城里的工厂打工，她们不来检查，可能就漏了，这些人，没有人管。前几天，我遇到一个人，要做钼靶，我问她，为什么两癌筛查时没有做钼靶，她说，因为我没带环，就不让我照片子，我说，市政府没有这政策啊，这因为当地女性主任没有宣传到位，导致农村的女性把计生的查孕情和我们的两癌筛查混在一起了，有时候，这些人根本没筛查，你问她参加筛查了吗？她说参加了，前几天刚查完的，实际上她参加的是计生的项目，跟咱们的不一回事，所以，需要进一步加强基层宣传、组织人员的培训。

我认为，医务人员的技术水平，2011年总体上比2009年的高一些，而且，阳性检出率也比2009年的高一些，一个原因是：我们不断的组织培训，使基层医务人员的技术水平确实提高了，再就是因为，筛查一年后，经验增加了。

其次，在钼靶照片方面，结果是可疑的，我再给她出片子，如果没有问题，我可不可以，就不给出片子了。

访谈者：钼靶方面，没要求必须出片子，如果病人想拿着片子进一步做手术，我们可以给他出一张片子，如果没有要求，就不出片子。

放射科医生：因为机子可以保存片子，而且，现在我们的机子是 390 万的进口机子，挺不错的，分辨率很高，是 2011 年政府拨款配置的。以后患者不要求，我就不给出片子了。

访谈者：病人要求的，或者你感觉问题挺大的，你再给她出片子；出片子，至少是您觉得有问题，她可以拿着片子作进一步治疗，有时候，患者可能不在咱医院做手术。其他的正常的人群，不用出片子，因为筛查费用中不包括片子的费用。

妇科医生：我们两癌筛查和计划生育项目总是重复，本来我们国家没钱，但某些意义上，又出现重复的现象，有一些女性一年检查好几次，老百姓不知道，以为查的次数越多越好。计生有个孕前检查，咱们妇保有婚前检查，实际上是一回事，明白的人一看，查完一个项目，就不用再费钱查另一个项目了。

在农村，有一些人查出癌了，查好几次，结果都是癌症，但他们不治疗，咱们两癌筛查的目的就是早期发现、早期治疗，如果不治疗，就不能起到我们控癌的效果。

访谈者：患者不治疗，是因为他个人的问题，还是其他的问题。

妇科医生：不治疗，是她个人的问题。

妇产科医生：在两癌筛查中，我主要负责阴道镜检查，阴道镜检查的免费单子，多长时间有效呢？

访谈者：我们没有要求多长时间有效。

妇产科医生：有的人都快一年了，再一个，还涉及结账的问题。

访谈者：尽量避免吧，因为都快一年了，细胞学结果就不可信了，你们可以自己规定多长时间内有效。因为结账是区财政给你们拨钱，不是市里给你们拨款；再者，全市这么多医疗机构参加我们的筛查工作，我们没法针对个别医疗机构，制定有效时间。

妇产科医生：再就是筛查时，每次来参加的人数不均匀，一般是基层细胞学有问题的，基层通知患者来我们这边做阴道镜，不是我们通知患者，所以，有时候一天来好多人，有时候就没人。

访谈者： 阴道镜需要预约一下，一天来很多，效果不好，质量也难保证。

妇产科医生： 有时候，预约了，今天让来，她们可能不来。

今天我们的访谈就到此结束，大家说的很好，谢谢各位的参与。

某社区卫生服务中心主任访谈记录

访谈时间：2012 年 3 月 13 日
访谈地点：社区卫生服务中心会议室
访谈对象：社区卫生服务中心主任
访 谈 者：×××
记 录 人：×××

访谈录音整理

从 2008 年到现在，两癌筛查已历经近四年时间，自 2011 年，两癌筛查被纳入北京市重大公共卫生项目，成为两年一次的长效筛查机制，结合两癌筛查工作，丁辉院长在科委申请了一个关于两癌筛查模式研究的项目，目的是对筛查过程中组织管理模式、人员安排、仪器配置等方面的综合研究，最终目的是完善两癌筛查工作，使两癌筛查工作做得更好。今天来这里，首先，我们想从领导层面，解一下您对两癌筛查的一些看法，针对两癌筛查存在的一些问题，希望您给我们一些好的建议、意见；其次，我们进一步了解一下医务人员在实际工作中遇到的困难以及相应的解决办法，以便于我们在全市进行借鉴和推广。

访谈者： 项目开展以来，咱们这儿及区里有什么实施方案吗？医院自己有没有一些政策、制度等文字方面的东西。

中心主任： 只有两癌筛查时要求的职责、流程等，关于具体的细节都是按照妇幼保健院要求制定的。

访谈者： 在两癌筛查过程中，你认为咱们单位取得了什么样的成绩，积累了什么样的经验呢？

中心主任： 现在，社区的大部分工作属于公共卫生项目，一部分是基本医疗，解决常见病、多发病的基本诊疗，更大的是公共卫生服务，公共卫生服务原来有一些基本的公共卫生服务项目，但是这几年重点的增加了一些卫生部公共卫生项目，两癌筛查就是其中的一项。自两癌筛查开展以来，我们总共组织了两次筛查，分别在 2009 年和 2011 年，从这两次筛查看，两癌筛查很受老百姓欢迎。

同时，我们感觉筛查还是很有必要的，2009 年，我们第一次承担两癌筛查，虽然承担公共卫生项目是我们的职责，但我认为，既然上边有这么好的政策，我们就要让辖区的居民最大程度的享受到政府的惠民政策，不要因为我们宣传不到或者是我们工作没做到位，让百姓应该享受的惠民政策没有享受到，实际上，我们就是抱着这样的态度工作的。以前我在中医院办公室时，曾承担好多单位职工妇科体检工作，发现其实只有一小部分单位把女性两癌检查纳入体检的内容，其实大部分单位的体检就是一个普通的全身的内外科检查，如 B 超、心电图等，大部分单位没有这些特异性的体检内容。因此，我们就想怎么把这些在职的职工也动员进来，因为在咱公共卫生项目不只包括农村户口适龄女性，在职职工也包括在其中，同时，我们感觉在职职工享受这样的惠民政策也是很有必要的，因此，我们与卫生局协商，充分调动各工会，发挥他们的作用，职工由工会组织，社区由居委会组织，两种模式共同完成两癌筛查工作；2009 年通过采取这一方式，效果还是挺不错的，筛查比例和检出率不错，2011 年，我们依然借用 2009 年的筛查经验。

而且，2009 年开展完后，大家挺关注两癌筛查，特别是今年前几天，还有人给我们医院打电话问：今年是否开展筛查，她说前几天三八节，专家一给她们讲课，听完后心里特别紧张，所以想来参加我们的两癌筛查。我说：我们今年不查了，得等到明年了。从这点上可看出，两癌筛查很受老百姓欢迎。

实际上，通过两次筛查来看，宫颈癌、乳腺癌的检出率、阳性率还是不错的，今年春节之前，街道社区办的领导给我们打电话说：曾有一位女性，起初参加两癌筛查，在我们这儿查完，大夫不确定，就建议她去市里的医院查一下，之后她积极地去市里的医院检查，结果发现是宫颈癌，就做了手术，愈后效果特别好；她特别感激我们，想给我们送一面锦旗，给我们打电话，问问写什么内容。其实这都是我们的职责，我们有义务把政府的工作落实下去。从这些方面来看，两癌筛查还是挺受居民欢迎的。

访谈者：咱们的筛查率大概多少，应该挺高的吧？

中心中任：筛查率达 80％以上，居委会通知到的街道、乡镇，居民基本上都能来。现在，老百姓也越来越关注两癌筛查，有时候，有的人打电话问我们：今年还开展两癌筛查吗？什么时候开展？等等。令人高兴的是，老百姓已经开始主动的关注两癌筛查这件事。

访谈者：这样挺好的，主要是你们宣传也做得挺好的，你们跟街道合作，跟用人单位工会联合，我认为这种方法是很好的，用人单位也做妇科全套检查并纳入我们两癌管理，是吗？你们与用人单位联合，是如何处理检查项目的呢？

中心主任：现在用人单位不给适龄女性进行妇科检查了，内外科这块体检他们自己到医院检查了，妇科等着我们给他们检查。

访谈者：筛查的人群都是北京户口吗？

中心主任：他们的户籍都是北京市的，怀柔在市里上班的很少，外地户口也很少。

访谈者：两癌筛查以来，您觉得咱医务人员的技术水平、服务能力有没有提高呢？以及通过两癌筛查，咱单位有没有额外增加一些投入，仪器设备等？

中心主任：我们很多医务人员是从二级医院调过来的，例如妇科的人员就是搞妇科妇女保健的，已经是副高了，B超也有专门负责的人员。如果把两癌筛查作为一项长期工作来开展，没有突击性的工作量那么大，我们就会再培养人员，比如，妇科、妇保的一两个人员不够，我们就会为了这项工作，适当地培养一部分人员，例如超声科，我们现在有一位大夫有乳腺超声证，平常为了完成两癌筛查，我们跟其他单位互相协调，从别的单位借来几位超声大夫，如果以后作为一项长期工作，我们会把相应医务人员送出去进修，保证B超科有2~3位相关人员，保证体检时，自己能按时完成自己的任务。

访谈者：您刚才说的B超机，是咱们开展两癌筛查后，区里专门给咱配置的吗？

中心主任：B超机是2008年区财政给配的，那时候，全区有5~6台机子，都是同一款，2009年筛查就是用的这台机子。当初，我们考虑到妇女病检查、两癌筛查可能会用到，我们就申报了一台B超。但是，实际上，这是最基本的彩超机子，大约20万元，我们现在也考虑，是否可以争取卫生局支持，再配一台更好一点的机子；听我们专门做彩超的大夫说，这机子做乳腺彩超还不错，但是做血管不太好。这台B超机可做基本的检查，但是做具体的检查效果不好，遇到这种情况，就需要转诊。

访谈者：你们查出过乳腺癌吗？

中心主任：2009年查出过，但去年开展的筛查没有查出乳腺癌，但是纤维瘤患者特别多，有时，一天查出十几个，我们总共查了两千多人，有二百多个纤维瘤患者。

访谈者：这比例确实挺高的，在工作中，你们遇到过什么困难吗？

中心主任：首先希望把这项工作作为一项日常工作，因为 2009 年、2011 年开展的筛查基本上集中在某一段时间，成为一项突击性工作，这造成我们人员不足，而且医务人员比较累，现在年初到年末，我们突击性的工作也挺多的，如疫苗接种等，本来这项工作量大，需要我们调动各部门、各单位来协调，如果把两癌筛查作为一项日常工作，我们就可以自己安排筛查时间，如上半年突击性工作少，我们时间宽松一些，我们上半年可以多安排一些筛查工作等，这样，我们可以灵活掌控筛查时间段。其次，如果两癌筛查成为一项日常工作，我们在管理和仪器配置方面应该也有自己的目标和计划，以便于更好的开展以后的筛查工作。

访谈者：我们一直在考虑这个问题，从 2008、2009 年两年的筛查结果来看，全市 243 家医疗机构参与了两癌筛查项目；两癌筛查涉及方方面面，一家医疗机构即使只开展筛查，也需要好多个部门、人员参与，需要协调好多部门、人员。从我们市里到我们县里有好多专业性的培训、考核，包括最基本和专业的。但从全市的检出率来看，效果不是很理想，其实，在全市包括组织管理、宣传动员、检出率、数据的上报等方面，我们应该走在全市十八个区县的前面，但是从全市的平均检出率来看，如，2008 年、2009 年乳腺癌的检出率在 46/10 万左右，实际上，2009 年咱们全市的乳腺癌发病率是 63/10 万，我们的检出率还没有达到全市的发病率，宫颈癌稍微好一些，检出率超过了市里的发病率，但实际上，检出率相当于患病率，应该是发病率的好几倍，这说明筛查存在着一定的问题，说明筛查存在着漏诊的情况。

中心主任：如果把两癌筛查作为一项日常工作，我们会把筛查相关的人才培养列入我们的发展计划，如新毕业生，他们本来就没有资质出诊，我们就派他们到二级医院轮转，不至于他们真正遇到紧急情况的时候，不知道怎么做，比如杨大夫进修回来，明显感觉，他的思维与原先的不同；在二级医就轮转 4~5 个月，轮转回来后，他们的技术水平明显提高了。

我认为您说的漏诊是全市一个普遍的问题，一个是仪器的问题，再一个是医务人员技术水平的问题，医学问题存在一个经验的问题，不经过一定数量的临床锻炼，技术水平怎么可能有所提高。如果把两癌筛查作为日常工作，我们就会把两癌筛查人才培养纳入到我们的日常计划之内，我们会把超声大夫送到二级或者市里的医院进修半年，经过多次锻炼、实践，技术成熟了，在两癌筛查中，她肯定会的的确确地发挥作用，以后我们单位的乳腺癌筛查应该是没问题的。

访谈者：特别是乳腺超声，对医务人员经验的要求是很严格的，国际上，乳腺筛查唯一确认的就是乳腺摄影，它可以有依据，拍的片子我看不出来，专家可以确定有没有问题，但是 B 超没法回顾，我不可能把所有的过程都录下来，而且我们可能根本就没扫到那一部位，在国外，也在逐渐推广乳腺超声，但是一定由有经验的专家进行检查。

中心主任：只要两癌筛查作为一项日常工作，我们把相关大夫送出去培养半年以上，达到一定的水平再回来工作，这个问题可以解决。

访谈者：对，我们现在也考虑这个问题，固定筛查机构的同时，我们也想固定筛查人员，就是说，这些人专门做两癌筛查，当然，他们可以兼着其他的日常工作，这样避免了为在某一时间段内完成这项工作，从其他部门抽人突击的情况，能够保证工作质量。从 1～12 月份都开展筛查，老百姓随时可以来体检，而且，两年一个周期，辖区内可以随时计划安排筛查时间。

中心主任：作为日常工作，我们可以有充足的时间安排宣传，也有更多的时间协调街道等部门，他们也好安排时间，把突击性的工作和日常工作分开。

访谈者：现在免费的公共卫生项目太多了，最后，全都集中落实到咱社区了。

中心主任：现在，公共卫生项目越来越多了，这几年新增的公共卫生项目不少，六位一体的各方面工作，都落实到社区了，现在我们防保科已经增加了很多人员，工作量还是很大。

访谈者：关于两癌筛查，您还有其他的值得我们借鉴的建议、意见吗？

中心主任：作为日常工作首先考虑房屋的问题，有一部分可以兼用，但也需要兼用的空间。其次是仪器设备，我们尽力争取区里的支持，给我们配一台更高级的仪器设备。

访谈者：如果将您单位作为筛查医疗机构，我觉得机器还得换。

中心主任：县卫生局去年计划给我们配一台彩超机子，后来财政压缩了一部分，社区基本上按照原来的方式投入，就没给我们配，最近社区投入的比较少。如果作为日常工作，我们还得进一步争取。

访谈者：您刚才说，咱老百姓还是很欢迎两癌筛查的，您有没有从侧面打听到或者有人反映：老百姓不愿意参加筛查的情况，确实有这种情况，老百姓觉得自己很健康，没有病，没有必要参加两癌筛查。

中心主任：这一方面，我确实还没有听说，因为老百姓的积极性确实挺高的，我们通过居委会贴通知，完全是自愿的方式来我们这里参加筛查，我们没有规定必须得来，来参加筛查的人群都是自愿的。咱这边 35～64 岁的适龄女性，包括上班和不上班的，大约有 1 万多人，实际上，咱居委会组织到的在家不上班的才 1000 多人，其他的，要么是他们的上班单位不在咱辖区，要么在其他街道参加了筛查。居委会组织的人群一般是在家里，没工作的；我们和工会组织单位职工。

街道组织的在家的没做的居民和我们组织的用人单位的居民总共有两千多人。2009 年我们查了 6000 多人，还帮其他乡镇查了一些，去年我们查了卫生部的农村项目，卫生部的和市里的两癌筛查不允许重复，所以今年体现不出两癌筛查的人数。

访谈者：谢谢王主任，今天的访谈就到此结束，以后，在两癌筛查方面，有什么问题，您可以直接跟我们联系，希望您多给我提建议，进一步完善筛查工作，我们共同把两癌筛查工作持续下去。

某社区卫生服务中心服务人员小组讨论录音整理稿

讨论时间：2012 年 3 月 13 日
讨论地点：某社区卫生服务中心会议室
参加人员：检验科医生、管理人员、妇产科医生、超声科医生、防保科医生、病案科医生、妇保科医生
访 谈 者：×××
记 录 人：×××

小组讨论录音整理

从 2008 年到现在，两癌筛查已历经近四年时间，自 2011 年，两癌筛查被纳入北京市重大公共卫生项目，丁辉院长在市科委申请了一个课题，目的是通过了解两癌筛查的现状，逐渐完善筛查流程、模式、组织管理，更好地完成两癌筛查工作。在座的各位都曾经参加了咱们 2009 年、2011 年两癌筛查工作，一会儿我们会有一些问题，主要针对各位筛查工作中遇到的一些问题、困难，希望大家开诚布公地给我们提一些意见和建议，咱今天就是一个小组访谈，大家把真实想法告诉我们，这样，我们才能够针对各区县反映上来的一些问题，修改、完善两癌筛查方案，进一步把两癌筛查工作做得更好。下面咱先从这边开始，介绍一下在两癌筛查过程中承担什么样的工作，遇到什么样的问题，以及相应的解决措施。

病案科医生：我在两癌筛查过程中主要负责填表工作，填表的过程总体来讲比较顺畅，老百姓也比较配合。

访谈者：知识问卷也是由您负责吗？老百姓自己填问卷吗？还需要您

给他们讲解吗？在老百姓填写问卷的过程中，有没有人不清楚问卷中的某些问题呢？

病案科医生：知识问卷的填写也由我负责，机关单位的在职人员填写的还不错，问题也少；乡镇的农民填写的就有所欠缺。

访谈者：填一张表大约需要多时间，所有疾病史也是由您问吗？还是您只负责基本情况的填写呢？

病案科医生：疾病史也由我负责，填一份问卷大约需要5分钟，因为我还要核对他们填写内容是否与他们身份相吻合。

超声科医生：我在两癌筛查过程中主要负责超声检查，因为需要检查的人员很多，这方面的工作量挺大的，一天得80人左右，我认为应该限定一下每天来参加筛查的人数，我认为，一天不应该超过60人。

访谈者：我们规定每天超声检查不超过50人。

超声科医生：后来，有一段时间说上边规定每天检查不超过80人，筛查刚开始的时候，一天上下午只有我一个人来做，后来，来参加筛查的人实在太多了，每天超过100人，我们又从别的单位借了一台机子和一个大夫。

访谈者：平均按照100人/天这么多人约的，还是有的时候多，有的时候少呢？

超声科医生：有的时候多，有的时候少，跟各乡镇约的人有关系。另外一个问题是：仪器配备的相对来说还是比较差，假阳性率、假阴性率还比较高。机子是彩超，但血流方面的检查效果比较差，分辨率比较低，如有的东西在好的机子上一看就能看到，但是在这台机子上就不清晰，有的部位可能不是肿块，我们也不能完全确定，这台机子分辨率是10兆的，国产机子，基本功能都有，如可以存储图像等，但是图像分辨率低一些。

访谈者：刚才你们主任也谈到了这台机子，分辨率确实很低，价位也挺低的，一般医院用的至少也得150万以上的机子，筛查是为了发现早期病变，而不是到晚期了，再发现也已经太晚了，这就失去了筛查的效果了，对于一些器官的细小部位，这样的机子可能分辨不清楚，您以前就是超声大夫吗？以前做过乳腺超声吗？

超声科医生：对，以前就是超声大夫，做过乳腺超声，我以前在中医院，一直在超声科，我也参加了咱们相关超声的培训并拿到了培训的证书。

妇产科医生：在两癌筛查过程中，我主要负责乳腺首诊，去年市里培训的乳腺首诊方法检查挺详细的，检出率也挺高的，挺不错的，但是，这种检查方法太复杂，太耽误时间，每个人如果按照这种方法认真检查的话，比正常彩超检查时间还长。

访谈者： 以前你是妇科的大夫？以前咱们只是说乳腺首诊从哪个象限到哪那个象限，但并没有规定应该用哪个手指，应该如何检查，新编的这种乳腺筛查方法，是我们借鉴了美国康恩学会的检查方法。

妇产科医生： 这种方法确实很好，检查的很详细，检出率也提高很多，但是方法有点复杂

访谈者： 美国人来给我们讲课时指出：他认为检查一个人最快也得15～20 分钟，当然专家那边的人都是预约来的，我们没法跟专家比。但目前，我们找不到一种更科学、更规范的方法，你这儿可能是一个妇科大夫在检查，其他的单位可能有好多是技师、护士、B 超大夫、中医科大夫等，没有任何乳腺手诊经验，没有经过培训就对病人进行检查，实际上，两癌筛查机构很多是一级医疗机构，为了解决目前的现状，以及有依据可循，如手指每次移动，上下左右如何移动，范围多大，我们只能用最笨的办法来规范这一筛查方法，实际上，我们有两种要求，如果您是一位乳腺外科大夫，很有经验的话，可以两个手触诊，但有好多做乳腺首诊检查工作的大夫不是乳腺外科专业的，经验是欠缺的，我们的目的就是检出早期病变，我们也在逐步完善筛查方法。上次在石景山质控的时候，他们那边有个大夫，乳腺手诊操作方法相当熟练，但我们也到其他的地方质控，大部分大夫至少还得按照我们要求的方法进行操作，确实挺慢的，专家测试的时候也说他们至少也需要 5 分钟。我想问一下，最后转诊是由您决定，还是 B 超大夫决定，还是你们两边商量，最后决定是否转诊？最后病历回到那边呢？

妇产科医生： 两边商量，最后决定是否转诊，病历不回我这边。我们跟 B 超沟通的挺好的，有特殊病历，我们一般会相互沟通一下，再决定是否转诊，B 超的相对准确率高一点，转诊单最后由超声科大夫开。

访谈者： 我们现在有一个新规定：转诊单、检查结果病历都要返回到乳腺手诊大夫这边，就像咱们去医院看病一样，病人转了一圈，最后所有的检查结果都返回到门诊大夫的手里，因为这里边牵扯到一个可疑病例的问题；高危病人，如以前有家族史的等，这样的人群，你可以综合超声检查结果、疾病史等来决定是否转诊。

妇产科医生： 因为我们在社区工作的大夫都不是很专业，我不是专门从事乳腺临床专业，好多临床结合的可能不是很好，因为以前我不是老干这项工作，就是结合临床，我也不可能向患者提供一个具体的治疗信息。

访谈者： 您以前干过多长时间的乳腺手诊工作？

妇产科医生： 从 2009 年妇女病普查开始的，虽然两癌筛查 2009 年没有

乳腺手诊这方面的工作，因为我们将两癌和妇女病普查结合在一起做了，所以，我们 2009 年也开展了乳腺手诊的工作。

防保科医生：在两癌筛查工作中，我主管录机工作，我觉得没有什么太大的问题。平常，没什么事，我随时都上机，不等他们把所有的结果都返回来，我再一块上机。今年，新系统在乳腺钼靶方面遇到一个问题，更新以后，还可以。

访谈者：以后，信息系统可能还会有所变化，因为它跟妇幼二期统一上线，在线录入。现在咱们离线上传，以后会实现在线录入，我们现在也在担心，如果大家都在上线的话，会不会网速很慢，因为二期涉及的不光是咱两癌筛查，还有婚检、儿保等，如果这段时间大家都在录入、上传信息，网速是什么样的，我们也不确定。

防保科医生：在线录入应该还可以，这次更新后，比 2009 年的系统好多了，也简单了许多，这边一点击，后边就自动生成了，挺方便的。

检验科医生：在两癌筛查工作中，我主要负责化验方面的工作，湿片包括滴虫、清洁度，干片包括真菌、线索细胞等，我们把病理送到外面看了。

访谈者：您觉得两癌筛查过程存在什么样的问题，或者给我们一些建议？

检验科医生：还可以，没有遇到太大的问题，我一直从事检验工作，平常用显微镜看，不用药盒什么的看，就是以前接触 BV 比较少，看起来比较生疏。

访谈者：在两癌筛查过程中，就您一个人，您当时染片子呢？还是先把片子收集起来，过后再染？

检验科医生：我一般是看完湿片后，当时就染干片，我觉得时间也够用，也能跟上他们的速度。

妇保科医生：我平常负责女性保健、妇科方面的工作，在两癌筛查中主要负责筛查前的前期筹备、宣传、协调、物资准备、检查完审核、信息上报等方面的工作，比较繁杂

访谈者：那您在检查妇科时，遇到过什么样的问题吗？

妇保科医生：妇科方面，去年查 BV 用的 pH 试纸统一买很费心，咱们这边采购的跟要求的不一样，咱这边是大的，上边要求的，我们进不来，虽然很便宜，有的 5 块/盒，一盒 100 张，我们希望市里或政府统一给我们配置一点，省得我们买很费劲。我们这边还可以，去年给我们配的检查床不太好，怕伤了病人，主任又花了一万多，又买了一套比较厚重、比较结

实的那种检查床。别的就是登记，信息入机啥的。

访谈者：以后，如果能在线录入的话，大家必须具备一定的条件，如妇科、乳腺超声、检验等科室必须各自配有一台机器，各方面的信息就可同时全部传上去了，可能这个人走的时候，她的有关检查信息已经全部录入了。

妇保科医生：都在线录的话，就害怕会和出生缺陷系统似的，可能 10 分钟也录不上去一个人的信息，最后，我拿到家里也录不上。

访谈者：妇幼二期只要你们的局域网快就可以，它和出生缺陷信息系统不太一样，出生缺陷的信息录入需要上到国家的网上。

妇保科医生：只要信息系统不慢，其实也挺好的，这样就不用印那么多表格了，还省了好多纸张。

访谈者：对，我们已经打算不印表了，每年咱妇幼光印刷费就得 100 万呢，这样也省了好多经费，录入也省了好多事，就只需要最后的结果打印出来。

妇保科医生：我们弄一个局域网就可以，这样省了好多事。

访谈者：我们也正在跟工程师商量，咱上传单位，相对于卫生局来说，就先类似于离线状态，然后，你录完之后，再统一传过去，现在，我们正在商量，可以试验一下。

妇保科医生：一个单位一个局域网，免得患者拿着表既在 B 超排着队，又在妇科排着，还得兼顾乳腺手诊，为了一个表她来回跑，这样挺浪费时间，最后，还有人把表拿走了，我们还得打电话要回来，告诉她结果还没完呢，每天下班前对表，发现没有的表，就打电话追回来，其实，每天还有好多这样的活。

访谈者：妇科这边的追访是在您这儿吗？

妇保科医生：高危追访也由我负责，遇到可疑的病历，就追访，催促她进一步检查或者治疗。

访谈者：你们单位有问题的患者转诊到哪里呢？

妇保科医生：转到区妇幼保健院，他们定期给我们返回结果，我们有局域网，返回后，我们进一步录入。

访谈者：你们的检出率大概多少呢？你们算过吗？细胞学的阳性检出率大概是多少呢？

妇保科医生：我们筛查了 2000 多人，其中，有 171 人是异常的（ASCUS 及以上），低度病变是 40 人，高度病变有 9 人，其他是 ASCUS 的。去年筛查有肉眼看上去不太好，但是 TCT 结果还不错的，查出 CINⅡ～Ⅲ共有 5~6 例，查出 1 例宫颈癌，其他的都是慢性炎症，对于这些人，我们都定期随访。我们距妇幼保健院近，转诊方便，直接就可以治疗了，我们看不好的，病人就直接去妇幼保健院了。

访谈者：大部分人直接就可以从区妇幼保健院那里得到结果，就不需要再进一步追访了吧？

妇保科医生：有一部分人可能家庭条件比较好，一发现问题，就直接去市里的肿瘤医院了，有时候，我们直接跟患者说，您没有必要跑到市里的肿瘤医院，咱区妇幼就可以给您解决了，可是，她们不相信，直接到市妇产医院、协和医院、肿瘤医院了，对于这部分人，我们就打电话问，在哪里查的，结果怎么样等。但是，到患者家里随访，我们做不到，因为他们这个年龄段的人都不在家，所以，我们都电话联系，我们的目的就是催促他们进一步检查、进一步治疗，别耽误检查。

访谈者：咱们单位承担计生的检查工作吗？

妇保科医生：有一部分工作，但是很少，计生这两年也建立自己的体检中心了，他都把大的居委会挑走了，就剩下小的居委会，没地检查了，最后说，就让我们给查吧，去年，我们才查了 400 多人，计生主要是查长效孕情的，不包括两癌。

访谈者：他们是查孕情，但是他们把两癌也纳入他们的检查内容了，他们的表也很多。

妇保科医生：今年咱们这边还可以，我们一边检查，一边做宣教，刚开始来筛查的人不多，后来越来越多，在这边查的人也都挺好组织的，还不错。

访谈者：今天的访谈到此结束，谢谢各位，以后如果有什么问题，可以直接向我们咨询、反馈。

服务人员小组访谈记录

某区

日　　期：2011 年 12 月 21 日	地　　点：某妇幼
访 谈 者：×××	记 录 人：×××
开始时间：8：30	结束时间：9：30

参加人员：外科医生、病理科医生、检验科医生、超声科医生、妇科医生、放射科医生

外科医生（外科手诊）：受检者基本能做到配合检查，按照医院安排每天查 30 例左右，由体检中心负责组织，外科共 4 人参与两癌筛查，轮流参

与筛查，每周轮到一次，其他时间还要兼顾门诊工作。

妇科医生（阴道镜）：按这次两癌筛查的规定，宫颈及细胞学结果异常的转诊做阴道镜，但是存在一个问题，就是阴道镜和活检是免费的，但是阴道镜术前相关检查的费用并没有列入免费范畴，面临给每个病人的解释工作，另外阴道镜检查不需要挂号，不能预约，来这检查面临着等候时间长，因为要先接诊挂号的患者，部分受检者有情绪，建议实行挂号激活，但不收费形式，这样便于工作协调，也能使转诊过来的受检者受到更好的服务。关于筛查医疗机构填写宫颈转诊单的问题，建议筛查机构填写的时候写"建议阴道镜检查"不要写"建议阴道镜活检"，这样会对病人造成干扰，认为只要做了阴道镜就必须取活检，不是所有病变都需要取活检，你不给她取活检她就认为是偷工减料，应付差事。

妇科医生（乳腺临床）：我不是乳腺临床专业大夫，今年两癌筛查才临危受命，虽然参与了市里及区里的培训，但此项工作不是一朝一夕就能做很好的，技术上不成熟，心理不够自信，怕漏掉高危病人担责任，有时候受检者来的多，查得就比较仓促，不能保证质量。另外我认为社区在组织受检者哪个时间段来筛查的问题上与老百姓的沟通存在问题。

超声科医生：2009 年也参与了两癌筛查，目前集中的主要问题是随访问题，患者能跟你耐心的说话已经很不错了，你还问他诸多病情方面的具体情况，因为追访时间是白天工作日上班时间，很多人会以当时不方便、正在忙、正在外面等诸多理由拒绝详细回答，另外患者对医学名词不了解，即使有的愿意配合回答问题，对病理结果也表达不清楚。

放射科医生：工作中主要的问题是转诊患者的申请单填写不清晰，字体模糊难以辨别，尤其"左""右"两个字，很像，字迹潦草就无法辨认了。另外钼靶照相后筛查单位定期来拿结果，各种原因有时会导致受检者拿到结果的周期相对较长，经常跑到诊断机构要结果，就要给她查找、解释，影响了日常工作。

病理科医生：我是××医院的病理大夫，区里的细胞学片子我质控了一部分，根据筛查要求刮片用 TBS 进行诊断报告，绝大部分临床取材的片子质量太差，片子涂片厚很容易漏诊。希望阅片医师在遇到阳性片时应注意标记异常细胞，以便于质控。根据质控区里的片子，区里阅片人员水平参差不齐，普遍报的较高可能是怕漏诊，导致假阳性高，级别差异大。两癌筛查项目意义很大，但做的不到位，需要完善的还很多，总的感觉很乱。

病理科医生：质控抽片问题，给工作造成不便。

检验科医生：用于生殖道感染的费用少，按照要求要进行手工染色镜下看，现在都试剂盒了年轻人都不会看显微镜，人员少，工作量太大，难免质量差。

访某区卫生局××录音整理稿

访谈时间：2011 年 12 月 20 日

访谈地点：某区某医院

访谈对象：×××

访 谈 者：×××

记 录 人：×××

访谈录音整理

北京市两癌筛查从今年开始形成两年一个周期的长效筛查机制，同时，院长在科委申请了一个相关的课题，我们想借此机会，跟您聊聊全区在管理层面、技术流程等层面的经验，两癌筛查现在在很多方面还存在着问题，希望通过一系列的访谈，能更好地完善今后的两癌筛查工作。

访谈者：项目开展以来，咱区政府出台了哪些政策、举措或方案来保障和促进项目的开展？

访谈对象：有方案，都是多部门联合出台并实施的方案，当时，由市里和我们区里的几个相关部门联合，如只要市财政下文，经过市财政和区财政的沟通，经费到位肯定没问题。今年又加了妇联这一部门，但说实话，我们加了妇联，却经常遇到一些街道的问题，其实街道以前配合得相当好，筛查人数能不能上来，主要是看街道能不能宣传到位，加了妇联以后，街道负责部门有些推诿，为什么呢？因为妇联和文卫是由两个科室管，我们在报街道主管领导和各部门联络员的时候，我们由各领导成立筛查小组，由个联络员进行培训，他们提出了问题：联络员到底放在哪个科？放在妇联还是文卫科呢？其实放在哪里都没关系，因为街道会内部进行调整，后来我们就指出：妇联只负责宣传，这样职责就很明确了，我们现在还是倾向文卫科，因为这样能够延续下来。

访谈者：文卫是由谁来管呢？以后，我们发文件的时候，能不能拉上文卫呢？

访谈对象：文卫属于街道，他实际上就是街道里的两个科室。

访谈者：关于妇联这块，不光是您这儿反应，其他区县也反映过，例如：石景山出现的问题就很明显，妇联和街道就相互推诿，你不是说妇联吗，那我就找管街道妇联的人。

访谈对象：对，这也是，不是整体，很明显，因为我们在发方案的时候，我们首先要找领导小组和联络员，通知一下去，马上就街道反映：我们是报哪个科呢？上边能否给我们一个明确的指示？我们只是说：这个还需要街道自己协调，具体放在哪个科，我们卫生局定不了。

访谈者：那咱们区县与妇联配合的怎么样呢？牵头的主要是负责各个方面的工作，底下部门进行辅助，今年妇联起着宣传的作用，但是，他们可能还没完全意识到，等于还是咱自己在做宣传这方面的事。

访谈对象：今年，您应该知道，各部门联合的话，应该有一个牵头的，我们开了一个阶段性的总结会，后来，妇联有事，他们的联络员来了，至于宣传什么的，咱们这边的资料都已经下发下去了，他们那边做什么没跟我们联系。

访谈者：据您所知，他们那边有没有发什么宣传材料之类的东西？因为市里面的妇联说他们没有这部分的经费，为这事，我们上次还特别找过他们，因为不管是国家还是咱北京的文件里面都明确指出：妇联是负责宣传的。他们说，我们可以印好东西，他们帮我们发，但是，文件上明确说明，妇联做宣教，宣教的钱不给我们。

访谈对象：没有，这部分还需要进一步调整，到了街道涉及两个科室，就可能有些推诿，文卫那边可能认为由妇联负责，妇联那边的资金没有下来，他们也不去做，而且从大环境来说，我觉得2009年面铺的很大，但是，今年没有什么动静。

访谈者：我们本来今年跟卫生局申请全市宣传，但现在开展不了，现在还有几个区县没有开展，到时候一旦全市开展宣传，没开展的地区的人们会说，我们这儿为什么不开呢，这些都是问题，我估计明年会好一些，毕竟两癌筛查纳入到重大公共卫生项目了，他们每个月都要上报相应的报表。

访谈对象：今年的文件下来了，但是没有纳入到重大公共卫生项目。

访谈者：今年没有纳入，但是今年按照农村的六个地区上报的，并没有要求全市都要报，告示要是全市都要报的话，实际上，上边会督促的比较紧，因为上边会要求基层每个月都得报一次数据，明年至少……具体的我也不太清楚，方案里面说两年一个周期，现在已经一年了，明年要是一点不动的话，还是有点问题。

访谈对象：我们这一年基本上就结束了。

访谈者：我们也是从四月份一开始就发这个文，卫生局说要宣传，你就现拉出单子，在多少个地方可以开展两癌筛查项目，确实，我们应该把实际的东西告诉老百姓，结果我们一拉单子，发现好多地方都是待定，后来领导就说：你这么多待定，你让我往哪儿发这个东西呢，确实还存在一些问题。

访谈对象：而且我看咱们还专门做了一个两癌筛查的网，是吧？

访谈者：您说的是一个信息平台网站，是吗？

访谈对象：有个网站上面有两癌筛查的流程，各区县的筛查医院，我今天还特意看了一下，没有更新，应该还是以前的。

访谈者：对，这些网站也都是以前的，因为我们跟卫生局商量，他说，现在都是各区县在组织筛查，而且有一些区县都是针对试点开展，也没有全部城区都开展，咱区都开展了，像大兴一年全做完了，明年就不做了，所以明年宣传，对他来说也有问题，全市各区县开展两癌筛查不同步，像海淀、朝阳这两个大区今年都没开，你说咱一宣传，他们那边没开展，也不好说，2009～2010 年他们筛查的人数是最多的，因为他们的人口多。如果大部分老百姓都知道两癌筛查，进行宣传比较一旦大规模宣传，反正比较麻烦。

访谈对象：能不能弄一个统一的时间段，我们现在也有问题，假设我们这轮结束了，后面还有人来，我们现在就想能否把两癌筛查长久的设在一个单位，以后筛查的人群都到他那边去。

访谈者：其实我们当初的想法是：打破城区的界限，老百姓想到哪里查，就到哪里查，可是现在涉及一个经费的问题，例如：你这边的人都到朝阳查，朝阳的负担就会太重了，再就是可能朝阳给钱多，它可能查液基细胞学，这样朝阳就不干了，现在两癌筛查的费用管得很严，他们要拿户口本建卡，刚开始，市财政说，拿出一部分用于重大公共卫生项目，专款专用，不用分税制，分税制是国家制度，以后会要慢慢完善的。咱区里除了以上提的方案和与各部门配合，还有单独的制度、措施吗？

访谈对象：这个没有，2009 年东城 4 家筛查机构每家配了一台 B 超机子，今年新增加一家机构配了 B 超机子。

访谈者：咱区两癌筛查已经开展了 3 年了，包括崇文、东城，您觉得开展过程中取得的成绩、获得的经验有哪些？

访谈对象：多部门协作，不管北片还是南片，开展得比较畅通，因为2009 年在南片开展筛查，首先是召开协调会，财政局和各个部门的领导都到了，把这件事情布置下去，而且 2009 年是第一年，两片各选一个试点，一个是医院、另一个是街道，街道相当得配合，他们把筛查人群组织好，运行了一段时间以后，我们又开了一个会，全区启动，全区启动之后，筛查机构和街道把它们筛查过程中总结的经验、遇到的问题在会上向大家做了经验交流，这样为后面的顺利开展打下了基础，今年开展比较顺利，南片开展的都是以前没有开展的，北片只是"总政"开展了，是今年新增加的，但是前期已经都帮他们做好准备工作了，他们开展的时候，我们到现场去看，帮他们重新调整适合他们的筛查流程，都没问题，所以很顺畅，我觉得关键工作在街道这块，把人员宣传动员、组织上来以后，进行筛查，后期的再把筛查结果反馈回去，只要这块弄顺了，我觉得整个筛查工作会开展得比较好。

还有，就是筛查技术这一块，市级培训相当重视，然后，各医院反馈回来，都是比较好，因为他们的检查技术水平都有一定的提高，我们区级也很重视培训，主要是管理、流程的培训，再就是，发挥筛查专家组的作用，因为东城三级医院比较多，专家也是我们的人才，一些质控主要靠这些专家来把关，因为两癌筛查是好事，但假如漏诊一例，好事就可能做成坏事了，所以筛查质量特别重要，同时专家组成员的质量也很重要，今年的筛查质量质控我没去，但是反馈回来的结果还是不错的。专家质控做得很到位，细胞学方面反馈回来后，确实相当不错，他们不仅把细胞学的片子帮我们看了，还针对二级医院出现的问题提出解决策略，这种互动很不错，对二级医院的工作质量的提高有很大的帮助。现在我们比较担心的是：一些二级医院的细胞学片子因为质量不到位、人手不够等，拿到公司里阅片，这种公司的质量很让我担心，我从2009年就很担心，所以，在质控的时候，公司的片子抽的就比较多，北片我不知道怎么样，南片当时确实有一例漏诊，后来，我说，公司的一定要严把关，但是公司的人员也是进行严格培训的，所以，公司这块能不能由市级来进一步把关。

访谈者：公司这一块，我们也一直在做，在质控过程中，我们抽的公司的片子相对来说比较多，总的来看，在今年的几个月里，我们大约抽了10 000张片子，其实，公司在制片、流程的管理、按照我们的要求来整理片子方面都比我们医院做得好，只要我们一说，有一个流程要严格执行我们的标准，他们就会严格按照我们的要求去做，做得也很到位，但是这些公司水平也参差不齐，他们报的时候可能是哪个空总的专家，这个专家也确实参加我们组织的考试了，而且也确实考试通过了，但这片子真的是这位专家看的吗？这么多片子，一天能看那么多吗？名字都签上了，但是到底是不是他看的，还值得怀疑。

访谈对象：他们给我看了一下他们的反馈结果，这个可能就比较专业了，我还弄不太清楚，你看迪安公司假阳性两张，假阳性的没关心，但是万一出现一例漏诊，就很不好，我觉得，上级可以指定公司。

访谈者：我们市级是没法制定的，因为不是我们用，原来和平里医院也提出来，能不能市里统一招标，一个是资金方面的问题，另一个并不是我们市里用，如果我们用，我们可以统一招标，根本不是我们拨款，区县也会有意见，现在大部分区县如果想与公司合作，他们大部分通过公司招标的形式，不是我们市里制定。有全区统一管理的，也有区里放权了，各医院自己去招标，实际上各医院有自己的关系，有时候限制多了也会出问题，因为没有多少钱，总共20块钱，公司总得赚点，价钱如果限定的太多了，难免会有问题。

访谈对象：您要是说，指定公司很困难，那在考核方面，可以对全市的公司进行考核，如果觉得哪家公司比较好，您可以向全市推荐。

访谈者：这个没问题，实际上我们也在做这个，每家公司有多少人参加考核，考核的成绩怎么样，我们都会在内部网上进行公布的，您可以自己去下载，例如这家公司说他有多少人参加细胞学审阅，通过我们考核的只有5个人，这些方面起码您可以了解了。另外，质控结果从上次例会后，我们把各家公司、医院的细胞学片子阅片情况，如假阴性有多少，假阳性有多少，漏诊多少，其中有没有漏癌的，我们打算通报，这样，您也可以做比较，但是，我也没法告诉您排序情况，其实我也希望能够排名，但是每个地方抽样的片子不完全一样，虽然是随机抽样，但是当时各区县上报的片子数目等不一样，我们也想提高细胞学阅片水平，实际上，这是非常关键的，因为从全市来看，阅片水平实际上不高，按照国际上阳性检出率5%~7%，咱们的检出率只在2%，第一步就漏了很多，现在质控发现，要不是漏诊，要不就是瞎诊断，要不就是片子质量根本没法看。

访谈对象：很多医院说这个诊断已经过时了。

访谈者：不是过时了，实际上，美国现在依然用传统巴氏方法进行筛检，它是用 TBS 诊断，这一诊断是 2001 年新修订的诊断，是国际通用的一个惯例，我们不再用以前的五级，TBS 诊断和液基细胞学的诊断方法是完全一样的，液基细胞学是把血、黏液处理掉了，细胞涮在液基的小瓶里了，技术本身没有问题，而是，我们本身掌握技术的人的问题，大家都不愿意看了，一是因为巴氏掌握起来比较难，涂那么一张片子，脏乎乎的，谁都不愿意看，而且还得染色，再者现在液基用机器查看，省时又省力，但是，澳大利亚等发达国家也没有完全淘汰巴氏，筛查要考虑成本，还要考虑检出率。虽然技术本身也会漏诊，但是你也不能保证液基不漏诊，可能相对来说，液基可能漏诊的少一些，但是目前的情况，我们还没有达到那个水平，您说每个人都能拿 150 块钱吗？不是所有的说是液基，就是液基，咱平常所说的 TCT，实际上是美国新柏氏公司研发的，例如协和、北医都用新柏氏，确实质量是有保证的，但是咱现在好多公司也说是液基，但是国产液基，质量并不好，我们 2009 年也做过比较，国产液基检出率一点也没有比传统巴氏高，两者没有任何差异，巴氏做了 30 多万，液基也差不多，数量上没有多少差异，但是最后的检出率：巴氏 2.5%，液基是 2.6%，两者相比没有多大差异。但是顺义、朝阳等都用的液基，当时，是因为没有人给他们看片子，他们才选择了液基。

　　访谈对象：问题就在这儿，如果两癌筛查以后成为一项长效筛查机制的话，筛查机构可能对公司的依赖性越来越大，大部分的医院可能自己都不做了。

　　访谈者：其实，这样也未必是一件坏事，借助这个，有些公司成长起来，对其进行规范，使其良性发展，实际上，我们当初和邓局说的时候，邓局的意思是：能不能各区县或者是几个区县成立一个细胞学涂片阅片中心，这个花费的费用太多，而且细胞学阅片人才培养不是一年两年能培养出来的。医院的细胞学专家还真是专家，说你这个不行，就真的不行，实话实说，我找阅片人也很困难，你怎么找权威，这些公司真的不好打交道，你说我的这个不行，我还找我相关的专家看呢，很多事情做起来真的是挺困难的。几次培训时，公司的人也来参加，我说他们可以利用这个机遇，这么多的片子送给你，你都不能把自己的人员培养起来，还赚什么钱啊？

　　访谈对象：所以我们筛查机构也可以与他们好好合作，现在完全是一个规范的问题。

　　访谈者：其实现在细胞学涂片铺的面太广了，有些一级医院没有必要看涂片，因为他们平时不看，而且可能没有相应的看片人员。

　　访谈对象：有些二级医院也这样，因为他们就有一个人，还有其他的工作要做，能保证质量吗？有时候，我们也说让他们送出去。但是关键是送哪个公司，我们区是放在医院进行，没有对公司进行统一招标。

　　访谈者：他们现在有 6 家，水平差不多，都是国产公司，今年只有怀柔是新柏氏，就是美国进口的 TCT，东西出来还可以，阳性检出率比其他的地方的检出率高 4.5% 左右，但是也存在漏诊，漏一些 ASCUS 什么的，反正还是情有可原的漏诊，不像一些地方检查漏诊癌。

　　访谈对象：我觉得慢慢完善吧，经过竞争、淘汰之后，最后会形成固定的公司。

　　访谈者：今后，筛查机构越来越依赖公司，从明年开始，我们会更加规范公司的行为，可能会增加对他们的培训，但是他们之间也会存在一些竞争，希望这些公司能向良性发展。你觉得培训可能会提高服务人员的技术水平，那对于老百姓，他们有什么样的反应？

访谈对象：对于老百姓，最明显的就是检出癌了，去治疗了，这个效益很明显，是直接能看出来的。今年，我们区第一家、第一批就筛查出了癌，周围的百姓马上就跟着来参与筛查了，百姓身边要是检出一例癌，这无形之中就是一种宣传了，周围的百姓参与筛查的积极性就比较高了。

访谈者：您再说一下您在开展筛查过程中遇到的一些问题。

访谈对象：对于百姓的一些情况，2009 年开展筛查，2011 年加上诊断了，之后就是对治疗的经费的补贴了，筛查的目的毕竟就是为了治疗，查出了问题，要是不治疗的话就没有什么意义。让政府全部补贴治疗费用也不现实，我觉得能不能单独走医保或者单独走基金，为那些贫困的人成立一个基金，原来我在南片那部分碰到过，有的人检出来癌，让他去诊断，她不去，因为她没钱，今年解决诊断的费用了，之后就是治疗，治疗她也没有钱，连诊断都没钱，就别说治疗了。

访谈者：城里的这些人既使没有工作，也有保险吧，大部分的人应该都有基本医疗保险或者新农合等保险。

访谈对象：有医保，但是这种癌症的治疗，不仅要手术，还要化疗、放疗等进一步治疗，这是一个长期的过程，需要经费补充治疗，如果低保的话，没有工作，我拿这些钱用于治疗，还不如不治疗。

访谈者：我们曾经跟妇联讨论过这事，妇联找了些什么公司，例如发现一例癌患者，公司就给她补助几千块钱，作用并不大。这方面，我们也作为一个建议，跟卫生局提过，能否成立一个合理的基金，来救助那些特别贫困的人，她们没有这样那样的保险，就让找民政局。老西城曾经有个展览路社区，他们发现两例癌症患者，他们的社区找到他们的民政部门，跟民政谈，我们这两位患者特别贫困，她们什么钱都没有，要么就是等死，民政局说，你们应该早点跟我们说啊，他们不但救助了这两例患者，还帮着孩子上学，帮着家里的母亲找到了工作，后来，他们还开了一个饭馆，他们救助得特别好，就等于没有因为癌症变得贫困，还因此致富了，后来，这两例患者说，两癌筛查您不用通知我，我主动给您做宣传，而且她还主动说，我现在已经不用低保了，我现在可以救助别人了。

访谈对象：民政这块把关也有自己的政策，有可能是西城社区去找了，正好赶上这事了。我觉得这事应该由卫生部门来处理，还有，咱们的两癌筛查能不能提高到政府层面上，由卫生局去牵头，区财政还好说，市财政下文了，机构这块我们去协调的话，是一种帮忙和配合，而不是必须去完成。例如今年，参与筛查的人数明显少了，让街道统计，继续宣传、动员，上来的数，还不如去年的一半呢。后来，我们专门开了一个阶段总结会，希望人数再增加一些，人数这么少，没法解释。人数达不到，原因到底在哪里，一个可能是宣传不够，再一个是街道有些推诿，没有广泛去宣传；所以我觉得让卫生部门去领头，只是让大家来帮忙完成这件工作，这是我们的工作，如果提升到政府上，那意义就不一样了。提升到政府层面，各部门就动员起来了。

访谈者：您所谓的政府层面是指我们下文或下发方案的时候以市政府的名义来发文吗？

访谈对象：例如下发文件的时候，把宣传纳入到街道的工作之中，街道就会尽力去广泛动员群众，我让街道去宣传，街道会说是这是文卫的活，我不可能去协调街道和妇联，这是妇联的工作，应该由妇联来协调，所以弄得我们这儿也很矛盾。

访谈者：最后，您再对两癌筛查做一个总体评价吧。

访谈对象：我觉得两癌筛查是一件好事，利国利民，从整个筛查人群来说，大家也对两癌筛查比较认可，当然了，两癌筛查还有很多地方需要进一步完善。两癌筛查的精神与健康北京人的精神相符合，两年一次，让两癌筛查成为一个长效机制，希望市里重新发一个方案文件。

访谈者：如果不改的话，卫生局没有再下方案的意思，如果国家或者政府的政策不改的话，除非我们改了，把年龄段扩大了。

访谈对象：我也在想，之前参与筛查的人数很少，是不是也与筛查年龄有关。现在定的年龄段一个是退休的人群，再一个就是没有体检能力的人群，其他的单位职工并没有包含在里面。

访谈者：今年10月份，我们也与卫生部联系，他们也想能不能把职工的体检纳入到我们的两癌筛查之中，但是，咱们文件里写了一条，如果参加了职工体检就不要再参加两癌筛查了，这是市财政专门加上了一条，要不然市里、区里财政的压力是很大的，但是上边的意思是说，如果单位的效益不好的，能不能也参与两癌筛查，就有点暗箱操作似的，你商量好了，你可以去做检查但文件上是不能写的，但是，我们想逐渐把他们的体检纳入到咱们的两癌筛查之中，至少不管是谁出的费用，我来规范他们的体检，反正还有很大的难度。

访谈对象：如果两癌筛查成为一种长效机制的话，对于街道这块，必须从政府下文，为什么我们今年才想到把它集中呢，因为今年开起动会的时候，对于街道来说，相当于街道另外加了一项工作。

访谈者：您觉得以后可以这样吗？例如，我把东城妇幼保健院长期的定为两癌筛查的筛查点，我们这片区定一个，那片区定一个，以后就专门定为两癌筛查单位，你觉得这样有可能吗？

访谈对象：有可能，但是，我觉得一个区定一个筛查点较少，从现在筛查的人数来看，这片筛查了6000多人，那片也得4000多人，如果持续让他们开展的话，妇幼保健院还好说，如果再定其他的医院的话，他们还有其他的日常工作。现在两癌筛查一部分放在妇幼保健院，一部分放在体检中心的，只要有体检中心就好说。

访谈者：或者说，每年的3~6月期间就是一个筛查周期，在这期间，所有的医疗机构都开展筛查，为了保证这期间还有部分人因为这样那样的原因没有参与筛查的人，在期间结束后还能参与检查，再固定1~2家筛查机构延长开展时间。现在两癌筛查划片，例如，和平里医院就筛查本区域里的人群，不承担其他的人群。海淀今年在区里不再划片，老百姓自由选择，我户口在海淀，我可以选择北医三院，也可以选择海淀妇幼保健院，政府公布30家筛查机构，老百姓自己选择。今年海淀刚开始液基细胞学筛查，招标的好像是迪安公司。

访谈对象：这个对于我们来说没有问题，但是关键工作还是在街道，因为由街道发三联卡，这相当于街道的一项额外工作，我们当时把筛查时间集中起来的主要原因也是这个，筛查时间集中，街道忙完之后就不再做这项工作，因为这对他们来说是一项额外的工作，现在我们也给街道按照每个人多少钱的经费下拨给他们。

访谈者：以后发展起来，我们能不能省略街道这一环节呢？

访谈对象：对，我也这样想。

访谈者：我们也没说非得登记，现在咱已经开展筛查两年了，这个地方到底能筛多少人，我们是知道的，原来是因为不知道，现在我们也不用了，百姓签了知情同意，就到筛查单位检查就可以了，没有必要再登记、统计了。

访谈对象：街道只负责宣传动员就可以了，这就没问题了，宣传动员对他们开说是好做的，不像发三联卡，街道还得登记，很麻烦。

访谈者：以后登记等工作都在筛查机构进行，预约多了，检查不完，她们来了，就只能预约到明天后天，其实街道现在的工作也挺多的。

访谈对象：所以工作派给他们，她们也会压在那里，只是政府行为，不是我们卫生系统的，做起来还是没问题，以后形成长效机制，街道这一块可以省略，但是前提要有一个大家都了解两癌筛查的大环境，大环境形成了，工作就好做多了。

访谈者：谢谢，今天的访谈到此结束。

访某区妇幼保健院院长录音整理稿

访谈时间：2011 年 12 月 21 日
访谈地点：某区妇幼保健院（南）院长室
访谈对象：×××
访 谈 者：×××
记 录 人：×××

访谈录音整理

北京市两癌筛查从 2008 年开始试点，2009 年全市推开，2011 年两癌筛查成为两年一个周期的长效机制，同时，我们承担了北京市科委的一个课题项目，主要是对两癌筛查进行评价，也可以借鉴一下各区县组织管理、流程方面的经验，针对两癌筛查遇到的一些问题，提出相应的建议与意见，为以后的两癌筛查提供很好的借鉴与建议。

访谈者：项目开展以来，咱单位除了区里的筛查方案，还有其他一些筛查措施吗？

访谈对象：没有，区里都是针对自己区域，按照上边的文件精神，拟定区里的一个计划，我们都是按照区里的计划组织实施的，没有其他的。

访谈者：方案里边对于各部门的合作等内容都有明确的规定，是吗？

访谈对象：都有明确的规定。

访谈者：北京市的方案是咱们和财政、妇联等部门一起制定的，除了以上这些部门，还有其他部门的一些合作吗？

访谈对象：没有，我们区里是按照上边的红头文件实施，也是与这些部门联合完成筛查工作的。

访谈者：在两癌筛查过程中，您觉得收益比较大的、值得大家借鉴的一些经验有哪些？取得了哪些成绩？

访谈对象：先说成绩吧，从政府角度，因为乳腺癌和宫颈癌的发病率比较高，所以政府出台这项筛查项目，早筛查、早治疗是降低两癌发病率的一个很好的办法，真正受益的还是那些街道中没有工作的，家庭收入比较低的女性，从我们区里来看，筛查积极性最高的是我们妇幼保健院，其他的都不太感兴趣，包括两家大医院，对他们来说政府职能是我们妇幼的职能，首先从妇产医院这个概念来说，其次，从效益方面来说，大医院也不感兴趣，毕竟咱打折打得狠，他们就更不感兴趣。我为什么这么重视这项工作呢？首先，从我们医院的职能方面考虑；其次，从经济方面考虑，我也比较重视；所以在两轮筛查中，我们医院筛查人数是最多的。两癌筛查开展以来，从我这块，就狠抓医院的各个部门，之后具体到科里，这次筛查，我们医院从周一到周五下午全部开展筛查，现在我们阶段性总结与区里总结已经完成，在我们区里，南片加北片所有筛查机构中，我们医院筛查人数最多。

今年筛查，我自己感觉不如 2008 年，2008 年我们南片加北片共筛查了一万多人，好像当时的筛查率大于 17%，和全市比起来，还可以，但是，今年两癌筛查开展以来，结果发现不如去年，一开始街道组织得不好，来筛查的人很少，后来，我们又跟街道开会协商，之后，来的人就多了。从下边来说，参加筛查的人数比较少，我就组织我们医院的大夫下社区讲课，我们准备南片按街道进行宣教，我们妇产科大夫去街道讲两癌筛查的意义、咨询指导等，已经开展了 3 个街道，现在正在做，效果还行，目的就是扩大宣传力度，可以说，两癌筛查是一件利国利民的好事，但是，现在没有达到政府的要求，也没有达到我们医务工作者想要达到的目的。

访谈者：您觉得医务人员的能力方面有所改变吗？

访谈对象：医务人员的能力是肯定有提高的。首先在乳腺超声方面，医务人员的技术水平有很大的提高，因为他们不停地检查，哪个医院也不如这个量大啊，医务人员医疗技术真是明显提高，乳腺检查已经成为我们医院的一个强项，我们医院里的工作人员都跑过来检查。在宫颈涂片方面，因为我们与协和洛奇合作，所以在这方面，我们没有多少体会。今年，乳腺触诊放在妇科了，实际上，咱们妇幼保健院应该包括乳腺科，以前机构都没有，虽然现在由妇科大夫来诊断，但是已经有很大的提高了。我们有超声、钼靶、手诊，这对我们医院乳腺门诊量有很大的提高。我们也是借着两癌筛查的机会，买了一台钼靶机子，我当初就考虑到妇女病普查、两癌筛查，所以，下定决心买了一台钼靶机子，这次也通过了专家审核，这样对我们医院技术有一个很大的提高。钼靶机子升级需要 8 万元，我们一狠心，对机子进行了软件升级，所以就通过了审核，这样我们医院以后就可以承担高危病人的转诊了，我们也把负责钼靶的大夫送出去学习半年，3 个月在中科院肿瘤医院，3 个月在海淀妇幼保健院学习乳腺钼靶，所以，两癌筛查给我们提供了一个很好的机会。阴道镜方面，我院一直处于弱势，第一次验收没通过，我们派了一个大夫去北医三院学习了一个月，虽然验收没有通过，但是老师也表扬说，我们医院这位大夫水平有很大的提高。这次审核不通过的原因，我感觉应该是：我院做阴道镜的病人比较少，医生得到锻炼的机会少；再一个是我院的阴道镜是老式的，软件没有升级，之前，她没有跟我说这件事，放射科80 000我都投入了，还在乎这点小投资，专家说上次就提出这个问题，这次还没改，因为以前他们确实没有重视这方面，通过这次考核，他们工作流程得到规范了，知道阴道镜检查的意义、目的、什么样的病人应该做。后来，专家也说，你们一年能有多少人做阴道镜，我们一算：全区的人都来我们医院做阴道镜，也达不到专家的要求。

访谈者：但我们可以再积累些病人，明年还接着筛查呢。

访谈对象：通过两癌筛查，对提升我们医院技术水平有很大的帮助。

访谈者：其实可以利用这个机会，把咱们医院变为区域里的宫颈病变中心、乳腺筛查中心。

访谈对象：所以一会儿，我也跟小孔交流一下，他们也有这种想法，你们的目的是通过这次调研，使下一步方案、流程等做得更好、更完善，一会儿说存在的问题，以及如何做。

访谈者：咱们区里跟其他部门的合作怎么样？是不是由妇幼牵头做这件事？

访谈对象：现在我们妇幼牵头做这件事情，其他的机构都不感兴趣，我们依据卫生局发的红头文件，我们把政策往下压，但是具体的都得我们去解决。

访谈者：经费投入呢？

访谈对象：我们区还行，其实我也挺着急的，第一年就给了，没花完，今年又给了，钱都给了，花不掉也着急。街道也是个事，前两天，我一看病人这么少，就赶快组织人员去街道讲课，做宣教，三个半天还好一些，但讲完后，根本达不到咱们想的目的。你想街道有那么多工作，宣传力度肯定不行，反正我在家里没有接到过街道的入户宣传，你在家里接到过吗？

访谈者：没有。

访谈对象：我们区里所有人员包括我自己，根本就不知道我们街道在做这件事情，所以社区的百姓根本不了解两癌筛查，我现在感觉，千头万绪都在街道那儿，太杂了，一个人要干很多事情，他们不可能把他的事情像咱们似的专注办理，不可能的。

访谈者：对。

访谈对象：所以说没达到政府的目的，也没想达到咱们想要的目的。

访谈者：从市级宣传来说，我们也想从市级层面做统一宣传，但是现在也没法宣传，因为有些区县还没开展，你说咱们怎么宣传啊？

访谈对象：就直接说哪个区开了，哪个区没开展。

访谈者：对啊，我们当时是建议了啊，但是朝阳、海淀都没开，都是人口数比较大的区，2009 年全市都开了，但是今年他们两个区还没开，海淀用液基，朝阳也用液基，按照每个人 50 元的标准，它们确实说别招标啊之类的，其实这两个区都有钱。

访谈对象：所以宣传的方式下步一定要改，一个很重要的问题就是：社区没有组织好，那些没有工作、低收入的人群很愿意参加我们的筛查。他们有一个想法，我感觉特别好，就跟婚检一样，常年设在我们单位，别弄那么多机构，一是有的单位不给你好好干；二是不重视，也没人去组织，就像婚检那样，老百姓也提了，你干脆就发我一个卡，我想什么时候去就什么时候去，将两癌筛查常年设在这里，老百姓来了就可以做，这个方法不错，有单位的都是单位体检。下一步要两头抓，一手抓单位，一手抓街道。

访谈者：我觉得您这建议特别好，我们今年已经和理工部联合了，她们管的技术方面很规范，但在他们单位，职工体检的时候，各种体检单位没人管，到底有哪些项目，哪些该查，哪些不该查，并不是很清楚。

访谈对象：其实以前有个理工科，一直很好，现在都没了，其实你就把这些工作两头抓，就完了。其实现在，街道查不上，单位自己花钱做体检，然后有的却和我们重在一块儿。所以就弄得特别不规范，你应该两头抓。

访谈者：估计现在单位体检没法免费，在两癌筛查方案中北京财政明确写了一句：用人单位承担职工定期体检费用，它的意思是财政可以减轻负担，职工体检应该由各单位自己出，不管是谁承担费用，到时候，咱把职工体检规范起来，纳入两癌筛查管理范围内，拿到职工体检的那些数据。

访谈对象：先把目的达到，先把病人筛查了，免得现在是脱节的。

访谈者：咱可以向他们推荐体检机构，例如，崇文区确定 3 家定点筛查医疗机构，他们也可以选这三家机构，都纳入统一管理。

访谈对象：现在最关键的是职工体检被私人体检中心垄断了，这是最大的问题。

访谈者：如果这些私人体检中心是按照我们的筛查规范检查也行，但是他们不是，他们是为了挣钱。

访谈对象：而且咱现在统一的范围内根本不包括私人体检中心，他们不可能什么都查，所以数据就难收集上来，而且现在这些体检中心很厉害，他们体检的都是各机关职工，他们很聪明，他们搞营销的很多都是我们卫生局退休的领导，现在几乎所有的政府单位都被体检中心拉走了。而且北京市经过验收以后还拿证了，像我们这样的医疗机构反倒没有他们那样的证书。

访谈者： 因为您单位不是综合体检。

访谈对象： 从质量、水平等方面看，我们比他们规范多了，但是我们没有北京市统一体检中心的证，好多单位还就不认，包括一些职业性的体检，也需要拿证。干事总会有利有弊，所以这里面存在一个大的问题，我就想为什么我们筛查率会这么低？

访谈者： 关键是：最后，筛查率低，拿不到台面上，政府说：给你投入这么多钱，筛查率才这么点。

访谈对象： 而且财政给的钱规定得还特别死，他完全按预算做，预算什么就得干什么。比如，我们筛查费用这么多钱，我们钼钯花了8万，我跟财政说：索性给我扣在筛查费用里面，不行，因为预算不包括这一项，不给。筛查费用还剩着，没花完，急得要命，另一边就没钱。

访谈者： 两癌筛查是两年一个周期，能不能滚动到明年。

访谈对象： 政府财政怎么也不包括仪器设备的投入。

访谈者： 那您下次能不能单申请一个，比如：B超或阴道镜需要升级。

访谈对象： 我今年投完了，我明年怎么弄呢？

访谈者： 在咱们这一片，假如指定咱们妇幼保健院作为整个全区的筛查医疗机构，你觉得能完成任务吗？

访谈对象： 没问题，两年绝对能完成，按照现在每年筛查一万多人的话，绝对没问题，我可以把两癌筛查工作作为重点，因为我们医院比较专科，没有其他病人，我可以把精力全投在这儿，这样还锻炼了一支队伍，也好培训，在病理方面，我完全可以自己想办法，培养一批人。

访谈者： 咱单位的大夫细胞学考了好几次了，您完全可以培养一些新人，现在不也要求病理的人看片子吗，您可以招聘一点病理专业人员。

访谈对象： 老是过不去，要是两癌筛查的所有工作都在我单位开展，我肯定会下工夫的。

访谈者： 如果最后，您单位片子太多，您也可以把片子拿到外面看。

访谈对象： 现在这种情况很正常，像协和洛奇，我们仔细考察过。

访谈者： 相对来说，他还比较正规一些，北京市共有6家国产企业。

访谈对象： 上次迪安来了，听说好像不如协和洛奇。

访谈者：我们看了一下 2009 年的资料，这几家都差不多，没有特别突出的，好像海淀招标液基细胞学招的就是迪安。迪安在门头沟、通县等都有合作单位，他们的公关能力很强，协和洛奇也有几家合作单位。

访谈对象：其实以前咱们妇女病普查的宫颈刮片不规范，现在咱们从筛查质量、仪器设备进行把关，对医生也进行了大量的培训。现在阳性率还是不高，现在宫颈刮片最不容易漏诊，我也很担心，为什么我毫不犹豫与人合作呢，这里面涉及一份责任的问题，首先，这种筛查方法就不行，容易漏诊，现在我们医院为了提高阳性率，我们医院将刮板变成了刷子，所以这是政府下一步要改进的地方。

访谈者：咱全市的细胞学阳性检出率确实不高。那你们区里能不能变，因为方案里，我们写了，我们就用宫颈细胞学，我们没有提一定要用巴氏。

访谈对象：为什么我们财政能够到位，就是因为你们有一个红头文件，只要上边有财政的红头文件，我们区财政就认。其他部门的红头文件都没多大用。

访谈者：可是国产液基并不比传统巴氏阳性率提高多少，国产液基阳性率是 4.6%，传统巴氏是 4.2%。

访谈对象：这个没有多大区别，那进口的现在有用的吗？

访谈者：进口液基现在怀柔在试用，它的阳性检出率能达到 4.5%，这个肯定有显著性差异，但是，全市都用进口的怎么能行呢，如果全市都用的话，他们供应不过来，价格反而不会这么便宜，现在怀柔试点用它的，但是怀柔选了三个试点，它按 50 元/例，它还答应用相应仪器读片，结果反馈的也很快，我们请专家抽出部分片子检查，发现不错。

访谈对象：这是进口的，还是那两家？

访谈者：对，那两家，主要的还是新柏氏，那一家基本上没有什么占有量，因为国产液基最低 20 块钱，跟传统巴氏差不多，我们抽片子，专家说甩得到处都是，国产液基的片子只是比咱传统巴氏的片子好看一点，不脏乎乎的。在制订方案的时候，我们会请国家最有名的专家进行讨论，反正专家们挺看不上这些国产液基，这些单位实际上也不是很专业的人在看片子，他们也在四处招人，比如，我们市里组织的考试，谁通过了，这些公司就请通过的人来看片子，但是，片子是不是真是这些人看的，我们没法保证，至少这些单位给我们的材料名单是在我们那边考过的，但是，这么多家公司都用这个人，全市有那么多片子，他们哪有那么大的精力全看完呢。

访谈对象：最主要是两年一轮集中在一块，如果真是形成这么一个中心，老百姓就自愿地来筛查，就不存在人员忙不过来，机构也紧张的问题，把刮板改成毛刷，这个能很大的提高阳性率。咱们都当过妇产科大夫，还有一个就是：取材的过程很重要，要是培养一批人专门做这项工作，筛查的质量很快就上来了。

访谈者：咱区参加筛查的人员相对来说，比较少，但是像海淀、朝阳这样的大区，恐怕就会多一些。

访谈对象：一个区的适龄女性有多少人，一个机构一天能承担多少？

访谈者：有专家最初就提议：建立专门用于两癌筛查的中心，在这儿配置好多仪器设备。

访谈对象：比如婚检，好几个人，一天就等着一两个体检的人，闲着没事干，我有这么一群人，有一块地，索性我把活全干了，婚检没人来，我不能浪费一帮人等一两个病人。

访谈者：其实，妇科什么的都差不多。

访谈对象：我原先聘两个人，现在就一个人，真是赔本，我们区虽然率挺高的，是因为人口数少。全市好像就我们医院周六进行婚检，婚检只有周六人多，星期六的门诊量比往常还多。

访谈者：在两癌筛查方面，你再跟我们说说有什么问题和建议？

访谈对象：问题就是宫颈刮板阳性率不高，这是一个大问题，您可以在北京市方案放宽说法，这样各区根据各区制定区域方案最好怎么样，我们区里再去申请，哪种方法去申请。我不知道国产液基到了哪种程度，那么培养队伍也可以，因为国产仪器没多少钱，咱们都可以买，我自己有人，自己就做了，其实那要把它分散开了，它们的质量也就上来了，全北京市都往它那儿去，它也能提高自己，所以说整个流程改一下，这样就可以方便医疗机构，方便病人。

换刷子的问题，这个涉及成本，有的还用刮板。今年分泌物，我没怎么管，我看到文件中 15 元，我还以为就是普通的分泌物，如真菌、滴虫，昨天我才发现有 BV，咱 BV 现在都是试剂盒，这个成本可能会高一点。

访谈者：我不知道您这儿检出率是多少，每个区县不太一样，这是按照卫生部的文件下发的，他们也请了好多专家进行论证，对于 BV 大家意见比较多，觉得它挺费事，为了这事，我们多次召开了专家论证，就想把流程简化，现在查一例，估计需要几分钟，包括当时染色，结果出来，顺义、怀柔 BV 的检出率还挺高的。

访谈对象：在这方面，下次接着培训吧。这个出来就是 BV 阳性，与临床诊断的阴道炎是一样的。

访谈者：对，原来妇女病普查，我们就看白带性状，闻气味。

访谈对象：味是最敏感的，味是临床医生闻的，拿到化验室还能闻到什么呢？

访谈者：我们要求就是临床医生闻的，BV 诊断有 4 条，要求满足它 4 条，可能各个区县检验水平也不太一样，地方做得更好一些，针对这个，进行现场培训，例如，咱们再做检查的时候，我们就组织专家来培训。

访谈对象：宣传我认为不能完全靠街道，现在网络和电视的宣传效果最好，这种效益是最高的，特别你在关键时段，连续播放一段时间，老百姓都知道了。跟街道合作，隔了好几个环节，根本就不起作用。

访谈者：我们打算把所有的筛查医疗机构列一个单子，每个单位承担哪个范围的人群，咨询电话等都做好了，但是卫生局没给挂，卫生局说好多地方都没开展，比较乱，一旦挂出来，大家会打电话问为什么不给他们开展，明年 3 月份左右，海淀和朝阳都开展了，就好弄一些。

访谈对象：各区县情况不一样，我们着急政府拨了钱，我们花不出去，我们也着急，等病人，不来人，再一个，大医院对这点钱不感兴趣。也就我们这小医院觉得这点钱还有用，今年才拨了十几万块钱。

访谈者：您承担都是便宜的部分，钼靶检查 200 元/例，阴道镜检查 160 元/例。

访谈对象：所以，我们这小医院还积极一些，大医院不感兴趣，例如天坛医院查了几天立马撤了，说影响他们正常门诊量。我们现在查的大多数是没有工作的女性，单位职工毕竟由单位管。

访谈者：到时候，咱们把他们的数要过来，我们现在打算把特殊疾病检查（就是新出的女性权益保障法提出对女职工特殊疾病的检查，实际上就指两癌体检）纳入我们的管理中，我们正在写方案。

访谈对象：不能直接做到咱们方案里吗？

访谈者：做不进来，因为方案上有一条：不包括单位职工体检人群，北京市财政怕他们花他们区财政的钱，因为他们是用人单位出钱，但是咱们可以跟他谈，我们向他们推荐我们的两癌筛查机构作为他们的体检机构，我们只是建议。

访谈对象：现在老百姓特别爱看健康大课堂，它的社会效益特别好，咱这么大的一个公共卫生项目，为什么就不在上面设一个这种节目呢？找一些专业人上去讲，电视和网络是最重要的两个宣传工具，年轻人都在网上，年龄稍大一点，特别是贫困无工作的在家天天看电视，使两癌筛查像婚检似的，在定点筛查机构专门设立专门作此工作的医务人员。

访谈者：如果两癌筛查想发展为长效机制，就必须完善筛查流程。

访谈对象：没有必要两年轰轰烈烈一次，目的是两年筛查一次，主要是让人们两年来筛查一次，没有必要每一次都轰轰烈烈的。

访谈者：你看你那边还有什么问题吗？

访谈对象：现在两癌经费拨下来以后，不让用，我特意给我们卫生局财务科科长打电话咨询，他说这是政府公共卫生项目，政府是专项给你的，这个钱不能作为你医院的收入，只能作为专项经费的支出，我就跟他说：首先，我完成这项工作，是不是我医疗来的收入，挣了这些钱之后，我要给我的职工发奖金，区财务科说不许用，只能用于专项经费，包括婚检，可以用一些材料费，后来我争取了半天，可以用于专家费用，那我说，我职工干了半天活，我连奖金都发不了，区财政说：那我不管，你自己想办法。

访谈者：在社区也提到这个，因为他们收支两条线，别的医院有没有反映这样的情况呢？

访谈对象：有，上次来调研，就知道我们两癌经费的问题，这次我专门给科长打了一个电话，还是不能用，明确就是这么规定的，我觉得这应该是管理者理解有误的问题，所以这事应该跟上级反应一下。

谢谢孙院，有什么问题随时联系。

某医院服务人员小组讨论录音整理稿

讨论时间：2011 年 12 月 20 日

讨论地点：某医院会议室

参加人员：体检中心医生、病理科医生、妇科医生、乳腺外科医生、超声科医生

访 谈 者：×××

记 录 人：×××

小组讨论录音整理

北京市两癌筛查从今年开始形成两年一个周期的长效机制，同时，我们在北京市科委申请了一个课题，对两癌筛查进行评价，大家都参加了我们两癌筛查的工作，从 2009 年开始到现在，已经开展三年，今天邀请大家过来，希望大家分享一下筛查过程的经验，我们更想听到的是大家关于两癌筛查的问题和建议，进一步完善两癌筛查，使我们的筛查工作更加顺畅。

访谈者：在两癌筛查过程中，你们各自都负责哪个项目，简单地说一

下各自的工作流程。

病理科医生：我们主要负责病理方面的工作，主要从体检中心接受患者的体检单和病理涂片，我们负责染色，诊断医师负责病理诊断，诊断完之后，我们将病理结果进行片子导入，最后将片子反馈给病人。现在我们科里有 3 位医师和 1 位技术员，3 位医师都参加并通过了北京市组织的考试，负责病理染色和诊断，技术员做检查。

访谈者：现在咱们科一天能看多少张两癌筛查的片子呢？

病理科医生：因为我们还有日常工作，综合考虑，我们 3 个人一天看 20~30 张，再多的话，就影响其他的工作了。

访谈者：目前，咱们自己承担看片子的工作，没有外送吗？你觉得取来片子的满意度怎么样呢？

病理科医生：片子都是我们自己看，没有外送的，从宫颈涂片来看，涂片的满意度还可以，但宫颈涂片的面积比较大，再加上我们现在的工作量挺大，如果改为 TCT 的话，我们还可以对更多的人群做体检，而且我们的工作压力会小一些。现在我们感觉压力挺大，挺累的。

超声科医生：我们负责超声检查，半天 1 台机子大约检查 15 人，现在 2~3 台机器，每天大约 50 人，我们专门对两癌筛查患者进行检查，不和普通患者一起，每周开展四个半天，科里总共有 7 名大夫，其中有 5 名大夫参加了北京市组织的培训，他们轮换着做两癌筛查的工作。

妇科医生：我们负责妇科检查工作，专门有人负责填表，之后，我们对其进行检查，查看清洁度，检查滴虫、真菌，在检查过程中，我们向老百姓宣传一些两癌筛查的常识，同时，我们发现好多人从来没有查过；有的 2009 年查了，后来再也没查；有的 2009 年查出问题，让其做检查，也没做进一步检查。根据妇科方面的预防保健常规知识，跟患者说必须检查，最后，我们汇总，做诊断，看是否需要随访。

访谈者：随访也由我们自己做吗？

妇科医生：我们专门有人做随访，但是，我们要在表上写上"随访"。

访谈者：咱们转诊怎么样？就是高危的那些人。

妇科医生：高危转诊航空总院，乳腺转诊到隆福医院。

乳腺外科医生：我是乳腺外科的，我们科共有 3 位大夫，我们都有十几年的临床工作经验，我们主要负责乳腺手诊，手诊有问题的，建议做 B 超，B 超有问题的或者有高危因素的，再做钼靶，现在我们不光是做体检、看病，在体检过程中，我们还向高危患者宣传一些注意事项，如诱发因素、生活习惯，特别提醒每年务必检查一次，提醒老百姓健康体检，什么样的症状应该引起注意，我觉得我们 3 个大夫在这方面做得比较不错。

访谈者：咱们一天能检查多少人呢？

乳腺外科医生：我们一般一下午检查 20 人，最后每个人的 B 超结果也反馈回来，也就是最后所有的结果回到我们这儿，再由我们来确定是否转诊。刚开始钼靶转诊率是 15%，我觉得应该放开一些，后来放开了，我们就转诊多了一些，钼靶转诊率成为 30%，例如有的人 B 超没什么问题，我们觉得存在高危因素的，我们也让她去做钼靶检查。

访谈者：钼靶的转诊率是 30%，因为咱们筛查是为了筛查那些癌前病变的人群。

乳腺外科医生：因为有一些有高危因素的人群也要转诊，所以，放开了一些，转诊率变为 30%。

访谈者：各位在两癌筛查过程中积累了什么样的经验？以及在工作中遇到什么样的问题？

超声科医生：大批量的筛查并不是很好的方法，应该多做宣教，使人们在生活习惯等方面增强预防、保健意识，因为大批量的筛查是定期的，老百姓赶上筛查就查，赶不上就不查了，同时，我们医务人员也很累，且影响正常工作；还有，宣传工作可以交给妇女保健科来做，他们进行计划生育工作的同时可以进行宣传工作。

访谈者：在这方面，我们也在考虑如何选择一个更便捷的方式，不给医疗机构增加太大的负担；筛查的意义就不用再说了，因为两癌筛查确实可以降低癌的死亡率，甚至晚期癌的发病率的，所以国外很多发达国家和一些发展中国家均采用筛查来阻断乳腺癌和宫颈癌，2008 年北京市在全国最先开展免费的两癌筛查，最初，我们跟政府建议走医保，在医保卡存 300 块钱，且这 300 块钱只能用于两癌筛查，如果你不筛查的话，就自动给你扣掉，如果筛查的话就扣到医院了，但是社保说我们医保是保命钱，不能作为筛查经费，如果非要这样的话，还需要国务院批准，不好实施，就放下了。您说的这种方法也不是好实施，那么我们都是老百姓，也可能我们都没事，我们都到您那儿筛查了，有的大夫可能说我一天查 15 个人，我能保证筛查质量，那么我们怎么组织，才能保证筛查质量，提高筛查率呢？

乳腺外科医生：不要定点，大家可以自由选择，大家到就近的医院检查。

访谈者：到时候，大家就不这样想了，现在社区就这样，社区分配得很好，但是很多人还是不去社区，还是选择去大医院，现在我们也在想如何找到一个更好的方法。

妇科医生：建立健康档案，让妇幼保健定期去随访、检查这些人。

访谈者：现在咱们全市 18 家妇幼保健院，几乎都在承担两癌筛查的工作，可以说，绝大多数两癌筛查工作都是在妇幼保健院完成的，其他的医疗机构就是为了就近就医而设立的，补漏等工作都是由妇幼保健院来完成的。

妇科医生：也不一定非要妇幼保健院的人来查，就是动员没查的人去检查了，做到早检查早治疗。

访谈者：对，咱们的目的就是让她去参加筛查。大家还有其他的问题吗？

乳腺外科医生：我们医院有钼靶，病人要是检查异常，在我们医院就可以做了，不用再转诊到其他医院了。作为临床大夫，我希望能看到患者钼靶检查片子，最后取回来一大堆检查资料，说实话，我也没兴趣看了，比如我查过的病人，如果我觉得可疑，我会去放射科看一下片子。

访谈者：我理解您的想法，这也是我们的一个愿望，实际上这对百姓也好，而且这对医疗人员技术水平的提高也是有好处的。但在钼靶方面，你是专业人员，我们是外行，因为机器本身要符合筛查的标准，不是我们指定哪家就是哪家，这些都要经过专家考核的，一个是技术人员的考核，再一个就是阅片人员的考核，最重要的就是机器的考核，它有一个硬件考核标准，达到了这个标准，我们会请专家用一些模体进行考核，只要达到标准就可以。当初没有来这边做专家考核原因，我现在已经记不清了。

管理人员：他们的机器本身有问题，机器本身通不过检测，而且要花好多钱才能改装好，二级医院来讲，负担太重，所以考核时就没报，不是他们人员有问题，他们人员也参加培训、考核了。

访谈者：没关系，因为这个是长效机制，如果以后咱们医院病人增多了，想要换个机器或者更新那些软件，我们再请专家过来考核。

体检中心医生：患者在这边查完了，还得到隆福医院做钼靶检查，我们还得派人去取片子，中间的环节被疏散了，对我们工作影响非常大，有的大夫恨不得当天就看到片子，我们根本不可能当天派人去取片子，我们平常承担这么多工作，还得两周去取一次片子，而且，还得等对方医院时间合适才能取片子，所以，有很多不便。作为一个长效机制，对我们来说，工作量实在太大了，几乎所有的人员都涉及了。

访谈者：因为每位人员还有自己本职的工作，今天，我们也希望发现一些问题，以后在制定相关政策的时候，我们会有所考虑，我觉得大家刚才提的意见都特别的好，比如，前面提的这一大规模的筛查也许并不适合现在的社会，以后，我们也会尽量地进行改进，大家还有其他方面的意见和建议吗？

病理科医生： 现在筛查是两年一次，能不能改成一年一次，每年参加筛查的人数还少一点。

访谈者： 两年一次或者一年一次都是咱们自己来定的，两年一次是指一个人两年参加一次，现在咱们区也已经划定哪一片区是今年筛查，哪一片区是明年筛查，都是人为划定筛查的人数，对于你们来说，明年应该有筛查。但是也有的区县一年就筛查完了，这些都是自己区县安排的，我们没有硬性规定。

体验中心医生： 我们这些人既做管理，又做服务和协调，我觉得两癌筛查除非有一套长效机制，我们现在全在应激的状态下干的，长期下去，肯定不行，因为我们都有自己的工作；另外，我想说一下，两癌筛查工作落到我们体检中心，我们安排各个科进行工作，两癌筛查给我们提供一个平台，其实前期有很多沟通、协调的工作，比如前期和社区做了大量的协调工作，29 个社区，3 个街道，我们必须前期排成一个流程表，必须确定每天来多少人，连名单也要由街道交过来，这是需要大量的工作的，因此，后期的筛查比较顺畅。如果想作为一种长效机制：我认为按需所求会更好，我们在社区做了大量的宣传，我们在考察中也发现一些情况，例如：有些人为了凑数而来参加筛查，一个人的七大姑八大姨都来了，我认为应该让更需要的人来参加筛查。

访谈者： 还有其他的问题吗？

体验中心医生： 居民社区、生活社区等根本不是一个人带，他们不可能说好了今天来，就一定是今天来，她可能是明天体检，但今天就来了，因为她就今天有时间，你也没法不给查，如果不查，老百姓就对我们有意见，所以，我们经常每天查好多人，排队时间长了，还打架，所以我们应该动员特别有需求的人员来参加筛查，那样会更好一点

访谈者： 回去我们会好好汇总一下，以后，在制订政策方面，大家的建议会给予很大的帮助和支持，谢谢大家的参与。

项目管理人员访谈提纲

某区县

日　　期：2011 年 12 月 20 日　　　地　　点：某医院
访 谈 者：×××　　　　　　　　　　记 录 人：×××
开始时间：8：50　　　　　　　　　　结束时间：9：20

访谈对象：某医院院长

1. 项目开展以来，区县政府出台了哪些政策或举措来保障和促进项目的开展？

卫生局出台了相关文件，在项目开展前期组织了学习和培训，卫生局有专门的项目负责人指导和帮助我们开展工作，并组织专家组到医院进行各项技术指导，妇幼保健院李苗大夫敬业认真，有问题直接沟通，百问不厌，技术上操作组织尽力给满意的答复，晚上10点也耐心解决问题，极尽可能地为一线人员提供方便，大家共同合作，成立相关机构组织，进行详实的解释。

2. 项目执行过程中取得的成绩、经验有哪些？请举例说明（如何开展人员能力建设？如何促进目标人群对服务的利用？如何进行信息系统建设？）。

项目得以顺利开展，项目执行者（医务人员）必须清楚项目开展的意义，必须做好；各级领导的重视也很重要，包括各级领导，街道及居委会相关负责人员；具体实施的工作人员沟通很重要，医务人员的培训，相关人员的配置，物品的储备。体会深的是和街道社区的联系具体管理人员的配合很重要，保证受检得以安排很重要。医务人员培训很重要，一级培训不能完全做到，主任和骨干进行二次培训。因为筛查员多，如何做好与社区的联系很重要，信息反馈仅依靠人员走动很难做到。很多工作靠工作表实现，信息系统的建设在项目完成过程中起很重要作用。

3. 项目开展后，本区县妇女保健服务状况的变化（如服务人员的技术能力、组织能力等）。

项目开展以后，对医院的整个工作有很大促进，尤其是妇女保健服务，首先大家对妇女服务的意识增强，具体技术人员业务能力，具体工作流程比原来更顺畅，3级医院专家亲临指导，举例：超声大夫原来边记录边操作，经指导，配备2人，一人记录一人操作，提高工作效率。医务人员各方面组织协调能力，与社区沟通能力加强。

4. 有哪些社会影响（如女性对服务的利用、当地民众对健康的意识、行为和态度等）？

医务人员意识增强，经过大力宣传，使妇女了解政府对女性的关爱，健康意识有很大提高，主动进行宣教，妇女从被动接受检查到主动找医务人员进行体检。

5. 遇到哪些影响项目管理、运行的因素（如政策、流程、人员编制、资金、房屋、设施设备等）？原因是什么？

落实到各个临床科室，没有专职医务人员，靠临时抽调，人员缺编，二级医院招聘人员困难，临床工作繁重，妇科、超声、乳腺外科下夜班的医生来进行体检。超声仪器出现故障，医院设备老化明显，两癌筛查要求较高，一台机器无法满足筛查需求，女性等候时间较长。追访电话费一年6000元左右无法用资金衡量。

6. 遇到哪些影响服务的因素（队伍建设、能力）？为什么？

人员编制紧，大量协调工作，后期追踪服务。参加过培训的人员因客观原因不能进行筛查工作，换新人。

7. 遇到哪些来自服务对象的障碍和困难（如群众的态度）？你们采取了哪些措施？请举例说明。

只要有纠纷与不愉快，从自身找原因，让服务对象满意。依从性还是差一点，举例8点半到了马上就要做，不愿意等候，需要大量的沟通和解释工作，无法做到让每个人都满意，没有专职的协调人员。人户分离的人员因需要到户籍地进行筛查，有较大意见。随访方面，追问时患者觉得麻烦，存在对医院的不信任，留个人信息时有顾虑，有不信任感。

8. 请您对两癌检查项目进行一个总体评价（包括政府层面和本地实施的层面）。

两癌筛查是政府惠民工程，两癌筛查使适龄女性对自身健康状况有了解，患者得到早期发现早期治疗，节约治疗费用，生活质量得以提高。意义深远，居民切身感受到政府关爱。医院得到居民认可，扩大了影响，提高了医院知名度，有很好的社会效益。

某门诊部服务人员小组讨论录音整理稿

讨论时间：2011年12月20日

讨论地点：某门诊部会议室

参加人员：检验科医生、妇科医生、护理人员、外科医生、超声科医生

访　谈　者：×××

记录人员：×××

小组讨论录音整理

北京市两癌筛查从2008年开始，已经经历了3年时间，今年北京市卫生局、妇联、财政联合下发了一个文件，内容为：北京市两癌筛查形成两年一个周期的长效机制，为了更好地完成两癌筛查工作，并结合市科委的一个课题，今天邀请大家来，主要是了解大家在两癌筛查工作中遇到的一

些问题，进行一个工作经验交流，主要目的是更好地完成以后的两癌筛查工作。

访谈者： 下面各位自我介绍一下吧，并顺便说一下整个工作流程如何，如怎么接诊病人，如何进行筛查，即跟您有关的两癌筛查工作。

外科医生： 乳腺外科，主要从事乳腺临床，在两癌筛查中，我们科实行两级手诊制，第一级由低年资的医生，如主治医或临床医师触诊，之后，有怀疑、不确定的或有高危因素的患者再进行复查，并调查情况，再建议到上级医院进行检查。

妇科医生： 患者首先填问卷，之后，直接进入诊室，便开始一系列的妇科检查，包括：细胞学检查、分泌物检查、HPV 检测。分泌物检测当天出结果，有问题的，我们将其跟细胞学一块反馈，细胞学今年查出来总共有 41 人有问题，其中 ASCUS 有 35 人，低度病变有 4 人，高度病变 2 人，我们医院同时做 HPV 感染检测，共检出 HPV 感染 134 人，其中，高危型感染有 66 人，高危型主要分为 16、18、31、33、52、68 共 6 型，有 HPV，我们都建议他们做阴道镜检查，转诊 20 例，最终结果报告：检出宫颈鳞癌 1 例，还有 1 例高度病变患者，当时确诊治疗，打电话随访，确诊为中重度非典型增生，最后到北大医院做手术。剩下 CIN Ⅱ 的是跟 HPV 有关系的，细胞学检查还有 1 例 CIN Ⅱ，ASCUS 有 3 例，接着就是 16 型感染的 CIN Ⅱ 有 1 人，31 型感染的 CIN Ⅱ 有 1 人，16、31、52、58 型感染 CIN Ⅰ 共有 8 人，之后，我们每个人都逐一随访。转诊方面：只有 1 例已经做完手术了。

访谈者： 我们共筛查了多少人？

妇科医生： 我们共筛查了 800 多人次，妇科查了 838 人，其中乳腺 841 人，B 超855 人，全部随访到。我们本院需要做阴道镜的，我们都建议做阴道镜了，转诊到上级医院的，是 ASCUS 的，我们建议 3~6 月进行进一步检查。

检验科医生： 检验科的，我们阴道分泌物检查，检查了 838 人，其中有线索细胞阳性 196 人，在这个工作中，以前妇科做阴道分泌物检查时，医生给一个玻片，上面滴一滴生理盐水，然后病人端过来，我们考虑到两癌筛查的病人比较多，每个人端一个玻片过来时，容易撒掉，所以，我们跟寇主任商量了一下，我们改成了试管，每个是试管里放 0.5~1ml 的生理盐水，将病人的阴道分泌物用棉签取了放在试管里，病人就是稍斜着拿着也不容易撒，病人可以拿着试管从寇主任那里到我们这边。

访谈者： 从寇主任科室到您科室大约需要多长时间？

检验科医生： 其实我们就隔着两三个门，不远，但是病人有个穿衣服的过程。

访谈者：这个你们算过成本吗？

妇科医生：我们当时只考虑完成任务，没有考虑成本的问题，因为领导说了，不计成本，只要把工作完成。

检验科医生：换成试管后，没有见到病人有撒掉标本的现象，原来，在门诊确实见到有病人撒掉的现象。

访谈者：将阴道分泌物放在试管的生理盐水中，您取出来涂片子的时候，不觉得细胞量少吗？

妇科医生：还可以，取一个管，这一个管的东西，我们先用于涂湿片做白带常规检查，干了之后，染色，再做线索细胞检查。

访谈者：您都用这试管里面的，看完湿片后，再等着染色您觉得这会不会被稀释呢？

检验科医生：不会，因为用玻片的话，也得放生理盐水。

访谈者：但是那是取两个玻片。

检验科医生：您说的线索细胞是另取一张片子，是吗？

访谈者：原来一张湿片是现场看的，看看有没有滴虫、真菌，另一张片子直接等着染色。

妇科医生：实际上，我们用刮板只能沾到其中一点阴道分泌物，这个比较好，整个分泌物都在棉签上，一点不流失，细胞的量不会减少，试管的生理盐水比较少，也就刚刚让它湿，且又不容易撒，他们这个办法不错，患者在穿衣服的过程中，湿片也差不多可以晾干，我们是这样考虑的。

访谈者：今天我们主要讨论一些经验和问题，我们以后可以再讨论具体的细节，我们也请专家对这个流程论证过，我们以后再进一步讨论吧。

检验科医生：年龄偏大的女性的阴道脱落细胞较少，寇主任确实把整个分泌物取到了，到我这边看的时候，确实没有什么，包括湿片看起来也特别干净。

访谈者：确实有这种情况。

护理人员：因为两癌筛查任务比较重，寇主任让我们护理这边配合一下，我们主要负责登记、分诊、问卷填写及回收。在病人填问卷的时候发现：有的老人没带老花镜；有的老人觉得要考试，就照着别人的填；还有比较认真的老人会问你看不清的问题，我们就给他读；有的问你一些问题，我们就给他解释，总之，工作量比较大，有时候得讲半天，可能是问卷比较专业，因为老人的文化程度不一样，有的文化程度高，觉得很简单，就给你答了，有的老太太就不太明白。还有就是我不知道问卷的目的：是为了流行病学调查呢？还是为了宣传教育呢？如果是为了流行病学调查，能不能设计的再简单一点？

访谈者：您说的是知识问卷，是吗？因为这个问卷我们是第一年做，以前没有，今年先摸一下情况，是这样，咱们两癌筛查方案里面有一条，是对患者知晓率的调查，并且要求知晓率达到95%以上。您说到时候咱知晓率从哪里来呢？没有这个数据，所以就想用问卷来调查患者知晓率，是这个意思，患者再填问卷的同时，也进行了宣教，老百姓有不懂的，可以问医务人员，当时是这样想的，现在我们已经调整了问卷，问卷的题目数量已经少了，明年您再拿到这个问卷的时候，只有5道，我们想尽量用通俗的语言告诉她，目的是让她了解筛查的好处，动员她参加筛查。

外科医生：宣教工作应该放在大讲堂里进行。

妇科医生：这样能减轻医疗机构压力，今年两癌筛查时间不长，但问卷调查时间挺长，而且没有起到知晓率的作用，因为他们在问医务人员这是什么意思，患者根本不懂什么意思，他完全是在例行公事，她们都想尽快答完，好快点进行检查。我们在考虑：调查问卷这个工作可不可以由社区来做。

访谈者：如果放在社区，可能也比较困难，因为宣教按照方案来说应该放在妇联，并由他们到社区去宣教，但到现在没有一家妇联能够帮助咱们进行宣教，基本上都是咱们社区的大夫为了提高筛查率自己到社区去宣传，组织老百姓讲一讲保健知识，大家筛查完了，如果他们有问题集中起来，我们会到社区去讲一讲，这样覆盖面铺盖起来就比较窄，可能愿意来的，才来听我们宣讲，我们为什么放在筛查机构，说白了，就是为了给上级汇报一个数，这个数我们不能凭空来，但是，我们会尽量减少各位的工作量，通过今年的摸索，以后，我们会慢慢地调整问卷，问题数量逐渐减少，尽量地减少大家的工作压力。

妇科医生：说实话，现在两癌的筛查率不高，其实，我们应该走出去到社区做一些讲解，老百姓还是不了解两癌筛查的相关知识，她们不知道她们需要来筛查，有的女性，尤其是绝经女性说两癌筛查多痛苦，而且很不方便，我觉得因为她们不懂，两癌知识还是普及不够，就像您说的，她们只是例行这项工作，我们社区筛查率比较高，因为我们到社区宣传，我认为筛查率低主要是因为宣传力度不够，在我们社区，我们有很多认识的人，我们有一些交流，尤其是发现一例宫颈癌的，这个社区的筛查率就提高了，因为社区的老百姓发现这个是要命的，所以她们才来检查。

访谈者：我觉得宣传很重要，实际上，从4月份颁布这个方案，我们就跟卫生局提出进行全市宣传，我们当时也策划了宣传方案，我们就找了一些资料，比如，全市现在有多少医疗机构可以做筛查，我们应该告诉老百姓一些实际的东西，例如预约电话之类的，但是最后统计下来，很多医疗机构都说：待定待定。而且现在还有几个区县没有开展两癌筛查，从全市的角度进行宣传的话，会引起很多矛盾，咱们区里也有已经开展筛查和没进行筛查的片区，现在不好把握全市宣传力度，例如，如果宣传了，老百姓人来了，咱筛查机构没有开展筛查，这个就是问题。

妇科医生：现在两癌筛查结果异常的女性，随访起来很困难，我们已经打过好几次电话了，但是病人说，我还没查，我尽快去查，她们不重视。设筛查点的时候，能不能把诊断也设在这个机构，我们能做阴道镜，也能做钼靶，病理方面我们肯定也能解决，如果机构能做，能不能就把这些检查工作也设在这个机构呢？那样，病人不用这儿跑那儿跑，而且在这过程中，也会产生不必要的费用。如果设在我们机构，患者有问题了，我给她结果的同时，通知她来复查，这样患者也方便，我们随访也方便，我们的准确度也提高了很多，这样也能提高我们医务人员的技术水平。

访谈者：首先，我给您解释一下筛查机构的问题，我们没有限制一个区有几家筛查机构，我们是按照需要设置医疗机构，正如您刚才说的，既是筛查机构，又是诊断机构，既方便患者，又方便医务人员，我们希望筛查和诊断是一体的，但是作为诊断机构的话，不但要承担本机构的日常工作量，还要达到我们制定的诊断机构的标准，人员要通过我们的考核，另外，仪器设备要符合要求，我们有一个针对诊断医疗机构的考核标准，只要通过诊断医疗机构标准，就可以确定为诊断医疗机构。如果您觉得本机构具备了诊断医疗机构标准，就可以通知我们，我们会组织相关专家进行考核。因为当时上报的时候，就只把咱机构作为筛查机构，并没有报我们为诊断机构，如果说，咱们机构符合要求，通过相关专家考核，就可确定作为诊断机构。今年咱们筛查就结束了，明年就不查了，是吗？

妇科医生：还有几个人没有筛查，我们年底再筛查一批，预计年底结束。

访谈者：到时候，你就可以申请，你们们跟李卓大夫说，她那边可能还有和平里医院等其他医院，我们组织一次专家统一考核。阴道镜上次在这边培训的，咱们的问题应该不大；钼靶方面，不知咱们的机器如何，钼靶对机器要求较高，有一个专门的美国模体，现场拍片子，之后，查看片子是不是有假影，并要求达到433模块的标准等，最后，对人员进行考核，只要达到标准，就可以。

妇科医生： 我们的钼靶应该没问题，我们的比北总的还先进。

访谈者： 要是没问题，我们就可以组织专家来。

外科医生： 专家指导的过程也是我们学习、交流的过程。现在，我们碰到的问题就是随访的问题，比较麻烦，我们建议 300 个人（包括手诊、B 超、高危因素等）去隆福医院就诊，实际上有 274 人去隆福医院行钼靶检查了，17 个人的片子有问题，这 17 个人的片子没拿回来，其他的都拿回来了，我们看了一下，剩下的有一部分人好像也有问题，于是，我们再让他们去进一步检查，但是那 17 个人的片子，我们到现在还没看到。总共有 20 多个人需要随访，我们建议她们去检查的那一部分人还比较好随访，但是那 17 个人就很不好随访，这是最关键的一部分人，我们给她们打电话随访，我们说是总政的，我们想问一下您最近的情况，她们就不是很愿意说，有问题的就更不愿意说了，她们想你是什么意思，隔三差五就刺激我一下，所以，我们希望病理有问题的，她们的片子给我们留下，我们将有问题的片子和没问题的片子比较一下；再者，我们可以将手诊有问题的和片子有问题地结合起来，看看吻合率有多少，这是一个我们学习的很好的过程。

访谈者： 你们安排时间上报、申请，我们组织专家审核。明年你们还参加筛查吗？区里给你们安排筛查区片了吗？因为两癌筛查是两年一个周期，我听他们说明年上半年就结束筛查了，不知你们呢？

妇科医生： 不知道，上次汇报说是年前收尾，和平里医院年前也完成两癌筛查，但是，今年实际筛查人数较少。

访谈者： 今年的筛查率实在是太低了。

妇科医生： 有可能有的人参加单位组织的体检，也有可能是宣传的问题，宣传不到位，很多人并不知道两癌筛查。

访谈者： 我觉得可能很多人并不了解两癌筛查。

妇科医生： 还有一个问题是：前边李主任说的随访的问题，我们老打电话问，患者的心理负担比较大，如何缓解筛查人群的心理压力，也是需要咱们重视的，有的人不懂，再怎么宣传，病不在自己身上，不能彻底地体会到她们的恐慌，我们老打电话，她们会问我到底出了什么问题，我是不是得癌了，有的说一晚上没睡好觉，不管我们怎么解释没问题，她们还是很恐慌的，我觉得，这个还是需要引起重视的。

外科医生： 提前告知，筛查和诊断同时定在一个机构，以后的检查结果都知道，随访就方便。

妇科医生： 我觉得选择筛查机构的时候，就尽量两者结合起来。

访谈者： 您的机构可能硬件条件、人员都具备，但有的医疗机构，如社区卫生服务中心，还不具备，所以，我们还得两条路，比如咱机构符合条件了，就可以定为筛查和诊断机构，有的医疗机构为了方便筛查，但是不具备诊断能力，就可以定位筛查机构，毕竟大部分人群还是正常的，少数有问题的人才到上级医院去检查。先前我们访谈和平里医院，发现他们的压力也比较大，既然咱们的硬件、人员都没问题，咱单位可以多承担一些筛查任务。大家看看还有别的问题吗？

超声科医生：我主要负责B超，我们这次筛查共筛查了855例，建议去做钼靶的病人有17人，有例高度怀疑的病人没有去隆福医院，直接去协和做的手术。我们一天开两台机器才能保证筛查。

访谈者：在筛查过程中，您有没有遇到一些问题，这些问题是我们自身的还是来自于老百姓方面的？

超声科医生：今年我们是第一次参加筛查，我们对三、四级掌握还不合理，后来，我们通过与第一批回来的钼靶片子对照，才逐步掌握，刚开始我们B超异常结果偏高一些，后来还可以。一天我们一般筛查20多人，因为妇科就1位医生，压力比较大，我们这边开两台机子，1台机器筛查10多人，2台最好的机子都用于两癌筛查工作，我们的筛查人员都经过培训并取得证书，记录由专人记录，电脑采图。

最后主任总结：我们从6月中旬开始布置两癌筛查，到十月份16个社区已经筛查得差不多了，我们也表示别的社区可以过来体检，但她们表示竞争比较激烈，有的社区不过来，我们筛查时间是周一到周三的下午，停了我的妇科门诊，进行两癌筛查，同时我们有以下5个科室参加筛查工作：乳腺外科；乳腺B超室，参加2人；妇科，全体参加；化验室，进行阴道分泌物的检查；治疗室，由护士配合问卷调查、登记、统计，将这五个科室整合起来，建立一个两癌筛查小组，每个小组都有负责人，保证工作按时完成。小组的人员参加了几次培训，现场考试，技术人员都持证上岗。工作组织比较好，社区跟我们提前预约，他们把筛查名单递交，这样我们也比较知晓，老百姓来之后，一切检查都免费，根据我们设置的流程图，老百姓陆续地到各个科室里进行检查，刚开始到妇科检查，妇科进行一些问卷调查，之后，进行宫颈癌的筛查；宫颈查完后再查乳腺，我们先查乳腺B超，再进行乳腺手诊，最后，再由专门的人员综合宫颈和乳腺的检查结果，反馈给老百姓。宫颈癌筛查了838人，乳腺手诊检查841人，推荐其做钼靶的有355人，最后的两癌筛查成果是检出2两例癌，都由其他的医院确诊，但是是我们医院发现并推荐其去检查的。其他的成果就是对我们单位知名度的提高，得到周围老百姓的认可，因为我们添加了筛查项目，并对他们的态度比较好，服务很到位，老百姓都愿意在我们这儿治疗、观察随访，他们说，在随访中，并没有碰到很不配合的患者，我认为两癌筛查对我们的业务水平尤其是妇科、乳腺外科提高有很大的帮助。另外，进一步规范我们工作标准，知道中国、国际的标准，另外，我们妇科的病员还是增加了，当然具体多少还不好说，我们妇科的寇大夫尽可能地留住病人，尽可能地开展观察、随访业务。以上是我们在两癌筛查工作中获得的经验和取得的一些成绩。

同时，我们还有一些要求，首先 HPV 检查工作还是很有用的，最起码它是癌前筛查的一种技术手段，据我们的筛查结果显示：HPV 感染阳性率为 16%，高危的 7% 以上，其实早期干预、早期治疗对降低癌还是很有用的，而且，病人对 HPV 检查反应好，病人愿意来，听说这儿可以免费做 HPV 检查，老百姓非常积极，因此，我们想问一下，HPV 检查将来能否进入两癌筛查的项目？其次，我们单位有乳腺钼靶，而且是由公司审核的，是 2010 年刚装备上的，我们总部女干部比较少，我们的设备大部分时间都在闲置，但是，我们的设备拍出片子的质量比较好，所以我想如果机器可以经过专家审核，以及人员等通过考核，能否把我们列入两癌筛查诊断机构？还有我们电子阴道镜也是一样的，如果以后有有关两癌筛查的培训，我们愿意参加培训。再次，筛查的知识性问卷比较繁琐，能不能把知识性调查简化一下，我们这儿碰到一些老年人，看不见，护士一道题一道题地念，比较耽误工夫。宣传资料不够，如果有宣传资料，我们愿意帮你们进行宣传。两癌筛查对我们的门诊量增加还是有一定的促进的。我们的医生为了两癌筛查工作，加班加点，挺辛苦的，如果可能的话，能不能再增加一些补助呢？再一点，如果可能的话，对筛查出的病例办一个专门的培训，不光是我们这儿的病例，希望全市的典型的、有教育意义的病例都拿出来办一个培训，大家可以共享经验，促进筛查工作。最后，我表一个态，虽然我们是部队医院，可能大家不太了解，我们愿意配合地方的工作，愿意付出，提升我们自己，不管是业务水平还是人员技术水平，多工作，多贡献，包括地方的一些科研项目，我们也愿意参与，或者是来检查，我们也愿意配合。

访谈者：前期在咱这儿开展了两次培训，您给了我们很大的支持，在这儿表示感谢，今天的访谈到此结束了，如果有什么问题，随时和我们联系。

项目管理人员访谈提纲

某区县

日　　期：2011 年 12 月 20 日　　地　　点：某门诊部

访 谈 者：×××　　　　　　　记 录 人：×××

开始时间：8：30　　　　　　　结束时间：9：30

访谈对象：某门诊部副局长

姓名	单位	职务
颜晓凤	总政机关门诊部	副局长

1. 项目开展以来，区县政府出台了哪些政策或举措来保障和促进项目的开展？

多部门联合发文，妇联、计生、街道负责宣传教育动员，最大程度宣传此项惠民政策。在区政府的领导下，卫生局领导充分发挥"东城区两癌领导小组"办公室的作用：负责组织、协调、管理等工作，制定筛查工作实施方案，确定筛查机构和后续诊断治疗机构，组织成立区级"两癌"筛查专家组，负责筛查质控检查。

2. 项目执行过程中取得的成绩、经验有哪些？请举例说明（如何开展人员能力建设？如何促进目标人群对服务的利用？如何进行信息系统建设？）。

东城区街道负责组织，截至目前共筛出 1 例乳腺癌，1 例宫颈癌，各专业科室积极参与培训取得上岗资格，门诊部建立两癌工作小组。

3. 项目开展后，本区县妇女保健服务状况的变化（如服务人员的技术能力、组织能力等）。

技术人员能力得以提高，对两癌诊治能力提高，医务人员更规范，例如超声按 BI-RADS 分级，与国际接轨，逐步规范。各个口医务人员整体素质有了普遍提高，市里有针对性的相关培训使我们医务人员的操作更加规范，业务更加熟练。项目开展后锻炼了一批人的组织能力，两癌筛查联系人需要与社区、临床医师、院领导等多方面联系、沟通，个人潜力得到挖掘，整体素质得到提高。

4. 有哪些社会影响（如女性对服务的利用、当地民众对健康的意识、行为和态度等）。

通过宣教，女性知识得以拓展，从被动服务到主动求服务。检查出疾病后，治疗意识加强。

5. 遇到哪些影响项目管理、运行的因素（如政策、流程、人员编制、资金、房屋、设施设备等）？原因是什么？

妇科病源增加了，门诊量有所增加，经济效益相应增加。有时需要根据需要停诊进行筛查。但是设备方便都是原有设备，有些可能达不到筛查需求。

6. 遇到哪些影响服务的因素（队伍建设、能力）？为什么？

细胞学诊断人员匮乏，需要送到外院或公司阅片，自己的人员得不到锻炼，主要是细胞学阅片这个工作的特殊性导致，没有经验的医师不敢让他看，怕漏了。两癌筛查现在社会效益很大，怕给医院造成负面影响。

7. 遇到哪些来自服务对象的障碍和困难（如群众的态度）？你们采取了哪些措施？请举例说明。

街道办事处与社区工作人员的组织工作力度不大，没有督促社区居民按照预约的筛查时间进行体检，造成筛查率不高，另外由于人户分离，有可疑需要再次做检查的，因家远迟迟不能去诊断机构进一步检查。

8. 请您对两癌检查项目进行一个总体评价（包括政府层面和本地实施的层面）。

提高了女性自我保健意识，更加关注自身健康。建议加入 HPV 对高危型进行干预治疗，效果会更好。另外今后如何解决人户分离人员的筛查问题是需要进一步商讨的。

项目管理人员访谈提纲

某区县

日　　期：2012 年 1 月 13 日　　　地　　点：某妇幼保健院

访 谈 者：×××　　　　　　　　　记 录 人：×××

开始时间：8：30　　　　　　　　　结束时间：10：00

访谈对象：某妇幼保健院院长

1. 项目开展以来，区县政府出台了哪些政策或举措来保障和促进项目的开展？

出台文件，制订方案，及时启动，明确工作实施办法。京兴政卫发（2011）号大兴区卫生局、北京市大兴区妇女联合会印发《大兴区适龄妇女宫颈癌、乳腺癌免费筛查实施方案》。这些都为当前工作的顺利推进，今后工作的可持续开展打下基础。明确组织管理，区卫生局和区妇联两癌筛查工作的组织、协调、管理工作；明确部门职责，主要是卫生行政部门、妇联组织；明确筛查、诊断机构及其承担内容，要求其指定一名主管领导、建立例会制度、合理安排筛查人群。特殊情况提前给予考虑，例如：属地管理原则，区人民医院和区妇幼保健院为我区宫颈癌及乳腺癌筛查的诊断机构；外送检验机构的选择和管理（爱普益医学检验中心）。

2. 项目执行过程中取得的成绩、经验有哪些？请举例说明（如何开展人员能力建设？如何促进目标人群对服务的利用？如何进行信息系统建设）。

医疗改革任务落到实处，妇女健康得到有效保护。两癌筛查是北京市各级政府为民办实事的折子工程，是政府的惠民政策，是医改工作的重要内容之一。我区在 2009 年、2011 年开展了此项工作，大兴区地处远郊，面积 1036 平方公里，14 个镇、5 个街道办事处、526 个自然村，总人口 130 万，全区 35～64 岁适龄女性应筛人数 12.5 万，2009 年宫颈癌实际筛查 54 732 人，乳腺癌筛查 42 802 人，查出各种妇科常见疾病 10 010 例、乳腺良性疾病 12 602 例，宫颈浸润癌 6 例，乳腺癌 11 例。2011 年 19 家医疗机构两癌筛查工作有序开展，宫颈癌筛查 37 851 例，阴道镜检查 394 例，确诊 1 例；乳腺癌筛查 39 415 例，钼靶 679 例，确诊 7 例。我区基本做到了早发现、早治疗、有力保障了女性的生殖健康，保障政府的惠民政策落到实处，取得了良好的社会效应。在管理技术方面得到很大强化，筛查队伍服务能力及水平有了明显提升，构建了网络、信息化管理。

3. 项目开展后，本区县妇女保健服务状况的变化（如服务人员的技术能力、组织能力等）。

服务人员的技术能力得到提升和锻炼，组织能力得到增强。不管是主动要求进步者还是被动要求学习者，都在一定程度上提高了水平。所以说两癌筛查是一个很好的平台，越来越多的医务人员意识到这一点，2009 年不愿意参加筛查的人今年主动找到我表示愿意服务于两癌筛查。

4. 有哪些社会影响（如女性对服务的利用、当地民众对健康的意识、行为和态度等）？

民众的筛查意识进一步提高。为了让户籍适龄女性及时了解筛查的重要性，积极主动参加免费自愿筛查，全区 19 家筛查机构利用各种主题日开展两癌筛查的义诊咨询活动 43 次，宣讲 92 场、受众 10 702 人，发放材料 58 862 份，同时完成问卷共 1000 份；发挥媒体作用，在《大兴妇幼报》知识园地版面刊登了预防宫颈癌、乳腺癌相关知识进行宣传；编写讲座教材，区健康教育科编写 6000 余字的"关爱女性健康，远离宫颈癌乳腺癌"讲稿，并组织了主题巡讲活动，其中区级巡讲 11 场，受众人数 8354 人。发放宣传材料 394 种 22 492 份，咨询 1891 人；编印《大兴区乳腺癌宫颈癌免费筛查工作宣传手册》35 000 册，用以帮助指导全区两癌免费筛查工作。2011 年编印政府实施宣传手册，在全区发放。宫颈癌筛查意愿率为

81.28%，乳腺癌意愿筛查率为 90.27%。

5. 遇到哪些影响项目管理、运行的因素（如政策、流程、人员编制、资金、房屋、设施设备等）？原因是什么？

将两癌筛查工作作为政府部门的常规工作，政府每年为所有适龄女性提供一次两癌筛查的经费，并下拨到两癌筛查定点医疗保健机构，各级卫生局和妇幼保健院对两癌筛查定点医疗保健机构进行选定和管理、技术质控、保证筛查质量和筛查数据的收集上报。

6. 遇到哪些影响服务的因素（队伍建设、能力）？为什么？

宫颈细胞学阅片人员水平有待进一步提高，区内筛查机构主要依靠外送，19 家机构仅有 13 人通过考核，无法提升专业技术人员的诊断水平。可疑病例的追访工作需加强，由于病人的依从性较低，为可疑个案画上一个圆满的句号尚需开拓新渠道更好地完成。

7. 遇到哪些来自服务对象的障碍和困难（如群众的态度）？你们采取了哪些措施？请举例说明。

老百姓不可能百分之百按照街道和社区规定的日子来筛查，导致有时候人很多排队到走廊外，有时候人很少，比如下雨刮风天来的人肯定少，只要来了就得给查，要不然肯定会投诉。

8. 请您对两癌检查项目进行一个总体评价（包括政府层面和本地实施的层面）。

两癌筛查工作关乎于女性的健康和切身利益，得到了各级领导的重视，此项工作呵护女性健康，提升幸福指数，在促进健康家庭、和谐社会方面具有较大的社会意义。

某社区卫生服务中心服务人员小组讨论录音整理稿

讨论时间：2012 年 1 月 13 日

讨论地点：某社区卫生服务中心会议室

参加人员：检验科医生、护理人员、妇科医生、乳腺外科医生、超声科医生

访　谈　者：×××

记　录　人：×××

小组讨论录音整理

从今年开始我们两癌筛查将成为两年一次的长效机制，为了把这项工作做得更好，我们在北京科委申报了相关课题，主要是对两癌筛查进行评

价，这个评价包括领导级别评价，女性筛查的评价，重点一块是咱们医务人员：包括二、三级医疗机构的医务人员，还有最基层的医务人员，一级机构医务人员。为了把我们今后的工作做得更好，今天希望大家畅所欲言、实事求是地讲一下我们工作中遇到的问题，并给我们提一些建议，你们承担了大量的筛查工作，你们最有发言权，如果时机成熟的话我们对方案进行进一步修订的时候，我们将按照大家的想法进行改善。

访谈者：那咱们就从这儿开始先做一下自我介绍，顺便说说你在筛查中发现的一些问题，说一下在工作中的收获或是老百姓在筛查中遇到的不便？

护理人员：我叫孙宝利，在两轮乳腺筛查中，我就觉得主要问题是人太多，年龄范围内适龄女性特别多，我们一开始用一台机子不行，后来就用了两台机子，人太多，一开始规定是五十个人，结果一通知就八九十个一百个都来了，你让谁回去都不行。

访谈者：现在呢，两台机子能同时开吗？

护理人员：我们现在用一台机子，另一台机子图像不连续，有些影响诊断。

访谈者：那这样的机子咱们最好不做。

护理人员：是啊，根本一天做不完，人员安排不当。

访谈者：咱们人员安排能不能跟他们沟通一下？

护理人员：是啊，我们都说了。

访谈者：这样也是为了老百姓自己好，筛查的人太多了，最后也麻木了，效率很低。

护理人员：我们现在就是人员和机子的问题，机子是借的，自己都没有。

访谈者：哦，自己没有。

护理人员：我们借的是影像的。

访谈者：他们不做，她们的女性都上你们这儿来筛查吗？

护理人员：我们的机子图像不连续。看到异常的，就用好一点的机子再重新看一遍，有的异常你根本看不出来，有的时候很慢，我们就都转到下一个机子上，然后我们再筛查，我们有时候也怕漏了，平常很小心，你说如果漏了，他们找咱们了，我们和附近的老百姓都认识，挺不好的。

访谈者：你觉得今年咱们这个机器能解决吗？

护理人员：今年三月份可能就解决了，今年三月份这个机子可能就来了。

访谈者： 关于人员的事，再跟村里的妇联主任商量商量。

护理人员： 这个吧，她们人特别多，事先做好工作，而且都说了，每天筛查多少人，事先都说好了，来了就不回去了，这些人住得远，来一趟挺不容易。为了解决这一现实问题，当时咱们就发三张小条，给妇联主任，每天就 50 人，就发 50 个小条，第 51 个人，就排到明天做，可是也不行。

访谈者： 为什么不行呢？这样我觉得挺好的。

护理人员： 问题就在这儿，妇科有两个医生，相对来说跟我们科不同步，这同步问题在哪儿都解决不了，咱可以把两癌和妇女病分开，就是跟他们不在同一个时期，查妇科和查乳腺分开，同一个人，这两个项目让他们来两遍，这样就不好了，咱们还是跟以前似的，我们两癌和妇女病同步进行，你看本来这 B 超吧，本来就人少还让值夜班，第二天下乡，还得留一个人做两癌，一共四个人，其实特别累。妇女病后来还得走一遍，工作量更大，关键是这两个人对的是两个科室，一共四个人，你还得值夜班，还要家里做两癌，工作量太大了。

访谈者： 对，而且还没有休息，四个人。恩，我知道了：就是他们查乳腺超声还得下乡去，你们彩超还得有一个值班的。

访谈者： 这样就得三个人上班。

护理人员： 对，人根本就分不开，你看我们今年就三个人，三个人值班，再弄一个下乡去。

访谈者： 最好限制一下每天来的人。

护理人员： 你根本限制不了。

访谈者： 超声如果人多的话，两台机子是最好的。

护理人员： 关键是人不够，一共就三个人，一个值班一个下乡，现在如果有台机子谁做呢？

访谈者： 还有别的问题吗？

护理人员： 主要就是人员的事。

访谈者： 你还不错，一个社区三个超声大夫，已经不少了。

检验科医生： 我们现在等于培养一个走一个，进修半年，就赶紧干活。

访谈者： 您什么时候开始做 B 超的？

护理人员： 我是 1989 年开始的。

访谈者： 我们当时就是为了检查培训的效果，真正培训哪有那么简单让你过呢。

检验科医生： 我不是那个意思，以拿证为目的，真是克服困难学习，然后回来就觉得区里没有对这次培训……，我希望市里的跟区里有一个接洽，正因为接洽不到位，所以才导致基层这些检验专业的人对这个宫颈刮片首先不够重视，第二个就是技术欠缺，因为毕竟不是学病理的。

访谈者：今年还看吗？

检验科医生：我今年没有看，因为没有资质，我觉得我考60多分我还挺满足的，我还以为能看呢，结果还是不行，就刚才您说的资源整合的问题，我觉得刮片可以整合，因为不牵涉到人，只拿个片子，我觉得区里边就是这个问题，即检验专业看病理的片子方面，我希望能有一个统一的、集中的、长时间培训，这样，您的工作也好开展，对下边老百姓也是一个优惠，我是有这个想法，我是有什么说什么。

访谈者：你说得挺好的。你对今年的检验增加了阴道分泌物检查，有什么看法？

检验科医生：我们没有培训去。没有人了，有一个休长假，就两人倒夜班，一二一了，所以就没有参加那个真菌、滴虫的培训。

妇科医生：你作为检验专业是不是也应该去查阴道湿片？

检验科医生：刚才我跟老师说了，首先这是专业不符，因为这都是病理专业的东西。

访谈者：我们现在说的是阴道分泌物，但是你们好多人都用试剂盒了。

检验科医生：您说的那个细菌性阴道病由妇科的大夫做。

妇科医生：那是试剂盒的事，你检验专业会不会做这个？

访谈者：清洁度，你们看吧？如果看湿片的时候，滴虫是妇科看，还是你们看？真菌也是你们看吧？这些片子你会染色吗？

检验科医生：是，都看，染色我们没染，我们从来没染过。

访谈者：我觉得对她们培训一下没问题。你说的那个病理细胞学，你学检验专业，真正地快速地将你培训出来是不可能，你得长期坚持，看一段时间，积累几万张片子可能才能真正摸索出来。目前你们区细胞学涂片送出去了，没有让你们这些大夫承担。

妇科医生：我们区以前做巴氏的时候，实际上，她们每个人都得阅片。

访谈者：她也说她看了2000多张片子。

妇科医生：我不知道她们工作有几年了，巴氏她们可以，所以说培训一段时间，她们可以，尤其像她这样基础还是不错的，可以具备这种条件。

访谈者：你参加过咱们正式考试吗？就是考40张片子，4个小时。

检验科医生：考了，没有过，因为那时候考试都是零基础，什么都没做过，TBS是零基础，但是我去妇产医院，王老师说你不会看怎么办？我说那就用巴氏的判断吧，那肯定不过啊。

访谈者： 肯定不过，巴氏早就被淘汰了。

检验科医生： 是啊，就那次培训考了 69 分，还不算，我还跟王老师说，你帮我争取争取，我当时去的时候还是挺看重的，因为就一个名额。

访谈者： 那个机会是很难得的。

检验科医生： 我特别的珍惜那个机会，要不然旁边的博士硕士哥哥姐姐了，我不会考 60 分的。

访谈者： 因为肿瘤医院主任是我们国家国际上都很有名的专家，他讲课你一比就能比出来，和别的老师完全不一样。行吧，就这样吧，若以后再有这样的机会你可以去一下，你说的那个，我们每个月都有一个例会，但是离这儿挺远，你要有机会就到那儿看看。

检验科医生： 一个是远，一个是资质的问题。

访谈者： 你真的拿了那个证，你也只能筛查能看。

检验科医生： 对，我没有这个资格，首先是跨专业，只是做一个初筛，我就希望市里跟区里衔接好了，对下边具备检验能力的人做一个培训，我觉得那个孙老师没来，我觉得她们来后，也会跟我有同样的想法，因为我们每年都交流，真的。

访谈者： 我觉得在区里培训好一些，对他们来说，去市里太远了

妇科医生： 我们病理科齐主任想找她们做长期的培训，但是她们病理科太忙了，都忙得不行，现在就缺病理人员。

检验科医生： 对啊，我去那儿学了三个月。

访谈者： 到时候我们商量吧，要是不行就让大家都去进修，轮流去齐主任那儿进修，她平时看的片子多吗？

妇科医生： 她们这些地区都是自己做的，应该拿 TCT 读片，但实际做的是巴氏。

访谈者： 有巴氏，也有 TCT，但是 TCT 多一些。

妇科医生： 但是，实际上做的是巴氏，这两个看起来是完全不同的。

访谈者： 我们也再找一些片子，但是那个片子确实不好看，专家也不爱用那个，我们可以再找一些那样的片子，让大家阅一下，实际上考试也是考 TCC，让大家看得更清楚一些。

检验科医生： 我觉得还是有些不行，为什么不行呢，是轮流到齐主任那边看，但是他们工作量本身就挺大的，我觉得培训就得集中的培训，就应该是全科的人员一块培训，一块交流，一块进步，因为我去齐主任那儿呆过，肯定不会手把手地带你，因为他们太忙了，没人跟你说，所以说我说脱节就在这。

访谈者：这次我们医院组织的针对病理的培训，您们有人去吗？

检验科医生：没有。

访谈者：没听说，是吧，我们回去再商量一下，不管是从我们那儿培训，还是从你们那儿培训，我们尽量想办法，给大家提供更多的培训机会。

检验科医生：我们也特别支持，因为这是国家的政策，我们就想实事求是地办好，不想走个形式，我觉得那样耽误自己。

访谈者：因为你是检验的，2011 年我们新增分泌物的检测，有关的培训……，今年查到这儿也就差不多了，2013 年，您们在启动之前，我们会有市级专家来做检验的培训，和平时干的还不太一样。

妇科医生：今天，我本想听一下分泌物可行性。

访谈者：分泌物他们都没做。

妇科医生：要是增加分泌物，我们分泌物工作量肯定更大，平时上班都忙不过来，那么一大堆片子，然后染色，阅片，你想工作量得多大啊，质量肯定上不去，看是看，后面，你说看线索细胞，工作量太大，总共 4 个人，有值班的，还有下乡的，值夜班的，还得有人染色，根本忙不过来。

访谈者：专业人员太少。

检验科医生：离区里远，离市里也远，现在根本招不来人，就是人员的问题，工作量太大。

乳腺外科医生：一体检，落下两个月。

检验科医生：我觉得 TBS 资源整合是个妙招，我觉得这个可以实现。还有一点值得提一下，既然是畅所欲言，2009 年，我们眼睛都点眼药水才看了 2000 张片子，现在都是等劳等同，在这方面挺难说的。

访谈者：没有给你们一分钱吗？

检验科医生：都是免费的。

访谈者：一般作为区里面的筛查经费一般先拨到你们医院，至于你们医院怎么分配……

检验科医生：我觉得这个可以提高大家的积极性。

护理人员：一天检查好多人，人来了，我们不给她检查，也不行。

访谈者：还有一个，我们也跟你们院长也商量过，她说你们现在都是绩效工资，一年 6 万元，就只能这么多，超过了这些就相当于违法，例如我们经费可以单拨。

检验科医生：但到我们这儿就融一块了，2009 年我们还没有绩效工资呢，看了 2000 张片子，最后不点眼药水，眼睛都看不清了，就给了 100 块钱。

护理人员：超声检查的人是最多的，最累了，每个人填表就没事了，而我们这个腋窝等部位都扫。

访谈者：我们真的很理解，我们专门为这事做了相关的调研，我们也跟卫生局提了一些建议，就想在后面标注下，在资金分配的时候，拿出30%用于筛查劳务。

护理人员：应该规定检查一例多少钱，如宫颈刮片多少钱，超声多少钱，但是财政拨的时候，整个都拨下来了。

访谈者：我们也跟卫生局提出这些问题，卫生局也问了财政，大家都是拿工资的，就不能再额外给钱，我给你经费就是用于筛查。重大的公共卫生项目，就跟日常工作是一样的，也是大家要干的工作。

检验科医生：以后，发展越来越好，惠民政策越来越多，如果老是按照等劳不等同，肯定积极性就没了。

访谈者：我能理解，如果这事放在我身上，你让我干一天两天还可以，但如果长年累月让我这么干，我肯定也受不了，这个事我们会继续向上反映，我们认为最好是在方案里明确，比如，30%～40%都是住院费用下发，到时候，卫生局或者财政会有联合调查组，到下面基层来调查真实的情况，经费不发是不行的，到时候会查经费如何使用，但是真正能不能实现，咱们还得再看，因为费用会严重影响筛查质量。

护理人员：不是整个社区部门都参加两癌筛查项目，所以大家感觉心里不平衡，你也是绩效工资，我也是绩效工资，凭什么我的工作比你的多好几倍，这就不公平。

超声科医生：两癌筛查填表，人家可以派5～6个人填表，填完就没事了，我们超声科压根吃不上饭。

访谈者：筛查经费方面，每个单位也不太一样，有的区县是可以作为人员费，就是你查了多少，我基本上按照一个人多少钱给你，每个单位不一样。

超声科医生：其实你们医院有正式人员，有非正式人员，但是卫生局的这钱是一个问题，另一个就是改善一下工作状况，只要不是钱，什么物质都行，物质主要是用于补偿的。

检验科医生：其实我们不是说非得要求有多少，就是心意，要不然真的积极性就没了。

超声科医生：以交流、互动的形式，让你的科里科员感觉你在关心她，也可以以物质的形式犒劳一下他们。

检验科医生：你知道我们怎么犒劳我们的员工的吗？自己掏腰包，真

护理人员： 我们就是干活，上边一句话布置下去，我们就只是干活。

检验科医生： 真的，您知道那年 2000 多张片子，我们俩人是怎么看完的。

访谈者： 现在这种问题挺多的，各区县都会有这种情况。

妇科医生： 我敢保证，看片子的公司也存在这种现象。

访谈者： 它一共才多少人啊，却承担了咱们全市近 1/3 的量，你得抓紧时间盯他们一点，如果管得严一定点，它就可能做得更好一些。

妇科医生： 说实话，我们也人太紧。

访谈者： 这确实是现实问题。

超声科医生： 我没什么说的，大部分都说了，主要是人员的问题，也说完了，然后再说说我们这个机子吧，基层医院这个机子配置都比较低一点，就是在这么大工作量的情况下，漏诊的应该挺多的，所以这个挺令我担心的。

访谈者： 是什么机器？是专家版的吗？

超声科医生： 没有，最初没有，是 2005 年进的，版本挺低的，应该是最低的，是加彩的，这机子最近老出现问题。

妇科医生： 领导说给你进新的了吗？

超声科医生： 按照计划，2012 年配一台新的，年底之前应该能配到位。

妇科医生： 两癌经费干不了别的，买仪器总可以吧。

检验科医生： 我们的显微镜看起来可费劲了，能不能提高一点？确实不行了，已经用了 20 多年了。

访谈者： 显微镜便宜，好的一万多块钱，下次去他那质控的时候就说那些机器不行了，确实不行了，20 多年了。

超声科医生： 咱们请专家指导的时候，都说我们的 B 超机子不行了，上级领导都不来我们这儿会诊，我们机子版本太低，本来在医院病例见的就少，技术不怎么样，机子再不行，差距挺大的。

妇科医生： 我是妇科的，主要负责检查、登记、追访，现在乳腺也由我们负责，我们每年都进行妇女病检查；计划生育 2 年一次，作为长效机制；再有两癌筛查，共三项工作，工作量比较大，我们人员太少。再就是时间安排的问题，四月份两癌筛查刚下文，妇女病就催得紧，这就挺矛盾，而且人员又少，我没有那么多人员，今天干妇女病，回头计划生育再查一个，两癌筛查再查一个，我哪有这么多人啊，时间安排也是挺紧张的，再就是一级医院条件就是差，要是改成 TCT 会好一点。再一个就是随访，为了追访，我没少挨骂。为什么挨骂啊？就是咱们把人查出高危，建议她去做阴道镜，阴道镜免费，咱们甭管动身上哪一处东西，你最起码血液等得检查吧，血液、梅毒、艾滋、乙肝这些都得查，做病理还得做活检，得花一笔钱，查了半天，医院告诉病人没事，我们追访时，没少挨骂，说你们干嘛呢，一查查遍全身，都没什么事，让我们白花两千多块钱查，你们是不是串通好了啊，我们没法解释，我们只能跟她说，阴道镜是免费的，其他的肯定得自己花钱查，我们只能这么说。为了追访，没少挨骂，她们感觉白花钱了，你让人家查人家不查，还得挨一顿骂，我们心里也不平衡，所以追访也太难了。

访谈者：没有人直接给他们返吗？他们干吗自己去就诊呢？

超声科医生：能返一部分，就做阴道镜了，能全部返回来，但是，乳腺可能就返一部分，钼钯做完了，没问题，人家就走了，不回乳腺门诊了。

访谈者：不行，就放在钼钯那块呗，要不然病人都走了，还得让他们再追访，您刚才说的阴道镜检查，从全市来看，大兴是要收费的，东城有一家医院要收费，其他医院都是免费的，我们也是跟北医、人民说过，术前不做其他检查，因为做阴道镜是无创检查，除非你取病理，确实是有问题的。但是，现在都是一个人一个包。

超声科医生：在二级医院，比如门诊来做阴道镜，都是按照这个流程走的，所以我们干涉不了这些医疗机构，我们可以从市里建立一个规范，或者规范术前化验为多少钱，或者哪些项目能查，其他的项目就不要查了，或者是直接不查。

访谈者：整个筛查下来一共 200 多块钱。做那么多化验，查这么多项目花很多钱，毕竟梅毒、艾滋都是少数，实际上，上次质控的时候，我们已经提出来了让他们不要再让病人出钱检查了，确实给病人增加很多负担，而且如果查得话也得给病人说清楚，签个知情同意再查，我们在市里不要求她做这些检查，其他区县也都没有做，直接做阴道镜检查。现在这个病人也不太理解，查完了之后又打电话，他就想：这是什么意思，同时，还得注意病人的隐私等，咱们之所以加了一些后续的诊断，就是想减轻大家追访的工作，我们原来想，所有可疑病例建议病人到上级医院做诊断，诊断医院直接把结果用电子或者纸质版的反馈回来，这样追访工作量就减少了，除非那些没做的，还需要你继续追访。

妇科医生：有的病人我们建议去县医院、妇幼，有的不相信，直接就去北京妇产医院那些诊断机构诊断。

访谈者：这样的毕竟是少数，需要自己花钱，咱们也不能拦着，这样的只能靠打电话追访病人结果。

妇科医生：好多人都去市里查。

访谈者：因为这边离市里比较近，如果有的病人去人民、北医、北京妇产医院等，也没关系，实在追不出来，因为这些都是需要病理证据的，他自己可能做完了，如果真是癌，可能家里人瞒着她，她可能也不太清楚，如果遇到这种问题，您可以全区统一给我们列出一份单子，由我们来找那些医院的病理结果，也是可以的。能不能把追访给地段呢，他们又做妇科、又做追访，工作太多了。

妇科医生：ASCUS 以上的追访，妇科的人追访能说清楚，我们乳腺追访也要求乳腺专科做追访，如果保健人员追访，他能说什么啊，很多的东西说不到位。

访谈者：给病人解释不清楚，可能引起矛盾。

妇科医生：将来应该给他们加点追访经费。

访谈者：追访的部分，我们做了，给财政砍下去了，但是各区县都自己做了，朝阳、怀柔、顺义都将追访做到财政中了，朝阳好像追访费用还很高。

超声科医生：其实就在于活怎么干，真正干了活拿不到钱，就是怎么干活的事。

访谈者：实际上，我们最初想，如果医疗机构都能连上网，不管他去北京的哪一家医院，不管是市里的医院还是你们区里的医院，结果会自动显示出来，这样就省好多事，这到底能不能实现，大家可能对二期期望太高。

妇科医生：整个区县一级医院全上这个系统，压力很大，人家也得查完后登记、录入人员的工作量也很大，我们也很理解。

护理人员：咱们不能给人家说漏了，咱们压力别那么大。

乳腺外科医生：负责乳腺手诊，来我们这边检查怀疑的，建议他们到上边医院做进一步检查。再一个，有的老百姓不理解，嘲笑我，一个男的做乳腺手诊，有很多人不理解，尤其 30 多岁的人一看是男的不做就走了。

访谈者：科里有男同志吗？

乳腺外科医生：都是男同志。

超声科医生：能不能先做乳腺手诊，再做超声，你觉得能行吗？

乳腺外科医生：有的不理解，有的不查这个，直接奔超声去。

访谈者：手诊存在大部分漏诊，专家才是 60% 的准确性，平时接触的不多，漏的就更多了。

乳腺外科医生：咱们一天查那么多人，我觉得查得特别多，细到那种程度，没法弄。

超声科医生：很多人直接去超声，当然正常的特别多，查出异常的比较少，我们这批还查出 1 例乳腺癌，能不能让有些阳性的人来做 B 超，这样可以缓解一下压力。

访谈者：这个是不可能地，其实按照 WHO 的规定，乳腺筛查应该是乳腺钼靶摄影，但是咱们不可能每个人都拍这个片子，如果说国家投了钱，咱们哪去做啊，咱们全区就两三家可以做的，转诊都做不过来，所以咱们现在选择了乳腺超声，又增加了乳腺临床手诊，实际上乳腺手诊就是把把关，真正筛查的目的是筛出早期癌和癌前病变，手诊基本上是做不到的。

乳腺外科医生：有的说，用冷光照照得了，不愿意做手诊。

访谈者：你怎么看冷光。

乳腺外科医生：我觉得冷光没啥用，小的肿物根本看不见。

访谈者：根本就没用，就是糊弄人的。

超声科医生：有的老百姓看到机子，可能就相信你。

访谈者：这个可以，但是不能用冷光代替手诊，这是不允许的。

妇科医生：咱们超声的也提个建议，现在妇女病普查还用红外线，将来普查我们也用乳腺彩超，大家觉得可行不可行？

超声科医生：关键是下乡的时候，拉着机子根本去不了。

妇科医生：刚才就如韩主任说的，冷光查了就跟没查一样，没有什么区别。

乳腺外科医生：只能手诊，带机子下乡太不现实了。

访谈者：乡镇最远的离这儿有多远呢？

乳腺外科医生：挺远，离这里有十多里地，在医院体检，人家远了就不来了，筛查率会很低。

妇科医生：我们要村村转，主要是承担的太多了，不只是妇女病一个项目，还有计划生育长效机制、两癌筛查，老年病等，我们老撞车，老年病和两癌体检时间挨着，计划生育和妇女病没准会挨着等。我们现在乳腺检出率和宫颈检出率都太低了，绝对打折扣了，主要是现在我们承担的工作太多了，我们的精力是有限的。

访谈者：我们现在正在考虑，在一个区县设一到两家医疗机构为筛查机构，不管以体检队的形式，还是常年这么查，现在宫颈癌、乳腺癌的阳性检出率都太低了。

护理人员：你想做 100 个，你拿过来临床的片子谁信啊？谁敢信啊？我们自己都不敢相信自己，更别说老百姓了。

访谈者：两癌筛查没有要求你一个月或者集中在这一段时间里完成。

妇科医生：但你有别的工作，有计划生育长效机制，有妇女病，有老年病，我下乡六个月，我还干不干别的工作啊。

护理人员：那年妇女病体检的时候，我们一天查 200 人，我们就在半间小屋里给他们做 B 超，我们都喘不过气来，真的，老百姓挤着不让出去，中午饭都没法吃。

超声科医生：现在情况显示：如果想拉长战线最好来医院查，但到医院查肯定会降低筛查率。

护理人员：我们这儿有 55 个村，一个星期一个村，我们安排一下，让她们上医院来，我们不下去。

妇科医生：但是，参检率肯定低。

检验科医生：我们准备放弃 TBS，大夫看乳腺是本专业以内的事，但是我们是检验专业的。

访谈者：卫生部马上就下一个文件，不是谁想看就能看的，都要求病理专业的医师来看。

检验科医生：我们是检验的，我们没有处方权，所以我们就想到放弃了，说实话，我们都不想看了，因为专业受限。

访谈者：病理会局限在一些人身上，不是所有的人都能看病理涂片。

检验科医生：检验和病理好像"绝缘"了，我们自己都不相信自己，都是通心病，更别说老百姓了。

访谈者：大家还有没有其他问题？那就谢谢大家，今天反映的问题是全市共性的问题，刚开始也都给大家说了，我们目的就是把我们的工作做得更好，不能说为了完成这个工作，给大家增加了那么多工作量，大家应该通过这项工作，对自身的技术水平有所提高，在钱的方面，虽然说钱有点俗，但是离开钱是不行的，我们还会继续跟局里反映，收集这些信息后，通过整理、汇总，我们会给相关的领导汇报，尽量给大家解决工作中遇到的困难，如果解决不了，这些问题同样会反过来影响筛查工作，谢谢大家。

某区妇幼保健院服务人员小组讨论录音整理稿

讨论时间：2012 年 1 月 13 日

讨论地点：某区妇幼保健院会议室

参加人员：检验科医生、放射科医生、病理科医生、妇产科医生、乳腺外科医生、超声科医生、妇科医生

访　谈　者：×××

记　录　人：×××

小组讨论录音整理

北京市两癌筛查从 2008 年开始试点，2009 年在全市推开，2011 年又新发了一个红头方案，准备形成每两年一个周期的长效机制，在座的各位都参与了两癌筛查工作，结合我们在北京市科委申请的一个课题项目，就是对北京市两癌筛查做一些评价，今天到该区的目的是了解一下领导层面对两癌筛查的意见和建议，更主要的是了解各位亲身经历两癌筛查工作的医疗服务人员的心声，并进一步了解各位在两癌筛查过程中所遇到的问题和困难，并希望各位开诚布公地提出自己的建议和意见，以便于今后进一步完善两癌筛查工作流程。下面咱们各自介绍一下自己及在两癌筛查过程中承担的相应的工作任务。

超声科医生：我是超声科的医生，这两年我没有亲自参加两癌筛查的具体工作，主要负责两癌筛查过程中的组织、管理工作，我现在有一个疑问，就是乳腺癌筛查需要上岗考试的，其实我们也是在做乳腺癌检查方面的工作，上岗证主要是培训后通过考试后取得的证书，我相信别的医院也遇到过这样的事情，年轻大夫培训完了，去参加考试，考回来的结果：技能为基本合格，基本合格就是不合格，就不发证，这样就特别影响我们日常工作，因为每个医院的超声科是最忙的一个科室，我们希望能有更多的人达到标准，筛查的目的就是不给老百姓漏诊了，让更多的医务人员投入到筛查工作之中，考试标准卡得那么严格，其实参加考试的年轻大夫不做两癌筛查工作的时候，他们也是干这个的，他们也从没漏诊过，考试证卡得严格，我们这边年轻的大夫不让通过，下边的卫生院这样的事就更多了，人都通过不了，筛查工作让谁去干呢？考试时表现挺好的，回来告诉我说基本合格，我就特别不理解基本合格到底是一个什么概念。

访谈者：基本合格有两种情况：一方面是理论片子的考核及格，但操作不合格，另一方面是理论片子考试不及格，操作合格了。实际上，如果严格要求的话，会有更多的人拿不到这个证，我们还是考虑了基层技术人员存在着一些具体的问题，如果考试结果为基本合格，一定是她本人在考试过程中存在某些的问题，因为考试的大部分人能够通过考试。

超声科医生：我听那些去考试的大夫说，下边卫生院的 B 超大夫也一块去，考回来的结果为基本合格的特别多，如果卫生院就几个人的话，没有证就不能工作，那怎么办呢？就只能四处借人，哪个医院富裕这么多人借给你呢，你说让不让这些人干？相信肯定是干，我说实话，绝对有考试结果为基本合格的、没有证的人从事乳腺癌 B 超工作的，没办法，像我们医院从事乳腺癌筛查工作的人多，没关系，来一批老百姓，我可以派两个人去检查就可以，下面卫生院的年轻大夫们就不行，我相信肯定有没有证的人也干的，没办法，向哪去借人呢？

访谈者： 我觉得您刚才已经说了，大家都很明白这件事，两癌筛查的目的是筛查出异常病变的患者，不要漏诊，如果考试的大夫当着专家的面扫查不是很规范的话，在日常工作中就更不规范了，一定会有一个考核的标准的，基本能合格的人都有一些问题，不是有这样的问题，就是有那样的问题。

超声科医生： 我不理解基本合格的意思，年轻的大夫们都经过培训了，要不然就不合格，怎么会是基本合格呢？

访谈者： 基本合格还可以再考，说明他的基本理论是过关的，经过在本医院或者其他医院进修，过一段时间，还允许你再考，如果是不合格，就说明实在是太差了，基本上就不能再考了。

超声科医生： 我们得不到这样的信息。

访谈者： 大型仪器上岗证跟这个是不一样的，实际上，我们还没有要求拿仪器上岗证，要是要求的话，很多人连考试的资格都没有。比如基层，肯定没有这个，实际上是不允许考试的，我只是跟大家说一下，2008 年、2009 年用乳腺超声筛查的乳腺癌的检出率是 46/10 万，按照发病率来说，应该是 68/10 万，咱们检出率相当于患病率，现在连发病率都没有达到，这就证明一定漏诊很多，所以，我们以后对乳腺超声证的考核会越来越严格。

放射科医生： 大兴区妇幼保健院放射科，在两癌筛查过程中主要从事乳腺钼靶的工作，我根据在我们单位的工作经验提以下几个问题。超声检查完，有问题的再做钼靶，大兴区只有妇幼保健院和县人民医院有钼靶机子，所以，我们两家医院是在针对全区开展的，筛查工作从 6 月份一直安排到今年的 11 月份。我们跟县医院的钼靶不完全相同，我们钼靶和 X 线胸片放在一起，所以，我们的门诊量很多，工作压力很大，门诊的安排存在一定的困难，两癌筛查能否安排在一个时间段里，别一筛就半年，一个因为我们门诊不好规划，再一个我们还有别的日常工作，所以希望筛查时间有个限制，有利于安排工作。下边转诊也能及时一些，有的老百姓的转诊都已经拖了好几个月了。

访谈者： 时间的安排需要区里来统一协调，我们市里没法具体到区里甚至医院里的具体的筛查时间段，这需要区里根据以往的筛查经验来具体协调筛查时间期限。

放射科医生：我还有一个问题，现在区里只有我们和县人民医院进行钼靶筛查工作。两家太少了，仁和医院也有钼靶，应该也可以做，这涉及门诊量大，很多病人只能预约，有的病人6月份就筛查可疑病变，预约到12月份，除非是高度可疑的病人，来了就马上做钼靶，按照正常预约得到12月份，本身是两癌筛查，预约这么长时间，有的病人就说：你给我耽误了怎么办？我们现在遇到好几起这样的事件了。

访谈者：你们是每天都做钼靶吗？

放射科医生：每天都做，从周一到周五，只要转诊上来，我们就做。

妇科医生：某医院有钼靶，但是没有上报，现在每天都有预约，其实还需要多家筛查和诊断单位。

放射科医生：对，我就是这个意思，多家筛查和诊断单位，同时规范筛查时间段。

访谈者：如果区里面还有其他医疗机构具备筛查、诊断资质，北京市会组织一些专家来考核，包括对机器、人员的技术水平的考核，必须通过后，才能进行两癌筛查诊断工作。因为大家都知道两癌筛查就是检出可疑病例，不能老百姓没有问题，你用机子一照，却出了问题，对乳腺癌摄影这方面，我们还是比较慎重的，我们会请专家用模体检测机器，看看是否符合标准，真正的细小钙化能够查出来，又不至于造成射线的伤害。只要咱们各区有需求，我们可以再请专家。

放射科医生：还有一个问题，各医疗机构乳腺超声的检出率很高，我能理解，乳腺癌的超声检出率要高于发病率，但是实在是太高了。对于我们钼靶这块增加很大工作压力，宁可多做，不能漏诊，但是，也不能来一个就做一个，不但增加钼靶的工作量，而且也不科学

访谈者：这个和超声仪器、人员技术水平等都有关系，基层有的医生看不出来，或者特别微小，基层医生不敢说没问题，万一给人家漏诊了呢？这个与医务人员的经验积累有关系，如果诊断出来没问题的，可以返回去，下次他就知道这样的情况不用诊断这么高的级别了，这个可能也是一个逐渐积累的过程。

放射科医生：病人来的时候，转诊单子上就写着：乳腺增生，病人就拿着转诊单来了，也没什么家族史、高危因素，来了不给做，还不行，我们做钼靶的也很清楚转诊的诊断术语，有时候，也很无奈，病人自己也说，大夫也说我没事。所以我觉得应该加强培训，超声我不了解，钼靶这方面，对机器和人员都进行检测，希望超声也能够规范起来，要不然工作量太大。

我觉得两癌筛查是件好事，不要到最后成为基层的一种负担，大家没有积极性了，就起不到两癌筛查的效果了。

访谈者：虽然彩超仪器没有钼靶要求那么严格，我们也进行质控，必须具备最基本的条件才能够从事乳腺 B 超工作。

乳腺外科医生：某医院乳腺门诊，因为乳腺癌筛查只是我工作中的一部分，在工作中，我能看到不少乳腺癌。我问她参加过两癌筛查吗？常规我都会问一句，以防她做过一些检查，病人要不然说：我忙，我没去，要不然就说我户口不在该区，没有人通知我；或者说通知筛查的那段时间我出差了，在外地，就没参加。还有一些农村的，我常规问一句：有没有参加过两癌筛查，病人说我们大队每年都查，我问怎么查的，病人就说，就拿着小灯照照，那应该是红外线检查。

访谈者：现在体检也有红外线检查的，应该是计生委的体检，不是两癌筛查。

乳腺外科医生：我知道筛查有一个年龄段，那些患者都是在这个年龄段之内的，所以，我想是不是下边自己将彩超变成红外线了。

访谈者：这个不可能，两癌筛查是不会的。

超声科医生：妇科做的检查全年做好几样，黄村医院在我们这边进修的年轻大夫，隔三差五地回去体检。

访谈者：您说的可能是大队自己组织的，或者是计生系统组织的，两癌筛查不包含在里面。

妇科医生：您可能不了解基层的情况，每年都有妇女病普查，有的单位着急，先做妇女病普查，紧接着是体检，计生的已经进行两轮了，我们两癌筛查才开始开展，很多老百姓已经查两次了，就不来了。

乳腺外科医生：这样市里应该与计生整合一下，一个老百姓查一次就不用再去了，再一个，整合后，医生不用反复检查，查一遍，再查一遍，工作量就不这么大了。

访谈者：我们也很想跟计生整合，但是计生不愿意与我们整合，因为他们是一个全身的体检，实际上整合起来也很麻烦，有的区县整合过，一个人要填好多好多的表。我们最初制订方案时，就先征询了他们的意见，我们说，可以把数据免费给她，其实她们也依赖咱卫生系统帮她查，计生是没有这个资质查的，即便这样，他们也不愿意与我们整合，他们嫌咱事太多，既要管质量，又有这样那样的要求，他们是为了完成任务，但有些妇女病复查，还在用红外线，包括一些单位体检的时候还用红外线。我想，以后，在宣教方面，我们会更注意一些。

妇科医生：两癌筛查是国家拨钱，妇女病普查国家不管，是自己出的钱。

超声科医生：有的居委会通知到位的，来参加筛查的人就多，通知的不好的，就有好多人不来。

乳腺外科医生：医院不可能无限期的筛查，可以延迟一两天等那些有事没在筛查期间筛查的人，拖时间长了，很影响正常工作。

超声科医生：咱区的两癌筛查是按居委会查完了之后，最后有两天用于补漏。没有那么严格，通知你今天来，今天没来，改天来了，就不给检查了，但是有的病人不知道，可能是居委会宣传、教育不到位。

乳腺外科医生：有的病人来说，居委会通知我的那段时间，我那段时间没来，现在来干脆自己掏钱做个体检吧。

访谈者：您说的是一个很现实的问题，我们也想办法解决这些问题，建议各区县相对固定1~2家筛查机构，这几家机构全年无论任何时候，就跟常规工作一样，病人随时来，随时检查。当然这个模式也在摸索，是不是今年一定实现，还得看各方面的条件是否具备。

乳腺外科医生：在我这个层面能看到各个单位拍出来的钼靶片子，差别很大，有的钼靶片子白花花的一片，啥也没有；有的钼靶片子非常清楚，包括它的一些纹理，小结节等，同样都是定点机构，但是差距挺大，其实，我觉得机子水平差距很大。

放射科医生：在筛查过程中，机子还是起了绝大部分作用。

访谈者：数字的和胶片的还是有差距的，你们现在还是数字的吧？

放射科医生：水洗的，效果很不好。

妇科医生：下次有问题，一定要反馈给我们，要不然，我们也不了解。

访谈者：对，应该及时反馈，如果需要，我们组织专家进行考核，机子实在不行的话，看看是更换还是……，但实际上，胶片的效果也是可以的。

放射科医生：不能全依赖机子，还跟筛查人员的技术水平有关。

超声科医生：两癌筛查对女性来说是非常有意义的，筛查参与率低还有一个原因就是女人没有把自己重视起来，自我保护意识不高，宣传教育还需要进一步开展，哪怕就像那种狂轰滥炸的广告片子，就要让老百姓多看。我就感觉有些患者很轻视自己，街边的小诊所也敢去做人流，她们对自己生命的价值评估太低，今后要多做宣传，不断提高她们的保健意识。

妇产科医生：妇产科，我觉得前边说的宣教挺重要的，前几天我们刚发现一例卵巢癌晚期，在检查的时候，发现她没有盆腔B超，但是内诊可以，患者自己都不知道；现在发现都已经晚了，还有一个就是时间的问题，要么就来的人很多，特别忙，有的时候去就没几个人，我觉得来的时间应该安排一下，不要太集中，太忙，容易漏诊。

访谈者： 这可能与不同社区组织有关，组织的好，去的就多，尽量限制一天查多少人，查的人太多了效率也会降低。

妇产科医生： 而且这帮人还特别的横，排队的时候，有时候还可能打仗，还得解决半天。

访谈者： 社区的人没有跟着过来维持秩序吗？

妇产科医生： 一般没有，都是自己来，反正我去调节的时候没有人维持秩序。个别社区有来的，来了也不管事就到那边一坐。

访谈者： 居委会现在确实也承担了大量的工作，他已经通知了，通知周四去，可能周三没事，顺便就去了，这样的事情确实也有可能。

妇产科医生： 我是大兴户籍，没有人通知我去参加筛查。

妇科医生： 文件里明确写着有体检单位的，不包括在两癌筛查范围内。

妇产科医生： 我也没接到电话。

访谈者： 虽然要求是入户通知，但是基本上居委会贴通知，自己去看，很少居委会能够做到位。

乳腺外科医生： 现在我在的小区，居委会挨家挨户地打电话去领垃圾桶，有时候接不到，他们能打 5~6 个电话，通知去领垃圾桶，为什么这种的工作就能通知，两癌筛查这样的工作就通知不了？

访谈者： 实际还是与督促、监管有关系，这个估计有人查他们，必须通知到。我们一方面从卫生系统做宣教，另外，在北京市文件里明确规定妇联负责宣教，今年，我们将首先做一个大规模的宣传，各区县也会相继开展宣传工作，但是大兴好像今年不做，两年一个周期，大兴今年已经做得差不多了。

放射科医生： 大兴县医院放射科，关于月经期的问题，有的时候，人特别多，一开门就来好多人，现在筛查的时候，每个人都要问她的月经期，咱们有一个三联卡，我希望能在三联卡上注明一下，知道的，自己明白，不知道的，在下面留一个电话，或者实在不明白的，来这边，我再给您解释一下，要是每个人都得解释，一天来 20~30 个人，一个人一天根本忙不过来，这得费多少唾沫啊。还有，两癌筛查的时间范围是多少，两年内的还是一年内的包括在筛查时间段内呢？咱现在是 2012 年了，2009 年或者这之前的单子还算不算在筛查范围内，我还给不给免费检查？

访谈者： 这个应该有规定，2009 年肯定不是，2009 年咱钼靶还不是免费项目。

放射科医生：我不知道人家从哪里弄来的，我该不该给人家检查，我让人回家去，人家有条，到现在为止，每天我们都给人家查，我们还有日常门诊呢。

访谈者：钼靶应该是筛查可疑病变，患者才到您那边确诊，在筛查时间段内的。

放射科医生：我们就没有收到截止日期，来就得给查。

放射科医生：确诊截止日期在十月底接着又往后约，一直拖现在，后来王主任说，听卫生局，到现在卫生局也不给个信，拖拖拉拉到现在，人家拿着条，到底给做不做，不给做就跟咱这边的打架。

妇科医生：明年两癌筛查可能就不开了，借着这个机会，我说一下，是这样，今年筛出 2000 多高危患者，前边 1000 多例，还有 1000 多人没做呢，让筛查机构追访，前期追访的不到位，因为追访要求达 90% 以上。

放射科医生：也不是说患者没去照，其实他们照了之后，我们告诉他们把结果反馈给筛查单位，但是他们不反馈，这是一个问题，他们查了，但是他们不反馈回去。还有一部分是不查的，告诉我说，我 5 月份筛查的，在区医院预约排到 9 月份，我有医保卡，我刷卡在这边自己花钱查一下；这些人还是对自己比较在意的，问我：拖着四个月，会不会出现什么不好的变化。还有的人去市里的三级医院检查。

放射科医生：我觉得每个医院都存在这样的问题，我在县医院就遇到两例这样的情况，说实在的，4 个人管全区的钼靶检查，又管照片，还得管诊断，肯定得预约到 3~4 个月，预约时间长，有的人在意自己，就到别的地方花钱查了，而且我们的门诊每天 60~70 人次，非常忙，所以说，压力挺大。我在想，我们单位加不了人的情况下，怎么办？我们接诊还是不接诊？接诊真是有难度，不接吧，这也是咱们妇保所的一项任务。放射科操作要求不是那么严格，能不能在基层的放射科，培养一批技术员，忙的时候，他们可以来帮忙。

访谈者：可以，忙的时候，他们可以来帮着照照片子，您找几个技术员学一学就可以了，您可以跟朱院长建议一下。

放射科医生：要是那样的话，我们的效率大大提高，我觉得只要大夫不笨，学习一周就可以成熟，很简单，基层的放射科有很多人没有具体的任务，这时候调到上边来学习，忙的时候可以来帮忙。

放射科医生：我觉得可以，但是，我们科现在 4 个技术员中有 3 个怀孕的，就剩我一个人；两癌筛查的时候，可以把基层的技术人员掉过来帮忙。

访谈者：其实他们还可以来免费进修学习，技术员就有一个放射人员工作证，所有放射科的人员都有证，没有证不能上岗工作。

放射科医生：我觉得这也是基层人员学习的好机会，也为患者节省时间，同时，也使我们的工作效率大大提高了。

访谈者：基层人员经过培训后，上岗之前，你也得考考他们，把一下关，看看他们是不是合格。

检验科医生：大兴区县医院，主要负责检验方面的工作，我们把筛查这方面的工作给体检中心了，同时，钼靶检查的工作也在体检中心。所以我从两个方面说一下。

首先，我们这边没有进行培训可能没通知到我们，我看到通知的时候，已经培训完了，所以没培训，今年，我们就根据自己的经验把这项工作干完了。所以，我就希望以后培训的时候通知一下我们。这方面的问题，我们还可以进一步沟通，可能是我们衔接的不好，培训都是社区去的，因为他们管筛查，但是工作是我们干的，所以衔接没衔接好，等干工作的时候，我们一头雾水，不知道怎么干，就是凭着 20 多年的经验，把这点工作干完了，所以，我认为需要进一步加强检验的培训。再一个，我觉得岁数大了，还可以干一点，现在年轻的已经干不了了，现在干片由病理科看了，湿片由大夫看，现在，我相信检验科的年轻人不会看，宫颈刮片是他们看所以这方面也应该加强培训。今年没参加培训，我们就这样干了一年，其他科，如外科、妇产科等 2009 年参加过一次，问题应该不太大，主要是检验科，还需要加强培训。

关于确诊方面的内容，我很同意各位主任、老师的说法和建议，还有，前边说的两家医院承担这么大的工作量，虽然钼靶分到体检中心了，但是，一上午我们要做 150 人的体检，钼靶检查上午约 20 个人，文件上说，每周我们用于两癌筛查工作的时间不得少于两个半天，我们周一到周四开展筛查，因为主管这工作的王莹，周五要上课，所以，由她周一到周四完成这份工作，可能最后妇幼的机器坏了，最后，参加筛查的人群一下子压到区医院了，最长的时间约到 3 个月，正好王莹在这期间又把腿摔折了，之后，在家里休了一个礼拜，最后实在不成了，她爸妈接送她上班，最后拄着拐也得把这份工作干完了，拐都磨破了，嫌坐轮椅寒碜，其实病人觉得我预约了这么长时间，还对你有意见呢，所以，还是多两家医院开展筛查工作比较好，要是这样下去，你就包括周六、周日，天天做，也完成不了要求的 30% 的指标。随着两癌筛查的开展，参加筛查的老百姓肯定一年比一年多，我们不是不管，为什么搁在体检中心，有门诊的病人做钼靶的不多，一天一两个病人，但是，一旦到春天，体检中心一上午至少20个人，春天单位体检的多，所以也挺忙的，挺辛苦的，诊断组这边的大夫还负责着体检中心的透视，而且他上午150个人的体检，下午干那个，李大夫是诊断组的，下午还得回放射科，他每天7：30上班，下午还得盯那边的班，下午五点下班，却有没任何意见，所以他们确实挺辛苦，挺不容易。

所以，多组织几家医疗机构开展筛查，相互分担一下，从六月份到十月份，总共检查了1300多人，现在还在持续，真是不容易。所以，有机会，我得跟您说说。

访谈者： 真是挺令我们感动的。

检验科医生： 王莹这孩子真是挺不容易的，她需要俩屋子跑，做完还得去隔壁屋子按时洗片子，后来，我多给买了俩盒子，让她多检查几个病人再洗片子，腿走路不方便，不要做一个洗一个。

访谈者： 如果明年还是咱们这些单位开展两癌筛查工作的话，我们会组织专家到大兴来专门组织培训，包括如何接片子等，在您单位或者在妇幼，全市的培训基本上开始是理论培训，然后是到各区县进行培训。还有一个有关人员、仪器设备等，我们会跟区里继续协商，如果咱们区还能选出其他的符合条件的机构，我们会组织专家来考核。

检验科医生： 还有一个就是衔接这块，开会时社区开，工作由我们干，前期的事情我们都不清楚。

妇科医生： 我们将培训的通知发给每个医疗单位的医务科，由医务科来进行内部协调，还有县医院的医务科没有派人参加培训，我们一般通知相关部门来参加培训。

检验科医生： 可能通知社区了，他们管组织，开会、培训是他们去的，不管哪个层次的，我们只是参加了一个信息方面的培训，是我们的一个工程师和实习的学生去的，因为在筛查的过程中要输入信息。别的什么也不知道，就知道哪天干活，最后我们还得自己去医务科协调人，人家还不管了，虽然是一个部门，但是分开的，却分不清楚，比较乱，所以衔接这方面不是很好。他们发通知不是电话通知，老是邮箱，我没习惯看邮箱，我就看医院的通知，不看邮箱等我看到的时候，培训已经结束了。

病理科医生： 大兴医院病理科，主管宫颈刮片，现在我们大多数用传统的涂片，TCT做的比较少，有的时候固定的不及时，细胞有蜕变，再一个，涂片的时候，我让他们能涂的就帮我涂上，但是一个涂片那么长，从这头涂到那头，我们挨着一个一个细胞找，实在太费劲了，TCT要求一张片子要看6分钟，那张涂片我不给看吧，太给我了，我看吧，太浪费时间，所以我觉得可不可以规定一下图片的范围，比如中间的 1/3，找起来比较方便一点，我觉得 TCT 要比传统刮片好一点，但是全部改为 TCT 也不可能。

访谈者：主要是费用的问题，有些区县已经改了，朝阳、海淀、顺义、怀柔区财政投钱，只要你们区财政投钱同意，咱就可以改。巴氏 20 元，TCT150 元，差距还是挺大的。

病理科医生：还有，在活检方面，病人虽然检查了，给她 ASCUS 或者非典型鳞状细胞的结果，她们不明白，可能大家也很忙，给她解释不清楚，懂的人可能会查，不懂得人，妇科没有症状的，自己就不愿意去检查，所以，还要多做宣传，提高人们的自我保健意识。

妇产科医生：大兴医院，妇产科，负责阴道镜方面的工作，我们大概从 5 月底开始接收宫颈刮片有问题的，做阴道镜活检，门诊压力特别大，为这些病人开通一个绿色通道，只要是两癌筛查的病人，不管挂的号多靠后，我们都先给她看，阴道镜需要提前预约，我们有原来的每周阴道镜检查开一次，到后来的 2~3 次。现在存在随访的问题，两癌筛查有问题的，需要到我们这边做阴道镜的，一直没有做，我们给她打电话，她觉得平常没什么症状，应该不需要做这些东西，因为特别麻烦，需要老打电话催她过来做阴道镜，所以还需要进一步加强宣传的力度。还有就是有几位患者说她最初做的巴氏是没有问题的，但是最后又告诉她刮片又被发现问题，需要做阴道镜检查，她觉得最初告诉我没事，过几个月又告诉我有事，我觉得对筛查诊断的准确性还需要进一步提高。

访谈者：本身这个技术就存在漏诊的问题，还有，就是阅片人的水平问题，为什么同样是巴士涂片，为什么专家就能看出来是漏诊呢，您说的是专家做质控的时候发现漏诊的，在承担你们全区阅片的公司里面我们不光发现了 ASCUS 方面的漏诊，还发现高度癌的漏诊等，所以，我们已经跟区县反馈了，他们会对公司作进一步的质控，加强对公司的要求和管理。

访谈到此结束，谢谢大家的参与。

项目管理人员访谈提纲

某区县

日　　期：2012 年 1 月 13 日	地　　点：某卫生院
访 谈 者：×××	记 录 人：×××
开始时间：11：00	结束时间：12：00

访谈对象：某卫生院副院长

1. 项目开展以来，区县政府出台了哪些政策或举措来保障和促进项目的开展？

政府第一时间出台政策，此项工作由区政府协调组织，卫生、妇联和财政局联合制定下发文件，明确职责，召开会议并精心部署工作，保障项目顺利开展。召开全区卫生系统相关人员会议，按政策执行，财政局资金也全力配合。

2. 项目执行过程中取得的成绩、经验有哪些？请举例说明（如何开展人员能力建设？如何促进目标人群对服务的利用？如何进行信息系统建设）。

我们是根据实际情况，提前到 3 月份开展筛查，主要是利用农闲时间，这样能提高筛查率，四、五月份正是农忙时节，如果这个季节开展筛查，老百姓是不会配合的，但是方案迟下发对我们的工作造成了一定的影响。希望以后市里在制订方案时考虑到农村百姓的具体情况。

3. 项目开展后，本区县妇女保健服务状况的变化（如服务人员的技术能力、组织能力等）。

区政府专门拨款，买了一台乳腺癌 B 超仪器，专门用于两癌筛查工作，人员经过培训，设备到位后，开展筛查工作。医务人员医疗技术真是明显提高，医务工作者最需要的就是量的积累，如果没有两癌筛查不可能见到这么多的新病例。另外管理人员也需要与社区、诊断机构、街道等多部门分工协作，我们这里新来的大学生现在已经成了骨干，原来说话就脸红，现在处理事情游刃有余，很有分寸。通过两癌筛查，对提升我们医院技术水平也有很大的帮助。

4. 有哪些社会影响（如女性对服务的利用、当地民众对健康的意识、行为和态度等）？

百姓认知度提高了，对自身健康更加重视，这项工作在农村开展还是比较适合的，因为农村女性大部分没有工作，没有体检的机会，而且村里人互相一说大家约好就一起来了。大部分女性表示还是从中受益的。今年的两癌筛查我也分析了一些数据，与前几年一直进行的妇女病普查数据相比较，阴道炎、宫颈炎明显减少，这就说明百姓的自我保护意识提高了，这与我们的宣传是分不开的。

5. 遇到哪些影响项目管理、运行的因素（如政策、流程、人员编制、资金、房屋、设施设备等）？原因是什么？

最大的问题是人员不足，不光是两癌，本来我们卫生院的人员就匮乏，许多人才留不住，想来的人医院又觉得学历不够，不接受。一开展筛查门诊人员就得连轴转，下了夜班接着筛查。没有任何补助，所以可能具体干活人员的积极性不高。

6. 遇到哪些影响服务的因素（队伍建设、能力）？为什么？

培养的人才流失比较快，乡镇卫生院没有更好的条件留住人才，有实力的人不甘心留在这里，人员编制也是一个很大的问题。

7. 遇到哪些来自服务对象的障碍和困难（如群众的态度）？你们采取了哪些措施？请举例说明。

表卡册填写过于复杂，尤其是知晓率问卷的填写老百姓很有意见，农村女性文化程度不高，大多数填写时医务人员得逐字逐句地念，协助老百姓填写。医务人员少，老百姓多，不可能每个人都兼顾到，所以有的老百姓看不懂或看不清就只能胡乱填写，工作做了，却没有质量。这样是没有意义的。

8. 请您对两癌检查项目进行一个总体评价（包括政府层面和本地实施的层面）。

此项目的出发点是好的，但是落实到基层可能会有各种各样的问题，如果问题不解决完全照章搬，好事就不见得好。建议政策出台时与实际尽量靠拢，考虑到基层的实际情况。

某区卫生局科长录音整理稿

访谈时间：2012 年 1 月 11 日
访谈地点：某妇幼保健院
访谈对象：×××
访 谈 者：×××
记 录 人：×××

访谈录音整理

2008 年北京市开始试点开展两癌筛查，2009 年全市推开，2011 年新出了两年一个周期的长效筛查机制，为了更好地完成两癌筛查，丁辉院长承担了一个对两癌筛查进行评价的课题，评估两癌筛查开展状况，所以，我们就抽中了咱们区作为项目县做一些调研，设计的课题中，包括两癌筛查的情况等，我们最想了解的是在开展过程中遇到的一些问题，针对这些问题，采取的合理化的建议。

访谈者： 项目开展以来，区县政府出台了哪些政策或举措来保障和促进项目的开展？

访谈对象： 2009 年，我区两癌筛查工作在区政府成立的卫生防病委员会的领导下，制定文件、召开会议，成立以区政府常务副区长为组长、18个街乡和相关委办局主管领导为成员的平谷区两癌筛查工作领导小组，2011年，此项工作由区政府协调组织，卫生、妇联和财政局联合制定下发文件，明确职责，召开会议并精心部署工作，保障项目顺利开展。我们区的两癌筛查首先是出了文件，召开会议，布置工作，我们区和别的区不一样，根据我们区人员、地域的实际情况，2009年的筛查工作是统一做的，区里的两癌筛查小组成立一个体检队，以体检队为主，各乡镇为辅，来完成两癌筛查工作，我们体检队主要来自区医院、中医院还有妇幼保健院，这些业务人员均参加过实际培训并合格。

乳腺癌B超方面，区政府比较重视乳腺癌，专门拨款，买了两台乳腺癌B超机子，专门用于两癌筛查工作，由于我们区财力不是很好，各社区服务中心没有彩超，他们的指数没有达到两癌筛查的标准，区政府就专门购置两台彩超，保证乳腺癌筛查的质量，人员经过培训，设备到位后，开展筛查工作。

宫颈癌方面，因为我们区只有8个人可以做宫颈刮片，人员太少，承担不了这项工作任务，最后，我们与迪安公司签订项目协议，由他们负责检验，我们负责取样，最后出结果，完成宫颈癌筛查。

实际上，2009年两癌筛查工作是由乡镇政府宣传动员组织，卫生局组织体检，下到各个社区卫生服务中心，来开展这项工作，一个社区有15天左右，全乡通过动员组织完之后，进行体检，体检完了之后，各社区卫生服务中心上传相关信息，之后，根据检查结果，为发现疾病的患者建立绿色通道，指定区医院、妇幼保健院、中医院3家二级医院作为两癌筛查的主要单位，分片管理，筛查的人员拿着转诊单直接到相应的门诊看病，不用排队，也不用挂号，直接进行就诊，之后对病人进行随访，最后，对患病的进行后期管理，在两癌筛查工作中，以上流程基本上全做到位。

2009年我区的两癌筛查工作开展的还可以，筛查率达到30%以上，2011年，我们区的筛查工作有所改变，社区卫生服务中心，又购置了4台彩超机子，根据2009年的筛查情况、工作经验，为了培养人员，提高筛查人员技术水平，原则上，在各社区卫生服务中心开展各项筛查工作。2011年进行了调整，主要是边远山区，大部分不能组成体检队，只根据社区的实际情况，有的卫生院彩超进行筛查，现在乳腺癌这部分彩超由局里统一调配、筹备，协助乡镇卫生院来完成工作，乳腺癌手诊、宫颈癌刮片全部在社区完成，按照操作流程，一步步地来。

B超方面，中医院负责东片，妇幼保健院负责南片，区医院负责西片和北片，三个二级医院负责 3 个，18 个社区卫生服务中心，一家负责 6 个乡镇，人员方面，直接从二级医院里面抽调人员支持社区卫生服务中心，这样有利于人员的培养，但是，这支队伍是从各单位抽的，不能系统地完成工作。第一步，把妇科这部分的技术全部拿到基层，将来有 B 超机子之后，再对人员进行培养，再过几年，逐步达到每个乡镇能够自己开展两癌筛查工作，这样便于管理，局里将来的压力就会减少很多，今年，我们两癌筛查工作就改了一下，有的小区就专门做两癌筛查工作，两癌筛查涉及购资、协调、人员培训等事情，都由他们做，这个项目较大，也便于缓解工作压力，我们将逐步将两癌筛查放到社区。去年，金海湖社区卫生服务中心基本上是自己完成的两癌筛查。根据政府财力，配置的 4 台机子分布在不同的社区。

访谈者： 后来这 4 台是卫生局统一拨款吗？

访谈对象： 现在设备是卫生局统一购置，根据每年的需求量情况，区财政局调用设备款买了 4 台彩超，我们鼓励各卫生院基本的设备都有，原来有彩超一般是二级版的，是黑白的，也不行，30 万的也有，效果不好，筛不出来，咱们购买彩超，一般购买 70 万以上的才达到标准，今年我们比 2009 年轻松一些，彩超多了，技术人员也多了，两癌筛查开展得比较顺利，我们今年启动比较晚，从 4 月份才开始启动，现在还有一个乡镇正在开展，争取在春节之前完成这一轮的筛查。

访谈者： 两癌筛查工作两年一个周期，等于咱区基本集中在一年完成，明年就不再继续开展了，是吗？今年筛查了多少人呢？

访谈对象： 对，明年就不接着做了，今年参与筛查的人数不是很理想，目前共筛查了 27 个街乡，筛查宫颈癌 20 185 人，乳腺癌 21 857 人，截至目前共筛查出宫颈癌 1 例，乳腺癌 7 例。春节前还剩下这几天，增加的人数也就几千人。2009 年我区共筛查宫颈癌 33 620 人，乳腺癌 26 486 人，筛查率达 30%，今年的筛查率与 2009 年相比是下降的，筛查率在 20% 以上。

访谈者： 您觉得筛查率比较低的原因是什么呢？

访谈对象： 筛查率低的主要原因还在于老百姓意识不高，还有一个原因是 2011 年我们启动比较晚，再就是农闲和农忙参与筛查的人数差距很大，虽然我们大队宣传动员的很好，农忙的时候，很多女性还是错过了。总的来说，宣传动员好的乡镇，筛查率就高一点，宣传的不好的，筛查率就低。我们区流动人口并不多，户籍人口占的比例大，外嫁京的也包括在筛查范围之内。

我觉得人员筛查率低的原因还是一个意识问题，现在卫生系统的服务是没问题的，是到位的，宣传动员的还不够，老百姓还没有意识到两癌筛查的重要性。

访谈者：您认为咱区宣传动员方面与区妇联的合作如何呢？实际上，按照北京市的两癌实施方案，妇联负责宣传、动员、组织老百姓。

访谈对象：我觉得每个区都有自己的特点吧，我们也找到妇联，与他们联合发文件，他们也宣传了，但是效果不好，这项工作实际上还是以卫生系统为主，他们也召开了妇联会，之后往下布置任务，配合我们完成两癌筛查这项工作，宣传这块他们做的并不理想，现在老百姓的意识还是不太高。

现在两癌筛查两年一轮，我们区为什么用一年完成呢？主要是我们的区财政比较紧张，用一年的经费，一年筛查完，这样比较节省经费，明年我们就歇一年，将来进一步规范这项工作，不管是时间短还是时间长，将此项工作放在乡镇来做，参与筛查的人数可能会多一些，筛查时间长，面铺得广，筛查率会高一些，如果筛查集中在一段时间，每个乡镇筛查集中在一两天，很多人就因为一些原因错过了。

对于全区宣传、动员方面，我们做的还是不到位，我们只是在电视台做了一期电视访谈。现在我们区财政只给筛查经费，没有管理经费，我们曾申请过，他们不批，我们申请了管理经费、宣传经费，每一项工作，首先是宣传，宣传到位，才能筛查到位，但是财政只给筛查经费，而且项目抠，对每个乡镇的筛查分批拨款，筛查多少人，拨多少经费，不会先垫，近几年这几项项目的经费基本上能落实，只落实筛查经费。我们没有宣传经费，没有宣传材料，我们只是提前3~5天利用大队广播进行宣传动员，很少制作宣传折页，致百姓的一封信等宣传资料。

访谈者：您觉得通过这两轮的筛查，咱区里的技术人员、老百姓的意识方面与以前有没有变化？

访谈对象：经过两轮的两癌筛查，卫生技术人员得到进一步规范，水平进一步提高，自医疗改革以来，基层的卫生服务人员的工资从差额变全额之后，他们的业务量比较大，主要集中在保健这一块，有的退休后，上来新人，这些需要进一步培训，通过两癌筛查过程中对技术人员的培训，通过区级质控、实际质控，基层服务人员技术水平有所提高，而且工作比较规范。同时，我们也要求基层服务人员按照流程要求一步步来，不会的可以向上边申请，我们组织培训，提高他们的技术水平，去年还不是很明显，2009年组织了统一的体检队，我们对体检队进行统一的培训，他们的筛查开展得很顺畅，进入基层，筛查开展后，需要上边进一步指导，并进一步规范工作流程。我认为，通过两癌筛查来对锻炼基层这支队伍肯定没问题，通过培训、指导等，基层医务人员能够基本掌握技术操作，增强检查水平。虽然我们区的财力有限，有的区现在已经做TCT了，我们还是宫颈刮片。

医疗服务人员的技术提高了，老百姓的意识还是很低，这是相互冲突的，两癌筛查率低，还跟政府的免费折子工程太多有关，现在很多老百姓的检查都是政府买单。计生也在做妇科检查，他们有一套表。计生是年初开展妇科检查，2011年计生过完春节就开始做，咱们是4~5月份开始实施，人家已经做完了，我们开始宣传动员，老百姓形成一个误区，认为已经做过一次了，有一部分人就不去了。计生每年都做，实际上妇女病普查，给各乡镇的费用很低，项目却很多，其实将来应该将计生和两癌合并起来开展。

访谈者：你觉得计生和两癌能合并吗？

访谈对象：合并做不了，因为人员有限，城关镇曾将计生和两癌放在一起做过，也比较乱，当时我们抽出了20多人做这项工作，一个区里总共就20多人，你不能全部抽出来做这项工作，这两项工作一块开展，不太现实，不过，现在两癌筛查的检查内容不断增多，扩大到一定程度，把两癌筛查和计生的主要部分抽出来一块开展，其实将来应该将计生和两癌合起来开展，表再统一一下，资源共享，上边先统一，咱们两年一开展，他们一年开展一次，统一的时候弄清楚，一套表下来，基层的工作量也减少很多。一个是计生动员也到位，他们有一定的刺激政策，我们可以借助他们好好宣传一下，我们也有这种想法，明年不做，后年，我通过沟通、商议，看看计生和两癌能否统一在一起。

访谈者：我们从一开始定方案的时候，我们4月份才开始开展，我也想两个项目结合在一起，我们想我们上面先统一了，但是计生不同意。他们嫌我们太麻烦，还得管技术什么的，他们做完就完了。

访谈对象：实际上，他们的检查质量没咱好，没咱们到位，但是他们的力度比咱大，他们宣传、组织，他们专门有一套人员。乡里计生有专门管计生的副镇长、科长，妇联也管，但管的力度很小，你想他们没有接触到乡镇那边，还得找主管人员，要是把筛查项目搁在计生委，区县的计生专干管村里的计生专干，直接就可以动员群众，咱们就只是客气而已，为咱们干活，也是政府的工作，帮帮忙而已，力度不行。但是计生体检太频繁，两癌筛查后期的工作都是免费的，老百姓查出疾病的，对这项工作还是很认可的。我们也说，把工作进一步完善一下，我想通过几年的筛查之后，两年一次形成一种长效机制，老百姓也会逐步的了解两癌筛查的重要性。再一个城区参与两癌筛查的人数还是少，很多人参与单位体检，检查完之后，就不再检查了。

访谈者：其实咱们检查的项目，比他们自己单位花钱查的项目全面，比他们的系统。

访谈对象：有钱的单位检查项目多，有的单位不好，例如：有的单位乳腺癌检查不用彩超，而用红外线，都已经淘汰了，咱们卫生系统根据他们出多少体检费，做多少活。

访谈者：在项目开展过程中，您遇到哪些问题呢？存在什么困难？

访谈对象：首先是没有宣传经费，宣传不到位。我打算，将来在经费允许的范围内，做一些宣传手册，通过一定的途径提前发到老百姓手上，让他们看一眼，将通知单和宣传手册一起做，花不了多少钱，在宣传方面加大力度，让老百姓认识到两癌筛查这一免费政策的意义。其次，现在政府免费政策很多，我们也在做，实际上，老百姓了解这些政策的并不多，因为保健的免费项目很多，脑卒中筛查、慢性病检查等，老百姓感觉，前两天刚做完，怎么现在又做，实际上不是一个项目，有的人说，我刚做完，就不必做了，他们也不问，把宣传到位了，认识到位了，老百姓认识到筛查对自己是有好处的，他们的积极性就会高很多。现在宣传不到位是最大的问题了。

对于人员这块，我们逐年在培养，我们跟局长商量，通过几年的对基层人员的培养并到位之后，我们就把这项工作放在基层，别的乡镇一下子就可以放在基层，我们区不行，我们区得根据实际情况，例如，今年，我们虽然将这项工作放在乡镇，但是有几个偏远乡镇做不了，还得重新组织体检队，现在我们从各医疗机构抽人，来带山区里的人员，他们没有妇科大夫、体检专业人员等，为了保证质量，我们专门组织了一个体检队，对着四个乡镇进行筛查，跟原来一样。

对于经费这块，只有筛查经费，没有管理、宣传经费，我们认为这个项目对老百姓有好处，逐步得到老百姓的认可，现在女性儿童免费项目很多，人员培养存在着很大的问题，我们区有负责儿保、妇保工作的专职人员，就抽出这些临时的人员，他们的工作很难完成，从医改的方面就提过，实际上，现在很缺人，我们统计过，妇幼这一方面，应该是5000：1，现在只能达到有专人负责，缺口很大，一个乡镇只能一个人负责这项工作，有的人还负责两项工作，人员很短缺，一个受编制限制，一个是基层毕业生很少。现在不只我们这边缺人，整个基层卫生防病、保健体系都缺人。从

2004 年卫生体制改革就提出人员、编制的问题，就是解决不了，昨天开会，我就提出来人员、远郊县财力的问题，现在很多财政是分开的，同样一项工作，在有的区县就很好做，在有的区县就很困难，因为我们在边缘地方，还是有点困难。

访谈者：昨天某区开例会，该区每年投入两癌筛查 1000 多万，一个追访就给 100 元，咱们都不给管理经费。

访谈对象：他们 1200 多万，到时候都愁着咋花这钱，我们倒好，一分钱没有，我们这边追访给 20 元，不知能不能落实。

访谈者：其实应该给一点管理经费，你比如区级的质控、培训，这边都是要做的啊，没钱怎么做呢。

访谈对象：现在我们有时候借别处的钱干这项工作，有的时候我们利用其他的例会、临时培训的机会，例如，今天卫生局的活来了，利用 2~3 个小时布置下去，中午也不管饭，只有市里的领导来了，就支持一下，因为我们区里财政也不给钱。现在我们没有管理经费，我们也想做大，做到位。

访谈者：现在咱们全市的两个主要的问题是筛查率较低，再一个就是阳性检查率也不高，阳性检出率不高一个可能与我们选择的筛查方法有关，最主要的可能还是和我们的技术人员有关，可能一个人根本没有筛出来，大部分被漏掉了。2009 年我们全市的筛查机构有 243 家，这么多的筛查机构要牵扯到 2000~3000 的医务人员参与到这项工作中，很多基层也跟我们提：每年都大张旗鼓地宣传，之后 2 个月完成这项工作，好像大家都在应付这项工作，以后两癌筛查要形成一个两年一次的长效机制，怎么样才能形成一个真正的长效机制？借着这个机会，您可以多给我们提提意见，能不能以后我们就固定筛查机构，例如，我们区根据咱们每年筛查二三万的筛查量来固定 1~2 家医疗筛查机构，比如，我们妇幼保健院，一般妇幼有这个筛查能力，也愿意承担这项工作，因为妇幼保健院公共卫生项目比较多，有筛查经验，领导也比较支持这样的工作，如果所有的工作都放在这里的婚检科，婚检平常工作不是特别饱和，如果常年细水长流，每天都开展筛查，近的自己来，远的跟乡镇商量临时派车还是咱这边组织一个筛检队将人员动员过来，到他们那儿去筛查，这样的话，你们区级的培训就全不做了，以后就全是我们市级来组织培训，质控也可以由我们市里来统一做。我们要求人员职责固定，这个人查妇科，就一直查妇科，这样医务人员的技术水平比较固定。因为现在，我们每年也组织 50~60 期的各种各样的培训、考核，每年 3000~4000 人，这么大的培训量，筛查效果并不好，每次质控的时候，还是出现这样那样的问题，他去参加市里的培训了，但是回来，干活的可能是没有参加培训的医务人员，不是长期从事两癌筛查，都是临时抽调，所以我们的筛查质量总也上不去。

访谈对象： 结合我们区以及基层的实际情况，要是在城区您说的这模式可能会好一些，但是在我们远郊县未必可行，我给您举个例子：边缘地区的女性到这边 30 多公里，您就是给她发通知了，她也不来，因为她没有感觉自己有病。2009 年有的大队提出来，要到村去做，筛查率还会高，但是，我们不敢到村里，因为我们的机子拉来拉去的，容易坏，一个是机子问题，一个是人员的问题，一个村得有一批人，这村去了，那村就得去，十几个村，也不好弄。将来，最有可能的是将妇科这部分跟计生委合并，到村里做，彩超拿着通知单，将来跟计生委商量，有可能会采取这个模式，去年我们都想过这样做这项工作，但是计生委已经大部分筛完了，所以就只在城关镇试点。您说的全区集中一两个筛查点，近的好说，最远的 30~40 里地，密云、怀柔 200 多里地，筛查率会更低，设点可以，分开来设。

访谈者： 对，比如，远的地区集中一个大的卫生院，各方面，如 B 超、人员都具备的社区卫生服务中心，它周边的人可以到他这边来，或者他也可以想一下怎么动员百姓来参加筛查。

访谈对象： 现在咱们这边，实际上都是为了完成任务而工作，有点应付的感觉，现在实际上工资到位了，但是管理还不到位。现在的大夫收入比以前提高很大，为什么我们三家二级医院为什么工作量这么大，是因为基层基本上不干活，因为他们干多干少拿一样的工资，我们区根据自己的实际情况，通过几轮筛查下来之后，对一个社区中心进行人员系统培养，固定筛查的医务人员，每年都是这帮人来干这项工作，各方面固定筛查人员，另一方面拉长筛查时间，筛查半年或一个季度，不是一个村就 2~3 天的时间，老百姓最好直接来门诊体检，就跟接诊一样。

访谈者： 农村的乳腺癌项目也在咱们区，咱区的乳腺癌检出率就比北京市的两癌筛查的检出率要高，乳腺癌项目是由各妇幼保健院承担的，由专门的技术人员负责，他们的检查技术还是有保证的。

访谈对象： 一个是医疗服务人员的技术水平，B 超这方面的技术水平还是不错的，我区的乳腺癌检出不少，两万多人中就检出 7 例乳腺癌。另一方面还跟各地区的某种疾病的发病率有关。

访谈者： 咱们平谷区乳腺癌的发病率在 50% 左右，咱们这是患病率，是发病率的几倍呢。

访谈对象： 现在的发病率，我没有测算过，不知准不准啊，在一个地区，测算某一地区的某种疾病的发病率，可以专门申请一个项目，例如我们平谷区，抽五个点，东西南北中，共取几千人，算出发病率是多少，在估算整个平谷区的发病率为多少。

访谈者：如果是发病率的话，必须要做全人群的，这个做起来难度很大。

访谈对象：率的测算范围越大，越精确。

访谈者：最近几年，乳腺的发病率是直线上升的，这与我们的生活环境息息相关。

访谈对象：平谷的环境还是不错的，与城里的环境比一下，明显的感觉出这边的环境污染少，2010 年以后，人们逐步提高了保健意识。

访谈者：谢谢您的合作，访谈到此结束，如果有问题，随时联系我们。

项目管理人员访谈提纲

某区县

日　　期：2012 年 1 月 10 日　　地　　点：某妇幼保健院

访谈者：×××　　　　　　　　记录人：×××

开始时间：8：30　　　　　　　结束时间：9：30

访谈对象：某妇幼保健院院长

1. 项目开展以来，区县政府出台了哪些政策或举措来保障和促进项目的开展？

此项工作由区政府协调组织，卫生、妇联和财政局联合制定下发文件，明确职责，召开会议并精心部署工作，保障项目顺利开展。我们区的两癌筛查首先是出了文件，召开会议，布置工作。制定区域的宫颈癌筛查流程、乳腺癌筛查流程，做好筛查机构、诊断机构的衔接要求，确保追访工作到位。筛查机构将个案完整信息录入"北京市两癌筛查信息系统"，及时补录诊断结果和随访信息，并随时上传至平台，确保信息的完整。为了保证两癌筛查工作质量，规范筛查技术标准，区妇幼保健院组织两癌筛查专家组，对各筛查及诊断机构开展区级质控工作，包括妇科、宫颈脱落细胞学、乳腺临床筛查、乳腺超声及可疑病例追访等。经费方面，提前制定两癌筛查工作的经费预算，由区级财政拨付，各医疗机构要做到专款专用，对弄虚作假骗取专项补助资金的情况，按规定追究责任。

2. 项目执行过程中取得的成绩、经验有哪些？请举例说明（如何开展人员能力建设？如何促进目标人群对服务的利用？如何进行信息系统建设？）。

组织各村、居委会专干召开两癌筛查动员会，并进行了两癌筛查的工作流程、注意事项和两癌登记册的填写方法的培训，严格执行筛查人员执证上岗，积极参加市里组织的各种培训，明确了工作要求、筛查流程及诊断标准，进一步提高了筛查队伍的服务能力及服务水平。信息化建设方面，根据北京市卫生局提出的筛查机构、诊断机构的标准，建立全区两癌筛查可疑病例转诊、重点疾病防治绿色通道。通过计算机信息系统网络为平台、两癌专刊为补充来保障两癌筛查数据及时上传，动态了解工作进展。及时反馈诊疗机构诊断结果，促进筛查机构阳性病例随访，做到早发现、早诊断、早治疗。

3. 项目开展后，本区县女性保健服务状况的变化（如服务人员的技术能力、组织能力等）。

两癌筛查之前，乳腺B超是一项弱项，筛查之后，乳腺B超也逐渐发展起来了，配备了符合要求的乳腺彩超仪器。刚开始发展得比较慢，现在相对来说做的也比较快了，现在在保证质量的情况下，一天能做近百例。也培养了一批自己的宫颈细胞学阅片人员。乳腺手诊大夫由外科大夫担任，通过培训及每天这么大量病例的积累，得到了很大锻炼，现在已经成了外科的主力军。

4. 有哪些社会影响（如女性对服务的利用、当地民众对健康的意识、行为和态度等）？

过去居民对健康体检意识不是很强，通过，两癌筛查的宣传，人们的意识在不断提高，尤其是自己村或者邻村以及认识的人通过筛查检查出各种疾病得到及时治疗，这是最有效的宣传手段。政府组织筛查时，有的人可能在外地、处于月经期或者是农忙没有参加筛查，有些人主动要求体检，老百姓对两癌筛查还是比较认可的，一个原因是免费，再一个确实筛出一部分患者，筛查效果确实是有效的。

5. 遇到哪些影响项目管理、运行的因素（如政策、流程、人员编制、资金、房屋、设施设备等）？原因是什么？

政府对可疑病例追访工作给予专项经费支持，高危追访这项工作是长久而持续的，也是非常有意义的，医疗保健机构需要为这项工作投入经费和设备、人员，才能使这项工作积极地开展。北京市两癌筛查的基本条件是户籍为基础，体现出人人平等的原则。但是若筛查出重大疾病时，对于贫困户无疑是雪上加霜，无钱救治会加速生活水平的降低和死亡的来临。政府部门应该为这样的贫困户提供一定的救助，帮助她们摆脱困难。

6. 遇到哪些影响服务的因素（队伍建设、能力）？为什么？

信息录入问题较多，信息系统有待完善，生成有误，无法进行逻辑自查，由于信息录入的工作量大、时间要求紧，各筛查机构录入人员部分为非专业人员，对医学专业内容了解不充分、计划生育节育措施体检录入优先，乳腺转诊工作量大等原因，导致录入工作滞后、数据变化大、信息不准确。

7. 遇到哪些来自服务对象的障碍和困难（如群众的态度）？你们采取了哪些措施？请举例说明。

农村的老百姓没有很高的素质，等候的时间大呼小叫的，都是一个村子的互相聊天，这个可以理解，所以导致走廊里很乱，也影响医务人员工作。我们摆放一些宣传材料希望她们借这个时间可以看一看，一方面不要大声说话另一方面也可以普及知识，因为即使装回家她们也不会看。取得一些成效但不明显。

8. 请您对两癌检查项目进行一个总体评价（包括政府层面和本地实施的层面）。

首先，宏观着眼、微观入手、抓住关键、切实可行地制订适合我区具体情况的工作实施方案是基础。部门联动关注成效整合资源，可持续推广的形成了具体的可操作的工作实施模式是财富，如两癌筛查项目确立区内两癌诊断机构、明确筛查机构工作职责，建立了全区医疗资源整合，筛查-诊断顺畅，市区多学科专家合作质量管理全覆盖的工作局面。

某区妇幼保健院服务人员小组讨论录音整理稿

小组讨论时间：2012 年 1 月 11 日

小组讨论地点：某区妇幼保健院会议室

参与小组讨论人员：检验科医生、放射科医生、病理科医生、妇科医生、乳腺外科医生、超声科医生

访 谈 者：×××

记 录 人：×××

小组讨论录音整理

北京市两癌筛查从 2008 年开始试点，2009 年全市推开，在座的各位都是参与两癌筛查工作的医务人员，并成为两癌筛查的骨干。今天我们组织访谈，一方面，我们负责两癌筛查，另一方面，我们承担了北京市科委的一个课题项目，对北京市两癌筛查做一些评价，目的是更好地完善两癌筛查，两癌筛查从今年开始形成两年一个周期的长效机制，但是在两癌筛查

过程中，我们发现还存在技术、人员等方面的问题，大家都亲身经历了两癌筛查，我们现在想了解一些有关两癌筛查的真实情况，这些都是不记名的，大家反应的一些情况，我们通过录音整理后，整理成文字形式，大家在两癌筛查工作中遇到的一些问题，困难，都可以反馈给我们，针对这些问题，大家也可以给我们一些相应的建议，根据大家的建议、意见，我们进一步修订以后的两癌筛查文件、方案，目的是更好地完成两癌筛查工作。下面请各自介绍一下自己及在两癌筛查过程中承担的相应的工作任务。

检验科医生：今年，我们检验科将两癌筛查工作放到各社区了，各社区卫生院开展检验方面的项目，包括滴虫、真菌、清洁度等，他们基本上是自己做的，我们参与的不多，他们都参加市级培训，我到下面各卫生院质控过，质量还不错。

访谈者：以前，咱们没培训之前，他们也这样做吗？还是根本都不做这方面的工作呢？

检验科医生：在培训之前，我们没有进行过质控，他们也都做滴虫、真菌等方面的检查。

访谈者：您觉得筛查的这个过程存在什么问题吗？遇到什么困难吗？

检验科医生：还可以。

乳腺外科医生：妇科方面，按照上面培训的流程，培训后，对流程更清楚一些。

访谈者：您觉得在操作过程中有没有遇到什么问题？

乳腺外科医生：每次筛查之前区里组织一个培训，我们都参加这个培训，感觉没什么问题。我们有时候到基层做妇产科的检查，他们有两个妇产科大夫的，我们就不去了。

访谈者：老百姓对两癌筛查的反映、评价，您了解吗？

乳腺外科医生：老百姓觉得两癌筛查对他们有实用价值，还是挺积极的。

访谈者：您觉得两癌筛查与妇科检查有什么区别吗？

乳腺外科医生：今年，两癌筛查开展后，有异常的能及时转诊，很系统。

妇科医生：我没参加乳腺癌手诊的培训，参加过 2009 年农村乳腺癌筛查的培训，他们是双手诊断，后来，我也先后在协和医院和朝阳医院进修过，他们用双手，双手对肿物的活动度的了解比用单手好一些，人太多的话，用单手会比较慢，双手快一点。

访谈者：您本身是乳腺外科大夫，一直从事乳腺临床工作，是吗？

妇科医生： 这次培训用四指检查，我还是不习惯，速度还是慢一些，普查一天查 100 多人，这样的速度是查不完的。

访谈者： 您也到基层检查吗？

妇科医生： 划片之后，这个范围内，没有乳腺大夫的话，我就去，他们有乳腺大夫的基层单位，我们就不去了。

访谈者： 实际上，我们培训的这种方法是针对筛查人员，而不是专业人员，咱们看病不可能用这种方法，这种方法只用于乳腺癌筛查。

妇科医生： 筛查开展时，一天得检查 100 人左右，甚至 150 人，要是用培训的方法，我觉得完成不了，我们一块培训之后，大家私下里反应：单手触诊不如双手快。

访谈者： 为什么要用这种方法，一个是根据基层特点，大部分是妇科大夫进行乳腺手诊、触诊，以前没有经过任何系统的培训，就连解剖方面的内容都不太清楚，我们这个方法引进了美国专门用于乳腺癌筛查的方法，这种手法能够摸到每一处的肌肤，除非是很小的结节，这是一种比较细致的方法，如果这种方法摸不到，其他的方法也摸不到。您一天要查 100~150 人，我不知道您的门诊量如何，一天不可能看这么多人，你一天筛这么多人，手都麻木了，检查的效率就会降低。这里面有一个衔接、沟通的问题，一天查这么多人，实在是太多了。

妇科医生： 您说培训的方法是美国常用的筛查方法，考虑到亚洲人和欧洲人的乳房不太一样，因为我们亚洲人乳房相对来说小一些且致密。单手触的话，对肿物的大小的了解不细致。

访谈者： 按理论上推测的话，大乳腺用单手更不容易检查，小乳腺反而更容易查一些，像您这样比较有临床经验的大夫用哪一种方法都不可能漏诊太多，但是对于那些没有任何经验，没有经过任何培训的大夫，我们要求她必须用我们推荐的方法检查。

妇科医生： 我们与朝阳医院有联系，关于这个问题，我们私下里问过专家，他们说知道上次咱们的培训，他们现在也还是用双手检查，我跟他们谈了单手与双手的利与弊，专家们说还是双手比较好，他们说双手比较快，对肿物了解细致，双手摸得更广一些，是不是更不容易漏诊呢？

访谈者： 没有，他们有明确的规定，连上、下、关节等都要摸到，至少理论上更科学，因为两个手总是有交叉，总是有摸不到的地方，对于有经验的人怎么检查都没有问题，而且乳腺手诊本身就存在漏诊，一些大牌的专家也不敢说手诊完了就不用再做其他的检查了。

访谈者： 是不是咱妇幼保健院动员老百姓来参加两癌筛查呢？

检验科医生：由各乡镇政府主管妇联工作，通过各种途径，如大喇叭、发宣传材料等，村里的老百姓还是很信服计生专干和妇联的。自 2009 年两癌筛查开展以来，每个村都能筛出异常的病人，老百姓对两癌筛查还是比较认可的。

超声科医生：超声也是分片管理，今年普遍没有以往查的人多，我们六七月份开展两癌筛查，在妇女病普查后边，他们三四月份开展，他们查环、查内外科，乳腺他们也查，有的人认为三四月份已经查完了，后面的就不用查了，老百姓不知查的是什么项目，有的妇女病查一次，两癌筛查再查一次，都重复了。

访谈者：妇女病普查是他自己出钱吗？还是政府出钱呢？

超声科医生：妇女病普查由乡镇政府出钱，他们做超声主要查看孕情，有的单位做了一些刮片。我们一般派二级医院的超声科大夫到一级医院指导或检查，不管一级医院有没有超声科大夫，二级医院的超声大夫都去，乳腺妇女病普查就是一个简单的红外线的检查。

访谈者：以后咱们能不能将妇女病普查和两癌筛查结合在一起呢？

超声科医生：可以，今年年初的时候，我去指导的一家社区医院就是将妇女病普查和两癌筛查放在一起查的，相对来说，结合起来后，来参加筛查的人较多。基层的医务人员希望放在一起，这样他们也省事，老百姓查两次也觉得麻烦，他们误认为这两个项目是一样的。

访谈者：两癌筛查跟计生不是很好融合，他们的表也特别多，跟咱们的表差距还挺大，计生现在挺厉害的，她们不光做全身的体检，还专门针对女性乳腺开展一个家庭健康计划，他们要购置好多乳腺的检查机器。

超声科医生：他们动员能力挺强的，他们直接接触老百姓。

访谈者：我们曾经跟计生委沟通过，打算两家一块开展检查，计生不愿意跟咱们整合，他们嫌咱们卫生系统工作太复杂，质量也管，技术也管，计生查完就完了。虽然他们也需要填好多表，他们就觉得咱们还要进行质量控制，而且质控还要达到一定的要求，非常麻烦。

超声科医生：再一个就是人多的时候，一天检查那么多人，效率不高，没什么意义。

访谈者：是的，确实有这样的问题，其实老百姓不太了解：我们在为他负责，我们还得跟管理人员沟通一下，一天千万不要再来这么多人，筛查那么多人，已经疲劳了，什么也查不出来。

超声科医生：有的村大，有的村小，他们也不知道一天能去多少人参加筛查。

妇科医生：2009~2010 年我们到基层筛查，2011 年，我们将筛查工作放到基层，我们就不再去下面筛查了，只是下面筛查有问题的转诊上来，做阴道镜检查，我们阴道镜由专门人员负责，她先后去××医院和××医院进修过，去年我们也去参加培训了，我们对这项工作非常重视，我们医院的一个最大的优势就是：医院的很多病人都是通过体检发现的囊肿、子宫肌瘤等，现在老百姓体检发现急症的比较少，我感触比较深的就是：很多发现癌前病变（例如：CINⅢ）的老百姓都很感激政府，感激两癌筛查给她们这样的筛查机会。

访谈者：现在癌前病变在门诊治疗，还是住院治疗呢？

妇科医生：CINⅢ之前的在门诊治疗，CINⅢ住院治疗，做 LEEP 大约需要 500 元。

访谈者：您感觉筛查前后，癌前病变在数量上有差别吗？

妇科医生：有差别，两癌筛查开展后，癌前病变数量明显增加了，我们负责三个乡镇，今年从开始筛查到 11 月份，筛查异常的有 150 多例，CINⅠ数量占 60%，这项工作还是很有意义的。

访谈者：您说得特别好，实际上咱两癌筛查不是真正的发现癌，患者已经是浸润癌了，筛查就没有意义了；而是发现癌前病变，使患者在癌前病变时期就得以治疗，既提高生活质量，又节约费用。在筛查流程等其他方面，您有什么问题、建议及意见呢？

妇科医生：在流程方面，我们主要做临床工作，2009 年我们去基层筛查，我们主要是休班的时候去，现在，筛查的工作已经放在基层，我认为筛查工作基层完全可以做，这个流程还是比较好的。

放射科医生：我参加 2011 年开展的两癌筛查，感觉挺好的，病人在下面筛查 B 超有问题的，就到我们这里做钼靶检查，发现有问题的还不少，老百姓的意识也挺高。但是有一点：我们现在是专门技术人员做片子，病人发现了问题，我看不到她们的片子，我们跟临床衔接不上，可能专门的技术人员摸不到乳腺异常肿物，我希望，患者照完片子，能够到我这边，我摸一摸，看一看。

访谈者：您们当时出片子吗？

放射科医生：有问题的患者当时就出片子，因为涉及外科就诊的问题。有的 B 超检查有问题，但是钼靶检查就看不到异常，所以，乳腺癌阳性率不是很高，像这种病人，我只能让他随诊。再一个问题，就是筛查开展时间太长，我们从 9 月 14 号开始，到昨天还有病人过来体检，毕竟我们不是专门做两癌筛查工作的，还有其他的临床工作，但是这个项目本身很好，我们通过筛查发现了一些阳性病变。

访谈者：您刚才说的见不到病人，能不能医院内部协调一下，例如技术员发现是两癌筛查来就诊的，拍出片子异常的患者，技术员让患者到您那儿，让您再触诊一下，了解一下她的病史，但是这些恐怕需要您内部进行协调。在妇幼、县医院都可以做钼靶，你们有截止日期吗？

放射科医生：我们是分片负责的，哪一片必须去哪一家医院参加筛查。我们单子上写着筛查时间在一个月之内，但是昨天还有来体检的，拉的战线特别长，好多山区的，特别的远，好不容易来了。

访谈者：可能确实没办法集中筛查时间，现在还在慢慢摸索，咱们在区内进行协调。

病理科医生：某区病理都是在我们医院做的，发现了几十例异常患者，现在也发现了癌，具体的我没统计，而且，患者具体的也在我们那儿做，原来体检花钱，很多老百姓不做检查，现在两癌筛查的工作量是我们平常工作量的 1/4，我们的工作人员都很辛苦，现在还有来体检的呢。还有，填表的时候，很多老百姓填的不完整，因为我们还要入机，很多人或者卡号忘填了，或者联系方式没填。

访谈者：这个比较好协调，到时候跟付大夫说一下，跟医院反馈一下，看看是哪个大夫的，要不然错了，到底是谁的责任，毕竟是病理。大家还有什么建议吗？有没有自己亲身经历的或者老百姓反映的一些问题。

乳腺外科医生：现在转诊上来很多是宫颈糜烂患者，不够做阴道镜的指征，基层说率不够，看到宫颈异常的就赶紧转诊上来做检查，所以阴道镜的范围扩大了。他们知道不够做阴道镜的指征，但是因为率不够，就向上转诊，而且报 ASCUS 的很多，最后做完阴道镜检查没什么事。

访谈者：现在某公司负责全区的阅片，咱们妇科大夫有没有发现公司存在什么问题，因为咱们还接着做阴道镜？

妇科医生：我觉得他们阅片的假阳性率比较高，转诊的大多数人 ASCUS 都没有问题，我们一般是 ASCUS、HPV 没问题，可以随诊，有问题的可以做阴道镜，否则，阴道镜的工作量实在是太大了。有的病人连结果都没有，有的宫颈肥大、宫颈糜烂等也转诊。

访谈者：这个肯定不是转诊指征，我们所说的异常是指宫颈出血或者看着宫颈不是很好，宫颈糜烂肯定不是转诊指征。

妇科医生：转诊单中写着 ASCUS 的患者很多。

访谈者：实际上，某区的阳性率并不高，真正的低度、高度病变也不多，这里面可能涉及一些漏诊的问题，因为细胞学巴氏本身就存在一定的漏诊率，所以，基层考虑到细胞学存在漏诊，有异常的可能就转诊上来了，但是，那些没有异常的确实没有必要转诊。

妇科医生：我认为应该按照 ASCUS 进行分流，现在我们的门诊也是这样。

访谈者：按照 ASCCP 的分类，实际上有两种，一类是 HPV，另一类是阴道镜，咱们为了节约费用，因为 HPV 检查一人需要 260 元，还得自己花钱，TCT 每例 150 元，现在一些区县财政拨款采用液基细胞学进行筛查，例如：顺义，海淀，朝阳，密云，估计你们区现在还不会开展液基细胞学检查。

妇科医生：假如将来做液基细胞学，TCT 检查正常后，能不能使其筛查间隔的时间长一些呢？

访谈者：可以，但是三次正常之后，才可以进行分流。

谢谢大家，今天的访谈到此结束，如果以后大家有什么问题，随时和我们联系。

访某区滨河社区卫生服务中心主任录音整理稿

访谈时间：2012 年 1 月 11 日
访谈地点：某社区卫生服务中心主任办公室
访谈对象：×××
访 谈 者：×××
记 录 人：×××

访谈录音整理

我们针对两癌筛查做一些领导访谈，我们已经访谈了卫生局的科长，还有妇幼保健院的院长，在社区方面的访谈，我们选择了您这个社区，因为他们说咱们这边两癌筛查开展得比较好，而且咱社区中心也比较大。

访谈者：您一直作为领导负责两癌筛查吗？2009 年咱们开展筛查了吗？开展得如何呢？

访谈对象：也负责业务方面的工作，2009 年我们也开展了两癌筛查，筛查了 1500 多人，今年筛查了 1700 多人，咱这片的适龄女性有 4000 ~ 5000 人。

访谈者：筛查率还不到一半，您认为这主要是什么原因呢？

访谈对象：两癌筛查参与率低的原因：一是在宣传方面，主要由街道的妇联组织负责宣传，我们也给他们发过关于两癌筛查文件，今年他们配合得不错。筛查开展后，我们也到其他的乡镇卫生院督导过，看一下下边开展得怎么样，街道每天派 7~8 个人专门帮我们组织、动员老百姓，他们帮着填表，登记等；二是今年我们开展的晚一些，很多项目已经都开展完了，老百姓该查的都查完了。

访谈者：针对两癌筛查，除了咱们区实施方案，咱们社区有没有制定其他的相关的方案、文件呢？都包括哪些内容呢？

访谈对象：有相关文件，内容包括体检的时间，人员培训内容、时间，例如：专门的 B 超培训，妇科培训。

访谈者：你们有自己医院专门的领导小组吗？如：您是总负责，下面分工负责。

访谈对象：有领导小组，包括时间安排，现在调过来一个女的，刚才站在门外的，原来在社区当过站长，专门负责女性体检，组成女性体检组，她是组长，负责联系业务，她也是咱这儿经过培训的内科大夫。

访谈者：在两癌筛查过程中，您觉得咱社区卫生服务中心取得了什么成绩呢？或者有一些值得借鉴的东西吗？

访谈对象：有成绩，起码这项工作对育龄女性是有好处的，我们这边有一位大夫体检结果为高度怀疑，是宫颈病变，现在到市里复查；来筛查的老百姓反应还是不错的。

访谈者：您觉得老百姓的积极程度与以前相比，有没有差别？

访谈对象：来筛查的老百姓反应还是不错的，毕竟这些检查都是免费的，虽然我们给街道开过会，街道也进行了宣传，没来的人可能是没宣传到位。

访谈者：在项目开展过程中，您遇到什么困难，存在哪些问题呢？

访谈对象：咱社区中心刚成立几年，几乎没有人来这边看病，主要以管理为主，各项目工作主要在下边的社区卫生服务站。第一个问题是：咱社区的面积太小，房屋不足，人员较少，好多科想设立也设立不了，好多大夫都在下面的卫生服务站，要是开展一项工作，得到社区站抽人，居委会组织来人，都得在大厅登记、填表。

访谈者：通过两癌筛查，您觉得咱们技术人员水平有没有提高？

访谈对象：社区中心技术人员的水平有很大的提高，原来咱社区没有开展过这项工作，自开展以来，各技术人员通过参加培训，给老百姓体检，他们在理论和操作方面都有很大的提高，他们在两癌筛查中学到了很多知识。

困难主要是人员不够，社区面积不够。再一个困难是缺少经费。在筛查期间，居委会组织老百姓来体检，为了以后与街道继续配合工作，中午的时候，我们得联系饭店一块吃饭，这也是一笔不少的支出，因为上边不给管理、宣传经费，饭费自己先垫着。

访谈者：筛查经费能够按时拨下来吗？从筛查经费里面拿出一部分钱来也可以。

访谈对象：筛查经费能否按时播下来，我不清楚，饭费是单位或自己先垫着，7000块钱左右。另外，筛查开展期间，我们节假日不能休，每周休一天，休的一天还不是周六日，而且这些参加两癌筛查的大夫没有补助，和日常工作一样，按说应该给他们补助的，他们也挺辛苦的。

访谈者：咱是绩效工资吗？绩效工资平均一年的收入为多少？

访谈对象：是全额绩效，所有的钱都算上，我差不多能达到6万/年。

访谈者：咱实事求是地说，您觉得两癌筛查这样的项目放在你们单位合适吗？或者说，从您个人的角度来评价一下：两癌筛查放在社区好，还是放在二级医院好呢？或者说，你愿不愿意承担这样的工作？

访谈对象：工作可以承担，上次是配合妇幼保健院开展两癌筛查，他们来一两个人，我们提供场地。体检不是多么复杂的工作，我们还是可以承担这份工作的。

访谈者：上边妇幼有体检队，他们派人来这边，我们借用场地，你觉得这样好吗？

访谈对象：我们借用场地，还不如我们自己做这份工作呢，虽然他们派人来，但是很多后期工作还得我们自己做，做完筛查之后，我们还得做一些基本工作。

访谈者：您先前说咱社区需要从下面抽调一部分人员来参加筛查工作，实际上，咱们社区是没有这样的技术人员的，那在咱社区开展筛查是不是有一定的困难呢？

访谈对象：不会的，因为两癌筛查是一个短期工作，一个月就完成了，大的医院有妇产科，可以自己开展，我们这边有检验科，B超不是彩超，不用于两癌筛查。

访谈者：除了这个项目，咱这边还做其他的公共卫生项目吗？

访谈对象：有，两癌筛查之后马上就是老年体检，持续近两个半月，是市卫生局针对社区开展的全身体检。

访谈者：谢谢您，今天的访谈到此结束。

服务人员小组讨论指南

某区县

日　　期：2012 年 1 月 11 日　　　地　　点：某社区卫生服务中心
访 谈 者：×××　　　　　　　　　　记录人：×××
开始时间：10：30　　　　　　　　　结束时间：11：30
参加人员：超声科医生、乳腺外科医生、妇科医生、检验科医生

妇科医生：受检者基本能做到配合检查，我们按照培训的流程进行，有专职护士填表。但是涂刮片对大夫技术要求更高，涂不好会影响结果。如果能改成液基细胞学，能提高工作效率。总体感觉工作量很大，超负荷运转，还要对受检者及门诊病人保持耐心，微小服务。

乳腺外科医生：老百姓面对男大夫，观念问题，不愿意将衣服全脱，不能充分暴露乳房，影响触诊。我们按照贴在科室墙上的筛查流程进行，手诊有问题的，建议做超声，有高危因素的，建议做钼靶，现在我们不光是做体检、看病，在体检过程中，我们还向高危患者宣传一些注意事项，如：诱发因素、生活习惯，特别提醒每年务必检查一次，提醒老百姓健康体检，什么样的症状应该引起注意，我觉得我们 2 个大夫在这方面做得比较不错。2011 年到目前经我们筛查的共确诊了 3 例乳腺癌，转诊 158 例有高危因素的受检者。目前就是追访存在很大问题，主要是老百姓不配合，也有知识层面的问题，说不清楚结果，只知道有事或者没事。

超声科医生：我是一名年轻的大夫，刚到卫生院就参与两癌筛查，边学习边积累，感谢院领导对我的信任。培训很有收获，年轻人接受新知识还是比较快的，能运用到实际工作中，取得了超声考核合格证书，不足之处也按专家的建议在改正。我们卫生院的超声工作站配备存在问题，目前不能存图。还需要与工程师进一步沟通。

检验科医生：之前是采血的大夫，未接触检验，经验欠缺，经过培训和老同志的带领慢慢提高，理论知识在实践中得以加强。总体感觉部分老百姓最初不配合检查，通过宣传提高百姓参与率，普及知识。希望进一步配备显微镜，现有显微镜陈旧。另外郊区人员进市区培训有一定困难，希望多到基层培训，注重实际操作的培训。

附件7 两癌筛查及诊断医疗机构档案

_____年_____两癌筛查及诊断医疗机构档案

<table>
<tr><td>医疗机构
名称</td><td colspan="3"></td><td>医疗机构
级别（√）</td><td>一级</td><td>二级</td><td>三级以上</td><td>民营</td><td>部队</td></tr>
<tr><td rowspan="2">承担工作
任务</td><td colspan="2">筛查（√）</td><td rowspan="2" colspan="2">细胞学阅
片工作
（年均）</td><td colspan="4">承担本单位阅片量</td><td></td></tr>
<tr><td>诊断（√）</td><td>阴道镜
钼靶</td><td colspan="4">承担外单位阅片</td><td></td></tr>
<tr><td colspan="2">覆盖街乡</td><td colspan="8"></td></tr>
<tr><td colspan="2">筛查时间</td><td colspan="8"></td></tr>
<tr><td colspan="2" rowspan="2">人员情况</td><td rowspan="2">初级职
称（人）</td><td rowspan="2">中级职
称（人）</td><td rowspan="2">高级职
称（人）</td><td rowspan="2">专职
（人）</td><td rowspan="2">兼职
（人）</td><td colspan="2">培训情况（人次）</td><td rowspan="2">考核取证
情况(人)</td></tr>
<tr><td>市级</td><td>区级</td></tr>
<tr><td rowspan="5">筛查医务
人员人数</td><td>乳腺临床</td><td></td><td></td><td></td><td></td><td></td><td></td><td></td><td>——</td></tr>
<tr><td>乳腺超声</td><td></td><td></td><td></td><td></td><td></td><td></td><td></td><td></td></tr>
<tr><td>妇科</td><td></td><td></td><td></td><td></td><td></td><td></td><td></td><td>——</td></tr>
<tr><td>检验</td><td></td><td></td><td></td><td></td><td></td><td></td><td></td><td>——</td></tr>
<tr><td>细胞学</td><td></td><td></td><td></td><td></td><td></td><td></td><td></td><td>——</td></tr>
<tr><td rowspan="3">诊断医务
人员人数</td><td>钼靶
（技师）</td><td></td><td></td><td></td><td></td><td></td><td></td><td></td><td>——</td></tr>
<tr><td>钼靶
（诊断）</td><td></td><td></td><td></td><td></td><td></td><td></td><td></td><td></td></tr>
<tr><td>阴道镜</td><td></td><td></td><td></td><td></td><td></td><td></td><td></td><td></td></tr>
<tr><td rowspan="2">其他人员
人数</td><td>管理</td><td></td><td></td><td></td><td></td><td></td><td></td><td></td><td>——</td></tr>
<tr><td>信息</td><td></td><td></td><td></td><td></td><td></td><td></td><td></td><td>——</td></tr>
</table>

附件 8　人员档案

_____年_____医院两癌筛查人员档案

乳腺临床检查人员							
姓名	年龄	职称	从事本专业年限	专兼职	参加乳腺临床检查培训班时间		培训考试合格
					市级	区级	

乳腺超声检查人员							
姓名	年龄	职称	从事本专业年限	专兼职	参加乳腺超声检查培训班时间		取得考试合格证书
					市级	区级	

乳腺 X 线摄影检查人员（技师）							
姓名	年龄	职称	从事本专业年限	专兼职	参加乳腺 X 线摄影检查培训班时间		取得考试合格证书
					市级	区级	

乳腺 X 线摄影检查人员（阅片）							
姓名	年龄	职称	从事本专业年限	专兼职	参加乳腺 X 线摄影检查培训班时间		取得考试合格证书
					市级	区级	

妇科检查人员							
姓名	年龄	职称	从事本专业年限	专兼职	参加妇科检查培训班时间		培训考试合格
					市级	区级	

生殖道感染检查人员							
姓名	年龄	职称	从事本专业年限	专兼职	参加生殖道感染检查培训班时间		培训考试合格
					市级	区级	

阴道镜检查人员							
姓名	年龄	职称	从事本专业年限	专兼职	参加阴道镜检查培训班时间		取得考试合格证书
					市级	区级	

病理阅片人员							
姓名	年龄	职称	从事本专业年限	专兼职	参加病理检查培训班时间		培训考试合格
					市级	区级	
其他人员							
姓名	年龄	职称	科室	专兼职	参加培训班时间		承担工作内容
					市级	区级	

参 考 文 献

［1］Marc A, Matejka R, Inge M. The challenges of organising cervical screening pro-grammes in the 15 old member states of the European Union ［J］. European journal of cancer, 2009, 45：2671-2672

［2］Suzanne M, Jack Cuzick, Efren J, et al. Recommendations for Cervical Cancer Pre-vention in Asia Paci fic. Vaccine ［J］. 2008, 26s：M90-M92

［3］J Moodley, M Kawonga, J Bradley . Challenges in implementing a cervical screening program in South Africa ［J］. Cancer Detection and Prevention, 2006, 30：361-362

［4］Johanna E, Susanna C. Cervical cancer：Does our message promote screening? A pilot study in a South African context ［J］. European Journal of Oncology Nursing, 2011, 15：119

［5］Sun Kuie Tay, Hextan Y S Ngan, Tang-Yuan Chu, et al. Epidemiology of Human Papillomavirus Infection and Cervical Cancer and Future Perspectives in Hong Kong, Singapore and Taiwan ［J］. Vaccine, 2008, 26S：M66

［6］齐庆青，韩历丽，董翠英，等. 北京地区适龄女性两癌筛查的做法及体会. 中华医院管理杂志，2010, 26（10）：788

［7］赵平，陈万青. 2010 中国肿瘤登记年报. 北京：军事医学科学出版社，2011

［8］Ryo Konno, Hai-Rim Shin. Young-Tak Kim, et al. Human Papillomavirus Infection and Cervical Cancer Prevention in Japan and Korea. Vaccine, 2008, 26s：M37-M39

［9］Kristy K, Nina R, Chery C. Saenz, Changing demographics of cervical cancer in the United States（1973~2008）［J］. Gynecologic Oncology, 2012：2

［10］Jane J Kim, Marc Brisson, W John Edmunds, et al. Modeling Cervical Cancer Prevention in Developed Countries. Vaccine ［J］, 2008, 26s：k77

［11］Ahti Anttila, Guglielmo Ronco et al. Description of the national situation of cervical cancerscreening in the member states of the European Union ［J］. European journal of cancer, 2009, 45：2703

［12］王斌. 香港宫颈癌普查计划的介绍及对内地的启示. 现代预防医学，2007, 34（10）：1912

［13］FY cheung, Oscar WK Mang, Stephen CK Law. A population-based analysis of in-cidence, mortality, and stage-specific survival of cervical cancer patients in Hong Kong：1997~2006. Hong Kong Med, 2011, 17（2）：90

［14］杨玲，皇甫小梅，张思维，等. 中国 20 世纪 70 年代与 90 年代子宫颈癌死亡率及其变化趋势. 中国医学科学院学报，2003，25（4）：387

［15］董志伟，乔友林，王贵齐，等. 癌症早诊早治工作评价指标的探讨. 中国肿瘤，2010，19（10）：634-638

［16］Roosmarie P，Henke C，Leon F. Patients with cervical cancer：why did screening not prevent these cases？［J］. Oncology，2011，205：64. e1

［17］Eduardo Cesar，Sue Moss，Patricia Alonso，et al. Cervical Cancer Screening in Developing Countries：Why Is It Ineffective？The Case of Mexico. Archives of Medical Research［J］，1999，30：240

［18］MaaikeV，E Bschutter，Monika L. Differences in screening history，tumour characteristics and survival between women with screen-detected versus not screen-detected cervical cancer in the east of The Netherlands，1992~2001［J］. European Journal of Obstetrics & Gynecology and Reproductive Biology，2008，139：205

［19］A Herbert，Anshu，M Gregory，et al. Screen-detected invasive cervical carcinoma and its clinical significance during the introduction of organized screening［J］. Obstetrics and Gynaecology，2009：116：855-856

［20］Parkin DM，Bray F，Ferlay J，et al. Estimating the world cancer burden：Globocan 2000［J］. Int J cancer，2001，94：153

［21］Parkin DM，Bray F，Ferlay J，et al. Global cancer statistics 2002［J］. CA Cancer J Clin，2005，55（2）：74

［22］马丁，奚玲. 宫颈癌流行病学研究进展. 实用妇产科杂志，2001，17（2）：61

［23］郝敏，王静芳. 宫颈癌流行病学研究与调查. 国外医学妇幼保健分册，2005，16（6）：404-405

［24］Sato S，Yaegashi N，Shikano K，et al. Endometrial cytodiagnosis with the uterobrush and endocyte［J］. Acta Cytol，1996，40：907

［25］刘瑶，童晓霞. 广东省外来务工妇女和本地妇女宫颈癌流行病学调查. 湖北预防医学杂志，2004，15（4）：16

［26］魏丽惠. 应高度关注子宫颈病变的筛查. 中国医刊，2007，42（8）：562

［27］赵方辉，李楠，马俊飞，等. 山西省襄垣县妇女人乳头状瘤病毒感染与宫颈癌关系的研究［J］. 中华流行病学杂志，2001，22（5）：375-378

［28］Warren JB，Gullett H，King VJ，et al. Cervical cancer screening and updated Pap guidelines［J］. Prim Care，2009，36（1）：131-149

［29］González Sánchez JL，Pérez Guerrero C，Celorio Aguilera G，et al. Cytologic correlation between the Bethesda system and colposcopic biopsy［J］. Ginecol Obstet Mex，1998，66（7）：330

［30］Zur Hausen H. Condynomata acuminata and human genital cancer［J］. Cancer Res，1976，36（2）：794

［31］Marra F，Cloutier K，Oteng B，et al. Effectiveness and cost effectiveness of human papillomavirus vaccine [J]. Pharmacoeconomics, 2009, 27 (2): 127-147

[32] Bosch FX, de Sanjosé S. Human papillomavirus and cervical cancer burden and assessment of causality [J]. Natl Cancer Inst Monogr, 2003, 31 (5): 3-13

[33] Cohn DE, Herzog TJ, et al. New innovations in cervical cancer screening [J]. Clin Obstet Gynecol, 2001, 44 (3): 538-549

[34] 樊庆泊, Kuie TS, 沈铿. 子宫颈环形电切术在子宫颈上皮内瘤变治疗中的价值. 中华妇产科杂志, 2001, 36 (5): 271

[35] Sally NA, Temidayo O, Clement A. Emerging breast cancer epidemic: evidence from Africa [J]. Breast Cancer Res, 2010, 12 (S4): 8

[36] Jemal A, Bray F, Melissa M, et al. Global cancer statistics [J]. CA Cancer J Clin, 2011, 61 (2): 69-90

[37] 张忠清, 李广灿, 叶召. 乳腺癌当前流行趋势分析. 中国肿瘤, 2000, 9 (10): 454-455

[38] Smith RA, Saslow D, Sawyer KA, et al. American Cancer Society guidelines for breast cancer screening: update 2003 [J]. CA Cancer J Clin, 2003, 53 (3): 141-169

[39] Uchida K, Yamashita A, Kawase K, et al. Screening ultra-sonography revealed 15% of mammographically occult breast cancers [J]. Breast Cancer, 2008, 15 (2): 165-168

[40] Kolb TM, Lichy J, Newhouse JH. Comparison of the performance of screening mammography, physical examination, and breast US and evaluation of factors that influence them: an analysis of 27825 patient evaluations [J]. Radiology, 2002, 225 (1): 165-175

[41] Teh W, Wilson AR. The role of ultrasound in breast cancer screening. A consensus statement by the European Group for Breast Cancer Screening [J]. Eur J Cancer, 1998, 34 (4): 449-450